NOUVELLE

DERMATOLOGIE.

LYON. — IMPRIMERIE DE DUMOULIN, RONET ET SIBUET.

NOUVELLE DERMATOLOGIE,

OU

PRÉCIS THÉORIQUE ET PRATIQUE

SUR LES

MALADIES DE LA PEAU,

FONDÉ SUR UNE NOUVELLE CLASSIFICATION MÉDICALE;

SUIVI

D'UN EXPOSÉ DE PRINCIPES GÉNÉRAUX

POUVANT SERVIR DE GUIDE DANS LE CHOIX

DES EAUX MINÉRALES NATURELLES

applicables dans le traitement de ces maladies;

AVEC

UN FORMULAIRE SPÉCIAL,

ET PLANCHES COLORIÉES;

PAR P. BAUMÈS,

Chirurgien en chef de l'hospice de l'Antiquaille de Lyon, Membre correspondant
de l'Académie royale de Médecine de Paris, etc.

TOME PREMIER.

PARIS.

J.-B. BAILLIÈRE. | GERMER BAILLIÈRE,
Rue de l'École-de-Médecine.

LYON.

CHARLES SAVY JEUNE, LIBRAIRE-ÉDITEUR,
Quai des Célestins, N° 48.

—

1842.

AVANT-PROPOS.

De savants médecins, de bons observateurs, des
praticiens habiles, ont cherché, dans ces derniers
temps, à jeter quelque clarté dans les ténèbres de
la nomenclature des maladies de la peau, ténèbres
transmises plus épaisses de siècle en siècle, depuis
le temps de simplicité médicale hippocratique où
l'on considérait, dans une éruption cutanée, bien
moins les variations, les accidents pittoresques de
sa forme, que sa valeur médicale, sa valeur repré-
sentative d'un état morbide intérieur, plus ou
moins général. Lorry, dont j'ai cherché, il y a plusieurs années, dans une courte brochure, et d'une
manière très-rapide d'ailleurs, à caractériser les
mêmes tendances médicales philosophiques si sa-
vamment développées dans son ouvrage *de Morbis
cutaneis*, Lorry, imbu des doctrines anciennes et,
en grande partie, absorbé par la pensée du rôle
important, relativement à certains états morbides
intérieurs, qu'il attribuait presque toujours à ces
maladies, Lorry ne pouvait penser sérieusement et
n'aurait pas pu parvenir sans doute à établir une

classification méthodique quelque peu rigoureuse des formes des éruptions cutanées. Il a cependant plusieurs fois tenté, mais sans grand succès, de débrouiller le chaos des significations problématiques données à diverses anciennes dénominations.

D'autres, après lui, se sont occupés de réduire à un certain nombre de classes, d'ordres, de genres, etc., les formes graphiques des éruptions cutanées, si peu faciles à ranger rigoureusement sous ce rapport. Plenk (1) donna une base assez rationnelle, physique, *anatomique*, pour ce genre de classification. Les auteurs anglais, Robert Willan (2), Bateman (3), l'adoptèrent et modifièrent, plus ou moins avantageusement les idées de Plenk, dans la nouvelle classification qu'ils publièrent. Biett introduisit en France cette dernière avec quelques modifications de détail, et la classification germanico-anglaise, ainsi modifiée, nous a été transmise dans les ouvrages sur les maladies de la peau de MM. Cazenave et Schédel (4), et de M. Gibert (5). M. Rayer (6) qui a

(1) *Doctrina de morbis cutaneis quá hi morbi in suas classes, genera et species rediguntur.* Viennæ, 1776.

(2) *Description and treatment of cutaneous diseases.* In-4°, London, 1798, 1814, with plates.

(3) *A practical synopsis of cutaneous diseases.* In-8", 1re éd., 1813.

(4) *Abrégé pratique des maladies de la peau.* 5e éd., 1838.

(5) *Traité pratique des maladies spéciales de la peau.* 2e éd. 1840.

(6) *Traité théorique et pratique des maladies de la peau*, 2e éd. 1835.

voulu dans son grand ouvrage , rempli de savantes et laborieuses recherches, faire entrer le plus possible d'affections cutanées connues , a choisi aussi en partie , pour base , cette classification à laquelle il a fait quelques additions.

D'un autre côté, Alibert (1) , en France , empruntant à Mercurialis, à Turner, quelques idées de classification relatives aux différents siéges occupés par les maladies cutanées , et joignant à cela quelques considérations qui lui étaient propres, relativement à l'aspect pittoresque imprimé à ces maladies par les produits différents des exhalations, des sécrétions, de l'inflammation cutanées, comme les écailles , le furfur, les croûtes , etc., ou relativement à l'influence exercée sur cet aspect par l'existence de quelque diathèse, de quelque autre circonstance vitale ou de quelque autre circonstance physique, telle qu'une altération du *pigment*, etc.; Alibert, disons-nous, publia un premier ouvrage sur les maladies de la peau , bien moins remarquable certainement sous le rapport de ce genre de considérations, que sous le rapport de la richesse des considérations médicales dont il est rempli, richesse que nul ouvrage de ce genre , depuis Lorry, n'avait présenté à un aussi haut degré.

______

(1) *Précis théorique et pratique sur les maladies de la peau.* 2ᵉ éd. 1822.

Alibert, à mon avis , comme à celui de bien d'autres praticiens, aurait dû se contenter plus tard de compléter , de perfectionner, à peu près sur le même plan , cet ouvrage vraiment très-remarquable et original sous bien des rapports , plutôt que de créer son arbre des *Dermatoses* (1) où, avec des prétentions peu fondées, je crois, à une classification naturelle plus rigoureuse, il n'y a certainement pas plus de science médicale, et où il **y a** aussi , sans aucun doute , moins de simplicité, de clarté , de méthode , d'utilité , en un mot , pour le médecin qui veut connaître et traiter convenablement les maladies de la peau.

Cependant les médecins avaient senti, de loin en loin , la nécessité , la convenance , de grouper les maladies de la peau autour de considérations autres que celles tirées de l'aspect extérieur, des formes pittoresques de ces maladies. Des efforts avaient été faits dans ce sens, à différentes époques, par divers auteurs , parmi lesquels je citerai Derien (2), Joseph Frank (3), Samuel Plumbe (4) ,

---

(1) *Monographie des dermatoses.* 1832.

(2) *Essai d'une table synoptique des maladies de la peau.* In-4°, Paris , 1806.

(3) *Praxeos medicæ universæ præcepta.* In-8°, Taurini, 1821 , vol. III, IV : *de Morbis cutis.*

(4) *A practical treatise on diseases of the skin.* In-8°, London , 1824.

etc.; celui-ci disait , en parlant de la classification de Willan : « On ne peut pas tirer de cette classi- « fication un seul principe utile et immédiatement « applicable à la pratique médicale. Cela exige de « la part de l'élève, même le plus zélé , beaucoup « d'efforts et de travail pour extraire le grain de « la paille (to select the grain from the chaff). »

Mais , il faut avouer que ni la classification de Joseph Frank qui , à l'imitation de Derien , divisait les maladies de la peau en aiguës et en chroniques, ni la division des maladies par Plumbe , en celles qui sont dues à un certain état de faiblesse constitutionnelle , de défaut de ton des vaisseaux de la peau , à un certain état d'inflammation chronique des vaisseaux cutanés , à un état mixte , ou qui exercent une influence favorable sur certains états de l'économie, etc., etc., idées dont j'ai cherché à présenter un tableau concis dans une autre brochure, il faut avouer, dis-je, que des divisions et classifications de ce genre n'étaient guère fondées sur la vraie nature des choses et ne pouvaient guère conduire méthodiquement et médicalement au but. En un mot, une classification véritablement médicale, rationnelle, pratique, était encore à trouver, et les auteurs mêmes dont les ouvrages sont basés sur une classification simplement *dermatographique* , déclaraient , d'accord avec tout bon principe de philosophie médicale , que c'était à cela qu'auraient dû tendre tous les efforts, si un pareil problème n'était pas, comme ils paraissent l'affirmer, tout-à-fait insoluble. Il faut dire cependant que, pénétrés de cette idée, ils ont cherché de plus en plus à enrichir leurs ouvrages de considérations médicales pratiques, qui pussent donner la vie à ce tissu anatomique de divisions, de sous-divisions, d'espèces, de variétés, de sous-variétés, avec l'étalage obligé et nécessairement embrouillé, d'un diagnostic différentiel, même pour les plus minces variétés, etc., toutes choses qui, bonnes en principe, puisqu'il faut nécessairement une classification des formes extérieures des éruptions cutanées, sont devenues mauvaises par les prodigieux développements matériels qu'on a donnés aux considérations de cette nature.

Cela n'empêche pas que Willan, Bateman, Biett, MM. Cazenave et Schédel, Gibert, Rayer, etc., n'aient été et ne soient des auteurs, des observateurs, des praticiens d'un très-grand mérite, qui ont rendu de véritables services à la science médicale, à l'humanité, en répandant la connaissance et l'art de traiter une classe de maladies aussi importantes, aussi répandues, aussi graves quelquefois, et aussi opiniâtres que les maladies de la peau.

De mon côté, après une étude attentive, longue, consciencieuse, de ce genre de maladie, je n'avais d'abord rencontré dans ma pratique qu'incertitude, que perplexité, relativement à l'application, au lit du malade, de toutes les considérations *dermatographiques* en question. Je n'avais que trop vérifié la fréquente inutilité des considérations de ce genre dans cette circonstance, pour arriver promptement à l'idée d'un plan thérapeutique applicable, avec probabilité de succès, aux divers cas donnés; je voyais autour de moi tous les jeunes praticiens incertains, tâtonnants, inquiets, ne savoir à quel principe se rallier pour leur conduite thérapeutique, malgré l'examen le plus minutieux de la forme extérieure d'une maladie cutanée, et après avoir trouvé ou cru trouver la case qui devait lui être assignée dans le tableau de ces classifications. Je voyais même ces jeunes praticiens prendre souvent le change en croyant bien connaître ainsi la chose, quand ils ne connaissaient que le mot, agir alors par une suite de tâtonnements, par une application successive et faite, en quelque sorte, au hasard, de divers remèdes topiques ou non, regardés comme plus ou moins spéciaux contre telle forme donnée d'éruption cutanée, ne s'occuper, en un mot, que du rapport entre un remède donné et cette forme extérieure, plutôt que du rapport réellement important à chercher et utile à trouver, entre la maladie cutanée et la cause, c'est-à-dire, l'état intérieur morbide, auquel cette maladie se rattache dans le plus grand nombre de cas.

Convaincu de toutes les manières que, sans négliger d'ailleurs les vues réellement indispensables, pourvu qu'elles soient simples, méthodiques et claires, d'une classification *dermatographique*, un médecin ne pouvait regarder pour lui une éruption cutanée, une dartre comme connue, et marcher dans une voie thérapeutique sûre, que quand il était capable d'apprécier le rôle joué par cette maladie, cette dartre, relativement à une disposition morbide propre à la peau seulement, ou relativement à ce qui se passe d'anormal, de morbide, dans l'intérieur de l'organisation, j'ai cherché à résoudre le problème d'une classification médicale, essentiellement pratique, des éruptions cutanées qui, en fournissant au jeune praticien le moyen d'assigner la valeur *médicale* d'une éruption donnée, tout en lui assignant d'ailleurs aussi sa case *dermatographique*, conduisît immédiatement et directement ce jeune praticien à l'idée du plan général du traitement à suivre pour obtenir la guérison ou l'amélioration de cette éruption.

Déjà, il y a quelques années, j'avais émis quelques idées, mais incomplètes, peu arrêtées encore, sur ce genre de classification (1). Depuis lors j'ai

(1) *Essai sur la fluxion, appliquée à la connaissance théorique et pratique des maladies de la peau*, etc., 1837.

été conduit par l'expérience clinique, par l'étude attentive du tableau très-varié des nombreuses maladies cutanées que j'ai vues passer sous mes yeux, soit à l'hospice de l'Antiquaille, soit à la consultation gratuite de l'hospice de la Guillotière, soit dans ma pratique en ville et à la campagne, par la nécessité où je me suis trouvé, dans le cours de clinique sur ces maladies dont je suis chargé à l'hospice de l'Antiquaille, de présenter clairement, méthodiquement, aux nombreux élèves et aux jeunes praticiens qui suivent ordinairement ce cours, le résultat de mes nouvelles et sérieuses méditations sur l'histoire médicale ou topographique, sur la thérapeutique rationnelle ou empirique de ces maladies; j'ai été conduit, dis-je, à donner un développement convenablement étendu et suffisamment complet, je crois, à mes premières idées de classification dermatologique ou médicale, autrefois trop généralement, trop vaguement exprimées. Je me suis attaché aussi à donner plus de précision et en même temps un développement suffisant à l'exposé d'une classification *dermatographique* ou d'une classification des formes extérieures des maladies de la peau, dont j'ai emprunté les bases à la classification de Plenk, modifiée par les auteurs anglais.

Je n'ai eu en vue qu'une seule chose dans l'ouvrage que je publie : l'aplanissement des difficultés rebutantes , que j'ai vues constamment inquiéter, arrêter les élèves, les jeunes praticiens, quand ils ont voulu aborder l'étude du champ dermatographique, tel qu'il a été exploité et présenté jusqu'à présent par de savants et habiles médecins d'ailleurs, mais qui n'auraient pas pu, malgré leurs lumières et leurs efforts, lui donner une valeur médicale pratique tout-à-fait étrangère à sa nature, et qui même au lieu de chercher à le simplifier, semblent au contraire s'être attachés , en quelque sorte, par des divisions et des sous-divisions sans nombre, à le rendre plus difficile à parcourir. J'ose assurer que les principes que mon ouvrage renferme pourront diriger d'une manière sûre les jeunes praticiens, comme ils m'ont dirigé et me dirigent tous les jours moi-même , non seulement dans l'étude véritablement médicale pratique, dans le traitement le plus rationnellement fondé, le plus sûr, le plus efficace , des maladies spéciales qui y sont envisagées , mais encore dans la conduite thérapeutique à suivre relativement à bien d'autres parties du domaine médical. Au reste, la justesse de cette assertion est déjà confirmée par les faits. Bien des jeunes praticiens qui doivent en grande partie leurs connaissances médico-chirurgicales aux études sérieuses qu'ils ont faites dans les vastes hôpitaux de Lyon , et qui sont maintenant établis dans cette ville ou dans les villes et campagnes environnantes, appliquent avec succès et avec une satisfaction que plusieurs m'ont exprimée, les considérations médicales simples qu'ils m'ont entendu développer dans mes cours et qu'ils m'ont vu appliquer au lit du malade. Une partie de ces considérations, quoique je n'eusse pu les développer que d'une manière incomplète encore à cette époque, a été présentée, il y a deux ans, dans une thèse inaugurale soutenue avec éclat devant la faculté de médecine de Montpellier, par un élève distingué de Lyon, M. Revol. Il y a six ans, quand je publiai mes premières idées, qui', je le répète, n'étaient encore que très-vaguement présentées dans la brochure citée sur le sujet en question, je vis avec la plus vive satisfaction adhérer aux principes que je professais un très-grand nombre de praticiens distingués de la province comme de la capitale, et je reçus, avec non moins de satisfaction, de la part de plusieurs professeurs célèbres des Facultés de médecine, l'invitation honorable et encourageante à développer ces idées dans un traité, suffisamment étendu, des maladies de la peau.

C'est excité par ces encouragements que j'ai mis la main à l'œuvre pour terminer l'ouvrage que je présente aujourd'hui au public médical. Cet ouvrage, quoique assez volumineux, trop volumineux peut-être, ne renferme cependant que ce qui est essentiel, indispensable à savoir sur le sujet en question ; je n'y suis même entré souvent dans aucun détail d'anatomie pathologique, parce que, relativement à la connaissance médicale pratique des maladies cutanées, relativement aux règles de la conduite à suivre dans le traitement de ces maladies, l'importance de l'anatomie pathologique est, on peut le dire, à peu près d'une entière nullité. Au reste, comme j'ai présenté dans les prolégomènes un résumé suffisant des vues qui m'ont dirigé dans mon traité des maladies de la peau, je ne dirai rien de plus dans cet avant-propos pour éviter des répétitions sur le principe, la tendance, la nature et le but de ce traité.

NOUVELLE

DERMATOLOGIE,

ou

PRÉCIS THÉORIQUE ET PRATIQUE

SUR LES

MALADIES DE LA PEAU,

FONDÉ SUR UNE NOUVELLE CLASSIFICATION
MÉDICALE.

PROLÉGOMÈNES.

—

Deux Leçons à l'hospice de l'Antiquaille.

PREMIÈRE LEÇON.

Messieurs,

Les maladies de la peau s'offrent à notre
observation, ou comme n'étant que le résultat
d'un travail propre à la peau, indépendamment de tout ce qui se passe actuellement

1

ailleurs dans l'organisation, ou comme étant placées directement sous l'influence de circonstances morbides de diverse nature, qui se sont développées dans l'intérieur même de l'organisation. L'essentiel pour le médecin est d'abord de savoir auquel de ces deux groupes une maladie de la peau donnée doit être rapportée; car de là déjà se déduisent les indications générales à remplir. Le tableau détaillé de l'aspect extérieur des maladies de la peau, de leurs formes, du pittoresque de leur physionomie, ne doit être placé qu'en seconde ligne, et acquiert d'autant plus d'importance qu'il aide à classer ces maladies dans l'un ou l'autre des groupes précédents.

Nous nous occuperons d'abord du côté médical de la question, ce qui nous conduira à l'établissement d'une classification médicale des maladies de la peau; classification dont il nous sera aisé de démontrer la nature rationnelle et essentiellement pratique, renfermant l'indication générale du but qu'on doit se proposer dans le traitement.

Nous nous occuperons ensuite de la classification des formes, car il faut en avoir une quelconque, et il nous sera aussi aisé de démontrer qu'on peut réduire à une simple et suffisante expression la classification de l'allemand **Plenk,** modifiée par les auteurs anglais, classification dont nous admettons les vues générales et l'idée qui lui sert de fondement.

D'abord il est évident que, excepté certaines affections de la peau qui sont plutôt des infirmités, des vices anatomiques congénitaux, des altérations physiques ou chimiques, des difformités, que de véritables maladies, ce qu'on doit appeler proprement maladies de la peau, éruption cutanée, *dartre,* n'est et ne peut être que le résultat d'un travail actif, aigu ou chronique, qui s'effectue à la peau ; travail dont la nature ou l'essence nous est inconnue, qui varie dans ses résultats physiques, dans les formes qu'il affecte, selon les tissus, les parties de l'organisation de la peau dans lesquels il s'effectue ; selon la spécialité de la cause qui l'a produit et les dispositions locales et générales de l'individu affecté.

Qu'y a-t-il au fond de ce travail dont les formes variées constituent les diverses espèces d'éruptions cutanées, et de ce qu'on appelle vulgairement *dartres ?*

Les hypothèses d'un levain, d'un principe dartreux, d'un principe âcre, d'un principe chimique acide ou alcalin, de molécules organiques comparables à des mousses, à des lichens, etc., tous principes supposés rejetés au dehors pour produire sur la peau des éruptions cutanées, des dartres, ces hypothèses ne reposent sur aucun fondement et ne conduisent à rien.

Mais y a-t-il dans ce travail un autre élément morbide qu'on puisse concevoir, qu'on puisse définir? Par exemple, et ceci, en résumant un fait dont j'ai été témoin, n'est aussi que l'exposition résumée de beaucoup d'autres faits analogues, de faits qui se présentent fréquemment dans la pratique médicale:

Quand chez un individu habituellement hémorrhoïdaire, à la suite de la suppression plus ou moins brusque, intempestive des hémorrhoïdes, on voit survenir successivement une gastrite; puis, celle-ci cessant, des épistaxis fréquents; puis, ceux-ci disparaissant, des douleurs avec gonflement dans les articulations, dans les muscles, c'est-à-dire un rhumatisme; de même, après la cessation de cette dernière maladie, une éruption cutanée, une dartre; de même encore, après la disparition de cette dernière, une douleur dans un nerf de la face, sans aucune apparence de changement organique dans la partie, c'est-à-dire une névralgie; puis une diarrhée, etc.;

et lorsqu'après une plus ou moins longue
durée de ces scènes mobiles formées par des
maladies diverses, quelquefois disparates, se
remplaçant ainsi l'une l'autre, on voit la
réapparition spontanée ou artificiellement
sollicitée des hémorrhoïdes mettre fin à cette
suite de maux, et laisser reprendre à cet individu la bonne santé qu'il avait auparavant,
je demande quel est le principe qui était au
fond des hémorrhoïdes et qui s'est promené
d'organe en organe, de tissu en tissu, pour
devenir gastrite, épistaxis, rhumatisme, dartre, névralgie, diarrhée, etc.?

Dira-t-on que c'est l'irritation? mais les
formes matérielles, palpables, qu'on a données à l'irritation, qui entrent dans sa définition, ne se retrouvent pas dans tous les
phénomènes morbides précédents, par exemple, dans la névralgie. Dira-t-on que c'est
l'inflammation? mais les caractères assignés
à celle-ci sont encore moins d'accord avec la
plupart de ces phénomènes morbides. Dira-t-
on que c'est une névrose? mais les caractères
qu'on assigne à celle-ci, la définition qu'on
en donne, ne s'accordent pas davantage avec
les caractères de la plupart de ces phénomènes morbides, avec ceux de la dartre, par
exemple, de la diarrhée, etc.

Que faut-il donc voir dans ce principe? On ne peut y voir, on ne peut y définir, à moins de vouloir dans l'instant soulever mille objections indestructibles, qu'une seule chose, qu'une seule et unique chose : c'est l'exercice même, mais l'exercice vicieux des forces de la vie; c'est l'activité vitale irrégulièrement, vicieusement concentrée dans une partie, mettant en jeu de diverses manières et avec diverses combinaisons les différents éléments organiques de cette partie, revêtant des formes variables, en raison de la diversité des causes qui l'ont suscitée, en raison de la variabilité des éléments organiques compromis; c'est un phénomène essentiellement nerveux, si l'on veut; car, chez l'animal, où placer mieux que dans le système nerveux la condition essentielle de la vie? C'est, en un mot, une inconnue, un x dont il ne faut pas, en perdant son temps, sa peine, en prenant ou voulant faire prendre le change, prétendre trouver la véritable valeur, donner une exacte définition.

Cela bien entendu, il importe peu que l'on donne tel ou tel autre nom à cet x, cette inconnue, pourvu qu'on n'attache à ce nom d'autre signification que celle que je viens d'y attacher. Or, je donne à ce phénomène fondamental, à cet exercice vicieux des forces de la vie, à cette activité vitale, irrégulièrement, vicieusement concentrée dans une partie, quelle que soit la forme qu'elle revête, le nom de *fluxion*, phénomène qui est au fond de toutes les maladies de la peau, comme de bien d'autres maladies dont il s'agit de chercher, non la valeur absolue, mais la valeur relative, la valeur indiquant la conduite à tenir, la direction à suivre dans le traitement.

Or, pour un médecin dont l'unique but est et doit être de soulager, de guérir les maladies, cette valeur relative est représentée par la connaissance de la cause, de la condition morbide interne qui ont fait naître, qui entretiennent la maladie de la peau ; connaissance sur laquelle est fondée la véritable indication à remplir ; et lorsque cette cause, cette condition morbide interne sont inappréciables, inconnues, ce qui arrivera rarement, si l'on fait une analyse médicale exacte de toutes les circonstances offertes antérieurement et actuellement par le malade ; lorsque la dartre pourra être considérée comme tenant à une disposition morbide inhérente à la peau seulement, comme une maladie propre à ce tissu, indépendamment de ce qui se passe ailleurs dans l'économie, comme une maladie *idiopathique*, en un mot, cette valeur relative de l'inconnue *fluxion* se réduit à la simple connaissance d'un fait empirique, c'est-à-dire à la connaissance du rapport d'amélioration ou de guérison établi par l'empirisme, l'observation, l'expérience, entre tel remède donné appliqué directement ou localement à l'éruption, et telle forme éruptive revêtue par la fluxion, qui n'est aussi alors qu'un phénomène morbide isolé, local, étranger au reste de l'organisation.

Rien n'empêche d'ailleurs que lorsque l'on a la connaissance de la cause, de la condition morbide interne qui ont fait naître, qui entretiennent la maladie de la peau, tout en cherchant à faire cesser cette cause, cette condition, à neutraliser leur action, c'est-à-dire tout en remplissant la première indication, ce qui suffit dans la plupart des cas pour obtenir la cure, rien n'empêche, dis-je, qu'en même temps on n'adresse directement à la dartre les remèdes plus ou moins spéciaux fournis par la seconde indication, c'est-à dire par la connaissance empirique du rapport dont nous venons de parler entre tel remède et telle forme d'éruption.

Exemple : dans le fait cité précédemment, où une dartre a suivi la suppression d'un rhumatisme; celui-ci, la suppression d'épistaxis fréquents et abondants; ceux-ci, la suppression d'une gastrite; celle-ci, la suppression des hémorrhoïdes habituelles, on a la connaissance de la cause, de la condition morbide interne auxquelles se rattache la dartre; en effet, c'est à la suppression d'un flux habituel, d'un flux nécessaire à la santé, dans le fait dont il s'agit, qu'a été due évidemment la série de désordres qui se sont présentés jusqu'à l'apparition de la dartre. Il est évident que pour guérir radicalement la dartre, il aurait fallu rétablir le flux hémorrhoïdal; car faire disparaître la dartre en appelant la *fluxion* sur un autre point, en établissant, par exemple, un flux diarrhéique comme l'organisme semble l'avoir spontanément établi lui-même dans le fait dont il est question, c'est ne pas remonter à la source première du mal, c'est s'exposer à voir, à la cessation de ce dernier flux, reparaître la dartre. Or, pour rétablir le flux hémorrhoïdal, il faut d'abord faire cesser la cause qui l'avait supprimé, si elle est connue, si elle continue d'exercer son action, comme les écarts de régime, l'abus de boissons fortes, des applications inopportunes faites par le malade lui-même sur les tumeurs hémorrhoïdaires, etc., et secondement faire usage du traitement qui tend à ramener le flux hémorrhoïdal, et dans l'exposé duquel je ne dois pas entrer ici.

C'est là la première valeur relative, la valeur que je puis appeler médicale de l'inconnue *fluxion*, qui est au fond de la dartre en question, comme de presque toutes les dartres, et il m'importe fort peu d'avoir de cette *fluxion* une idée plus exacte, d'avoir une connaissance plus positive de sa nature et de son essence, une idée autre que celle que j'ai précédemment présentée.

Mais en même temps qu'on remplit cette première indication, la principale, la seule même à remplir, si la dartre n'est pas trop ancienne, on peut, après avoir combattu convenablement d'ailleurs l'irritation locale qui accompagne la dartre, si elle existe, chercher à modifier avantageusement et directement cette dartre en lui appliquant les remèdes spéciaux, soufre, iode, goudron, mercure, camphre, sous-carbonate de soude, de potasse, caustiques et autres auxquels l'expérience accorde quelque efficacité ou contre les dartres en général ou contre telle forme de dartre en particulier.

On fera un raisonnement analogue pour tout autre dartre tenant, ou simplement à

une cause externe, ou à une condition morbide interne qui a pu d'ailleurs être primitivement développée elle-même par une cause
externe, ou à une disposition morbide propre à la peau, indépendamment de l'influence
actuelle de tout autre cause.

Nous pouvons maintenant, en faisant une
étude méthodique, analytique, exacte, des diverses conditions auxquelles se rattachent les
maladies de la peau, établir une classification
médicale en dehors de laquelle aucun cas
donné d'éruption cutanée ne se trouve placé,
et qui conduise directement le praticien à
l'idée du plan général du traitement qu'il doit
appliquer. Considérées sous ce rapport, les
éruptions cutanées doivent nécessairement
entrer dans l'une ou l'autre des catégories ou
classes suivantes, dont je ne place ici qu'un
très-court résumé, devant donner plus tard à
l'histoire de chaque catégorie de plus amples
développements.

1° Le travail morbide qui s'effectue à la
peau et qui, sous une forme quelconque, constitue l'éruption cutanée, peut être né sous
l'influence d'une cause externe et n'être entretenu que par la continuité d'action de cette
cause, de manière que, celle-ci cessant, l'éruption cutanée tend à se guérir. Les exemples

d'éruptions cutanées de ce genre ne manquent certainement pas; il faut comprendre nécessairement dans cette catégorie les éruptions contagieuses dues à un agent qui n'est pas d'abord absorbé, qui ne va pas d'abord infecter l'économie, pour déterminer ensuite la maladie de la peau, mais qui est déposé directement sur ce tissu et y produit une éruption à forme caractéristique. Telle est la gale, maladie due à un insecte, l'*acarus scabici*. Telle est la teigne faveuse, le *favus* (qui se développe aussi quelquefois spontanément), maladie dans laquelle un germe venu du dehors, déposé sur la peau, s'y développe comme un parasite, en déterminant un genre spécial de réaction de la part du tissu élémentaire de la peau que ce germe affecte spécialement. Je dis, dans ce cas, que l'éruption cutanée est due à la *fluxion par cause externe.*

2° Ce travail morbide est très-souvent sous l'influence directe d'un autre travail morbide apprécié, connu, qui s'effectue dans une organe interne. C'est cette maladie interne qui se projette en quelque sorte, se réfléchit sur la peau, par ce qu'on appelle un acte de sympathie. Les éruptions cutanées, les dartres, qui ne sont ainsi que la réflexion, l'image de la maladie d'un organe intérieur, sont très-fréquentes; c'est à constater l'existence de cette maladie qu'il faut s'attacher, et c'est faute de se livrer à des investigations suffisantes pour la reconnaître, surtout quand elle est chronique, plus ou moins latente, qu'on se hâte trop souvent de proclamer qu'une dartre s'est manifestée *sans cause connue*. Dans tous les cas dont nous parlons, le travail morbide qui constitue l'éruption cutanée a lieu par réflexion sympathique; j'appelle dans ces cas l'éruption cutanée, éruption par *fluxion réfléchie*.

3° Ce travail morbide n'est fréquemment aussi, comme on en a vu un exemple dans le fait que j'ai cité précédemment, qu'un phénomène de déplacement de mouvement fluxionnaire, un phénomène quelquefois heureux qu'on appelle alors *critique*, soit qu'un autre travail morbide habituel ou accidentel, s'effectuant depuis plus ou moins de temps ou continuellement, ou périodiquement, ou d'une manière intermittente sur un autre tissu, sur un autre organe, ait cessé pour faire place à l'éruption cutanée, soit qu'une fonction importante, constituée par un flux tel que la transpiration vaporeuse ou liquide, les menstrues, etc, venant à être interrompue par une cause quelconque, l'activité vitale, vicieusement dirigée vers la peau, aille s'y consumer, pour y produire une éruption cutanée, une dartre, en remplacement, en quelque sorte, du flux propre à la fonction supprimée. Dans tous ces cas j'appelle l'éruption cutanée, éruption par *fluxion déplacée.*

4° Ce travail morbide peut être simplement l'effet d'une réaction s'effectuant à la peau, à la suite d'une cause de trouble qui a agi de prime abord sur l'ensemble de l'organisation, du système nerveux, sans affecter précisément d'une manière fixe et déterminée aucun organe intérieur, ou qui a commencé par altérer le sang de manière à apporter ensuite également le même trouble dans la distribution des forces de l'innervation. De ce trouble, de ce désordre, survenu brusquement ou plus ou moins lentement, résultent inévitablement la rupture de l'équilibre dans la distribution normale des forces de l'innertation, des concentrations vicieuses d'activité vitale dans quelque partie, le développement, en un mot, de mouvements fluxionnaires, de la *fluxion.* Celle-ci, par une disposition particulière du malade, venant en quelque sorte à se décharger sur la peau, soit directement et de prime abord, soit après avoir menacé çà et là quelques organes, sans s'établir, s'épuiser sur aucun, donne lieu à diverses éruptions cutanées, à des dartres.

C'est de cette manière qu'agissent assez souvent les révolutions morales brusques, les chagrins domestiques, l'usage des excitants, des échauffants, des boissons alcooliques, les travaux excessifs de l'esprit, les excès de tous les genres, une nourriture mauvaise, insuffisante, une habitation humide, mal aérée, mal saine, l'ébranlement organique qui accompagne les mouvements quelquefois brusques de la croissance, ainsi que l'âge de la puberté, l'âge critique; les dispositions générales morbides encore mal définies transmises par les parents, dispositions générales constituant parfois ce qu'on a appelé *vice dartreux*, et qu'on distingue des dispositions morbides purement locales, propres à la peau seulement qui constituent aussi une autre sorte de *vice dartreux*, en ce que dans le premier cas les éruptions cutanées se montrent de meilleure heure et sont suivies d'un trouble plus ou moins général de la santé, lorsqu'on cherche à les répercuter, à les guérir, sans modifier convenablement l'ensemble de l'organisation, etc., etc.; enfin, c'est de cette manière qu'agit chez un enfant à la mamelle le lait d'une nourrice soumise elle-même à l'une quelconque ou à plusieurs des influences morbides dont nous venons de parler.

Dans tous ces cas la fluxion établie à la peau, tenant à une disposition morbide de l'ensemble de l'organisation, est l'effet d'une réaction qui, en épargnant en quelque sorte les organes internes, s'effectue du centre à la circonférence; et je donne, pour cette raison, à l'éruption cutanée ainsi produite, la dénomination d'éruption cutanée par *fluxion excentrique.*

5° Ce travail morbide est souvent dû à l'influence exercée sur l'économie par l'une des diathèses scrophuleuse, cancéreuse, scorbutique, syphilitique, mais surtout par cette dernière ; c'est un fait connu et apprécié depuis très-longtemps. Je dis alors que l'éruption cutanée est due à la *fluxion par diathèse.*

6° Ce travail morbide a pu se développer spontanément dans le tissu de la peau, par une disposition acquise ou innée, héréditaire, sans que des recherches analytiques bien faites puissent trouver un rapport rationnellement établi entre ce travail et quelque condition morbide interne , existant actuellement dans une partie ou dans l'ensemble de l'économie, sans que sa diminution ou sa disparition, sous l'influence seule de moyens externes

directement appliqués à l'éruption cutanée
soient suivies d'un trouble quelconque dans la
santé. Tel est fréquemment le cas des verrues et
d'autres végétations, de certaines productions
cornées, de l'ichthyose, de certains achnés,
quelquefois de la dartre rongeante; tel est aussi
le cas de quelques dartres anciennes qui, liées
primitivement à certains états morbides intérieurs, sont devenues ensuite par habitude,
ces états morbides intérieurs étant détruits,
une maladie propre à la peau seulement, indépendamment de ce qui se passe dans le reste
de l'organisme. La maladie de la peau peut
être alors appelée *idiopathique*, ou, ce qui
revient au même, cette maladie peut être alors
supposée survenue, supposée exister, comme
on s'empresse de le dire trop souvent, *sans
cause connue*. Mais avant d'affirmer que cela
se passe ainsi, il faut s'être livré à des recherches suffisantes sur l'existence ou la non existence des conditions morbides internes, des
causes plus ou moins cachées qui donnent lieu
le plus souvent aux maladies de la peau.
Quoi qu'il en soit, dans tous les cas où l'é-
ruption cutanée est jugée étrangère à tout
autre condition qu'à une disposition morbide
de la peau elle-même, je l'appelle éruption
cutanée par *fluxion idiopathique*.

7° Enfin il est évident que plusieurs des circonstances pathogéniques, des conditions morbides que je viens de signaler, peuvent se combiner, et se combinent souvent en effet pour déterminer l'apparition de l'éruption cutanée, comme nous le développerons plus tard. C'est là une éruption cutanée par *fluxion complexe* dont il faut chercher analytiquement à reconnaître les éléments.

Il est évident que cette manière de classer les éruptions cutanées dit en même temps explicitement tout ce qu'il y a à dire sur l'étiologie de ces maladies, et les causes viennent naturellement se ranger dans chaque catégorie, de manière à mettre immédiatement en évidence leur influence directe ou indirecte sur l'origine, la persévérance de ces maladies. On évite ainsi la confusion qui règne dans les traités des maladies de la peau publiés jusqu'à ce jour, traités où l'on présente pêle mêle, à l'article *étiologie*, pour chaque ordre d'éruptions cutanées, toutes les circonstances que l'on regarde comme causes, sans exprimer, dans les cas d'ailleurs où leur action n'est pas simplement directe, extérieure, sans exprimer, dis - je, par quel enchaînement de conditions morbides dans l'organisme, l'éruption cutanée a été produite et est entretenue.

Par exemple, l'usage excessif du vin, du café, des viandes salées, des aliments échauffants, peut déterminer, et détermine en effet souvent une gastrite soit à l'état aigu, soit à l'état chronique. Cette gastrite, lors même qu'on a fait cesser la cause, peut persévérer et déterminer sympathiquement une éruption cutanée. La véritable cause de cette éruption ne sera pas l'usage du vin, etc., mais bien la gastrite, et c'est elle qu'il faut traiter et guérir pour guérir radicalement la maladie cutanée; c'est là un exemple d'éruption cutanée par *fluxion réfléchie.*

Mais l'usage des échauffants peut avoir donné lieu à la maladie de la peau, non en agissant primitivement sur un organe interne, pour y faire naître une phlegmasie, mais en agissant sur l'ensemble de l'économie, en excitant le système nerveux, en rendant, comme on dit, le sang *âcre*, stimulant, etc., ce qui a fait développer le mouvement fluxionnaire; et celui-ci, par une disposition spéciale du malade, s'est porté à la peau. Dans ce cas, que la cause ait cessé ou n'ait pas cessé d'agir, c'est à l'ensemble de l'économie, à l'excitation générale, qu'il faut s'en prendre, pour guérir la maladie cutanée, et non à un organe en particulier; c'est là un exemple d'éruption cutanée par *fluxion excentrique.*

De même l'action d'un froid intense stimule fortement la peau, détermine une réaction sur ce tissu, qui donne lieu à une éruption cutanée, sans qu'au reste les fonctions de la peau comme organe d'exhalation, de transpiration, aient cessé. Mais l'action du froid peut avoir agi simplement en supprimant brusquement la transpiration habituelle, plus ou moins forte d'une partie quelconque du corps, des pieds, par exemple. La suppression de cette transpiration, nécessaire dans la constitution de l'individu affecté, met l'organisation dans un état de malaise dont elle cherche en quelque sorte à se débarrasser en établissant ailleurs un mouvement fluxionnaire, à la peau, par exemple, sous forme de dartre. Cette dartre persévère, tant que la transpiration des pieds n'est pas rétablie. Ici la cause de la dartre n'est pas l'action du froid, mais bien la suppression de la transpiration des pieds, et c'est cette transpiration ou une décharge fluxionnaire équivalente qu'il faut établir, pour guérir radicalement la maladie de la peau ; c'est là un exemple d'éruption cutanée par *fluxion déplacée.*

De même encore le froid peut avoir agi en

supprimant les menstrues, une hémorrhagie habituelle, des épistaxis, les hémorrhoïdes ou un autre flux habituel par les muqueuses du nez, des yeux, des bronches, de l'intestin, etc. En remplacement de ce flux, nécessaire dans la constitution de l'individu, un mouvement fluxionnaire se sera opéré à la peau sous forme d'éruption cutanée, de dartre. Celle-ci persévèrera, tant que le premier flux ou un travail morbide équivalent ne sera pas établi, ou du moins tant que, par les effets de l'art ou par la marche naturelle de l'organisation, ce flux n'aura pas cessé d'être nécessaire. Il est clair que la véritable cause de la dartre n'est pas ici le froid, mais bien la suppression du flux en question. C'est encore un exemple d'éruption cutanée par *fluxion déplacée*.

En continuant de raisonner de même, on voit que les révolutions morales, les chagrins domestiques, l'abus des excitants, les travaux excessifs de l'esprit, les refroidissements, etc., peuvent déterminer une éruption cutanée, soit en affectant primitivement un organe interne dont l'affection cause ensuite sympathiquement la maladie de la peau, soit en portant à la fois l'excitation dans tout le système, excitation qui vient s'épuiser principalement à la peau, soit en dérangeant ou en supprimant une fonction importante, un flux habituel, un travail morbide ayant lieu depuis longtemps dans une partie quelconque de l'organisme, et que celui-ci semble remplacer dans bien des cas, par un autre travail morbide s'établissant sur la peau, en raison d'une disposition particulière du malade.

Mais dans tous ces cas, l'action directe de la cause première a été suivie du développement de conditions morbides différentes qui sont devenues les véritables causes de l'éruption cutanée, et dont une étiologie bien faite doit indispensablement présenter l'indication, parce qu'il n'y a que cette indication qui puisse conduire à des vues thérapeutiques rationnelles.

Or c'est là ce que présente ma classification médicale ; car quand je dis :

1° *Fluxion par cause externe*; j'indique l'action directe de la cause sur la peau, et par conséquent ce qu'il y a à faire pour guérir la maladie cutanée, c'est-à-dire supprimer l'action de cette cause et faire tomber la réaction qu'elle détermine.

2° *Fluxion réfléchie*; j'indique la maladie d'un organe interne, comme véritable cause de l'éruptiom cutanée et par conséquent le but principal que doit se proposer le traitement qui est de guérir cette maladie interne , quelle que soit la cause d'ailleurs qui ait donné lieu à cette dernière, cause que l'on peut signaler, si on la connaît ; mais qu'on peut se passer de connaître, si elle a cessé son action.

3° *Fluxion déplacée* ; j'indique la circonstance qui doit principalement fixer l'attention, c'est-à-dire la cessation d'un mouvement fluxionnaire, d'un travail morbide, d'un flux habituel devenu nécessaire dans les conditions où se trouvait l'individu affecté , mouvement fluxionnaire existant auparavant sur un organe quelconque, et qui, ayant été détourné de cet organe par des causes que l'on peut signaler, si on les connaît, si elles existent encore, a été en quelque sorte remplacé par la fluxion établie à la peau, par l'éruption cutanée. De là l'indication du but thérapeutique à remplir : ramener le mouvement fluxionnaire, le travail morbide, le flux, là où il existait antérieurement, ou bien établir ailleurs un travail morbide équivalent , qui remplace à son tour la maladie de la peau, ou bien enfin rendre tous ces mouvements fluxionnaires non nécessaires, en traitant l'ensemble de l'organisme selon l'examen analytique de tous les antécédents du malade, y compris surtout les dispositions innées, héréditaires, examen qui apprendra s'il est vraiment possible d'éteindre pour toujours cette disposition aux mouvements fluxionnaires, si la maladie est curable ou si elle ne l'est pas. Ici encore la connaissance de la cause première qui a été l'occasion du déplacement de la fluxion est inutile, si elle a cessé d'exister, et si elle existe et agit encore, il est facile de la reconnaître.

4° *Fluxion excentrique* ; j'indique que l'éruption cutanée est le résultat d'une réaction ayant eu lieu, par une disposition particulière du malade, préférablement à la peau, réaction due à une cause qui brusquement ou plus ou moins lentement a porté le trouble dans l'ensemble de l'organisme, soit en agissant d'abord sur le sang, soit en agissant d'abord sur le système nerveux. Ce désordre apporté dans l'ensemble de l'organisme, sans déterminer précisément l'affection permanente d'aucun organe intérieur, a donné lieu à un mouvement fluxionnaire rejeté en quelque sorte à la surface du corps, à un mouvement fluxionnaire *excentrique*, d'où résulte l'éruption cutanée. De là l'indication d'adresser le traitement à cet état général de l'organisme, et le genre de ce traitement dépend de la nature des causes qu'il faut chercher à apprécier, causes dont je n'ai cité précédemment qu'un petit nombre et sur

la considération desquelles je m'étendrai suffisamment dans le cours de l'ouvrage. C'est ici
surtout qu'il ne faut pas trop se hâter de prononcer le *sans cause connue*, en rejetant ainsi
l'éruption cutanée dans la catégorie des éruptions par *fluxion idiopathique*. La cause presque toujours n'est inconnue que parce que l'on
ne veut pas se donner la peine de la chercher,
que parce que bien des circonstances pathogéniques véritablement influentes et actives
sont méconnues ou regardées comme n'ayant
sous ce rapport aucune importance, aucune
valeur.

5° *Fluxion par diathèse*; j'indique que l'é-
ruption cutanée n'est qu'une manifestation de
l'influence exercée sur l'économie par l'une
des diathèses syphilitique, scrophuleuse, cancéreuse, scorbutique, et que par conséquent,
pour guérir radicalement cette éruption, il
faut traiter et détruire la diathèse.

6° *Fluxion idiopathique*; j'indique que des
recherches analytiques exactes n'ont pu rattacher l'éruption cutanée à aucune des causes,
aucune des conditions morbides dont il vient
d'être question, ce qui arrivera rarement, si
on veut se donner la peine de chercher d'une
manière méthodique, excepté pour les cas
déjà cités de dispositions innées, héréditaires,

et quelques autres cas dont il sera question plus amplement plus tard. C'est alors seulement que le *sans cause connue* doit être admis, que cette éruption cutanée constitue une maladie propre à la peau seulement, indépendamment de ce qui se passe dans le reste de l'organisation, que par conséquent l'indication à remplir consiste à s'adresser principalement ou uniquement à la peau, à l'éruption cutanée, ce qui ne peut guère se pratiquer que de l'une des manières suivantes exposées seulement ici en général, savoir :

1° En détruisant, coupant ou brûlant la partie affectée, ce qui n'est praticable que dans un petit nombre de cas.

2° En opposant à un mode vicieux vital, à un mode pathologique, un mode pathologique différent, mais moins difficile à guérir que le premier, plus supportable, du moins, comme affection cutanée, ou tendant à ramener le premier mode pathologique à l'état normal: cela se pratique à l'aide de certains moyens empiriques locaux ou généraux dont il sera question plus amplement plus tard, comme l'application des vésicatoires sur l'éruption, et les pansements des surfaces dénudées avec certaines pommades plus ou moins caustiques, comme les frictions avec les pommades à base de soufre, d'iode, de charbon, de mercure, de goudron, de soude, de potasse, etc., comme les préparations antimoniales, cantharidées, arsénicales, etc., qui prises à l'intérieur paraissent avoir effectivement dans quelques cas une action particulière sur la peau, mais qui laissent aussi le plus souvent dans les organes internes, dans les voies gastriques et le système nerveux, des traces fâcheuses de leur passage.

3° En activant, en exagérant une fonction importante de la peau, la transpiration cutanée, l'exhalation liquide ou vaporeuse; en changeant ainsi à la longue la manière d'être de ce tissu ; en transportant en quelque sorte dans l'activité exagérée d'une fonction naturelle, l'activité vitale qui se consume vicieusement dans la production de l'éruption cutanée. On obtient ce résultat par des bains chauds réitérés, des bains et douches de vapeur émolliente, aromatique, sulfureuse, des bains et douches pris aux sources d'eaux thermales, salines ou mieux sulfureuses ; car celles-ci ont de plus une action favorable, spéciale sur les maladies de la peau.

7° *Fluxion complexe ;* j'indique que deux ou plusieurs des conditions morbides dont il vient d'être question ont contribué à produire l'éruption cutanée, et qu'il faut par conséquent, par des moyens thérapeutiques convenablement combinés, éliminer successivement chaque condition morbide ou en éliminer plusieurs à la fois.

Il est évident d'ailleurs que dans l'une quelconque des catégories précédentes, quels que soient les moyens thérapeutiques internes qu'on adresse à l'éruption cutanée, ces moyens peuvent et doivent être secondés par les moyens locaux, que des vues rationnelles fondées sur des considérations physiologico-pathologiques ou les enseignements de l'empirisme, les leçons de l'expérience, de l'observation, indiquent, comme favorables pour améliorer l'état des éruptions cutanées en général ou telle forme d'éruption cutanée en particulier. Mais il est aussi de la dernière évidence que ces moyens locaux ne pourront généralement que pallier la maladie, tandis que le traitement seul fondé sur la connaissance des rapports des éruptions cutanées avec les diverses catégories de *fluxions* que j'ai établies, ce traitement seul, dis-je, pourra guérir radicalement la maladie, si toutefois cette maladie est curable. C'est aussi la connaissance seule de ces mêmes rapports qui permettra au médecin de se prononcer sur l'incurabilité ou la curabilité d'une éruption cutanée.

Vous voyez, Messieurs, d'après tout ce qui précède, que le but du médecin dans le traitement d'une éruption cutanée, d'une dartre quelconque, doit être, en éliminant toutes les conditions morbides auxquelles cette maladie cutanée peut se rattacher, de la réduire, si elle résiste, à n'être plus qu'une maladie uniquement propre à la peau, étrangère en quelque sorte au reste de l'organisation, et de chercher alors à la détruire en place, par un traitement direct, comme n'appartenant plus qu'à la catégorie de la *fluxion idiopathique*.

Il résulte naturellement de tout ce que nous venons de dire que, si la forme topographique d'une maladie cutanée réveille à elle seule l'idée précise de l'un des rapports précédents, cette seule considération suffira pour s'attacher à décrire exactement, minutieusement même cette forme ; car dans cette forme est comprise l'idée générale de l'étiologie et de la thérapeutique applicables à la maladie cutanée. Si à cette considération se joint celle de quelque chose de particulier, de tranché, de caractérisé, de spécial dans l'aspect topographique de la maladie cutanée, de quelque chose *type* qui permette d'en faire une espèce à part, de sorte qu'il soit facile au premier aspect de reconnaître et de classer toutes les individualités morbides cutanées qui appartiendront à cette espèce donnée, alors il y a double motif pour décrire à part, le plus exactement possible, la forme de l'éruption cutanée en question, pour établir soigneusement son diagnostic différentiel. Cette éruption a en effet une valeur, une existence à part, comme objet à peindre en histoire naturelle, et comme matière à considérer, à étudier, pour arriver à la guérison d'une maladie. J'accorde, si l'on veut, que cette éruption mérite une description à part et même l'établissement minutieux de son diagnostic différentiel, si elle se présente sous un seul de ces points de vue, c'est-à-dire comme *type*, comme *espèce* caractérisée par la forme, sans qu'aucune considération médicale s'y rattache d'ailleurs ; mais au moins faut-il que ce caractère s'y trouve réellement.

Ces dernières considérations nous conduisent maintenant à la seconde partie du but que nous nous proposons dans les généralités, c'est-à-dire à la recherche d'une classification des formes, simple et en même

temps le plus possible complète, qui encadre,
le plus méthodiquement que le comporte un
sujet de cette nature, les variétés nombreuses
des maladies de la peau, et qui s'harmonise le
mieux avec la classification médicale que
nous venons de donner.

LEÇON DEUXIÈME.

MESSIEURS,

Les formes des maladies de la peau étant
très-nombreuses, il convient sans doute de
les classer ; mais il ne faut jamais perdre de
vue que c'est dans le champ de la médecine
que s'établit cette classification. En nous
plaçant pour un instant sous le seul point
de vue de la considération des formes topo-
graphiques, après avoir trouvé un élément
raisonnable et naturel de rapprochement ou
de séparation de ces formes, pour les diviser
en classes ou en ordres, il faut, selon tout
bon principe de classification, pour créer
ensuite des espèces, des variétés, ne rappro-
cher également que des choses semblables, ne

séparer que des choses dissemblables, n'appeler espèces que des *types* bien caractérisés, à chacun desquels il soit facile de rapporter les individualités qui se présenteront. Il ne faut pas, comme on l'a fait si souvent, sous prétexte de l'existence de quelque trait fugitif, sans aucune importance, paraissant ou disparaissant sous l'influence de la moindre cause modificatrice, donner le nom d'espèces à des formes n'ayant rien de caractéristique, de tranché, se confondant facilement avec d'autres formes décorées également du titre d'espèces ; et si parfois, comme cela est encore arrivé, on se fonde sur quelque circonstance médicale pour différencier les espèces, il ne faut pas ensuite mettre de côté toute considération de ce genre, pour ne plus voir que du pittoresque à peindre, de manière à faire ainsi un amalgame tout-à-fait irrationnel de *dermatographie* et de *dermatologie* (1).

En raisonnant comme l'a fait le premier classificateur dermatographique rationnel, l'allemand Plenk ; en examinant avec lui *anatomiquement* les circonstances les plus saillantes que présentent les maladies de la peau;

(1) J'appelle *dermatographie* la description topographique, et *dermatologie* la description médicale, scientifique des maladies de la peau.

en cherchant ainsi à constater de nouveau l'existence d'un *élément* physique, anatomique, qui puisse servir à opérer le rappro chement le plus naturel ou la séparation la plus naturelle de ces maladies en divers groupes, il nous sera facile de réduire logiquement la classification allemande, modifiée et arrangée par les Anglais, à sa plus simple expression.

D'abord, il est évident que la circonstance physique, anatomique, qui signale le plus souvent la manifestation d'une éruption cutanée, c'est l'injection sanguine des vaisseaux, la *rougeur*, rougeur qui constitue d'ailleurs un des éléments du phénomène vital morbide qu'on appelle *inflammation*. Or, il y a des éruptions cutanées qui ne se signalent physiquement aux diverses phases de leur existence, que par cette *rougeur*, accompagnée quelquefois d'un peu de tuméfaction, et, vers la fin, d'une desquammation légère de l'épiderme. Ces éruptions cutanées réunies doivent donc nécessairement, toujours en raisonnant dans l'esprit de la classification germanico-anglaise, former un groupe à part, et la logique exige qu'on les désigne sous le nom d'éruptions *érythémateuses*, plutôt que sous celui d'éruptions *exanthémateuses* qu'ont employée, bien mal à propos, les dermatologues anglais et français.

En effet, le mot *exanthème* ne désigne pas du tout l'élément anatomique *rougeur* dont on veut faire la base de la formation de ce groupe. Ce mot, d'après son étimologie même, a un sens plus médical que la tradition, du reste, a transmis et conservé, qu'Alibert a très-bien fait de confirmer en réunissant, sous le titre de *dermatoses exanthémateuses*, des éruptions liées entre elles par des rapports pathologiques très-naturels, tenant à des conditions morbides internes analogues, comme la rougeole, la scarlatine, la petite-vérole, la miliaire, etc., etc. En n'envisageant la classification des maladies de la peau que *dermatographiquement*, il fallait renoncer à ce mot-là, et surtout il fallait éviter de tomber dans la contradiction flagrante suivante, en voulant de force faire entrer l'urticaire dans ce groupe des éruptions *exanthémateuses*.

DÉFINITION DE L'EXANTHÈME D'APRÈS BATEMAN, BIETT, CASENAVE GIBERT, ETC.

« *L'exanthème* est caractérisé par la *rougeur* qui disparaît momentanément sous l'impression du doigt, se terminant par délitescence ou par résolution, avec ou sans desquammation de l'épiderme. »

DÉFINITION DE L'URTICAIRE QUI EST UN EXANTHÈME, D'APRÈS LES MÊMES AUTEURS.

« L'urticaire est caractérisée par des élevures *souvent plus blanches que le reste de la peau*, etc. »

Il est clair que ce qui est *blanc* ne peut appartenir, dans aucun cas, à un groupe dont le caractère, dans tous les cas, est d'être *rouge*.

L'urticaire, comme nous le verrons, ne pouvant exactement entrer dans le groupe des éruptions érythémateuses, pas plus que dans les autres groupes, est une de ces éruptions cutanées qu'il faut décrire à part.

Ainsi donc, le premier groupe, ou la première classe, ou le premier ordre, comme on voudra, des éruptions cutanées est constitué par les *éruptions érythémateuses,* ayant pour caractère physique, pour élément anatomique, la *rougeur* disparaissant momentanément sous la pression, s'accompagnant ou non d'un gonflement plus ou moins irrégulier de la peau, circonstance qui n'est qu'accessoire, et se terminant par résolution avec ou sans desquammation furfuracée de l'épiderme. Cet ordre comprend quatre espèces qu'il faut décrire à part et que nous classerons d'ailleurs médicalement en traçant l'histoire de chacune ; ce sont l'érythème, la rougeole, la roséole et la scarlatine.

En poursuivant notre étude des modifications physiques, anatomiques, présentées par les maladies de la peau, pouvant servir de caractère distinctif, nous voyons un *élément* anatomique qui se présente aussi très-souvent dans ces maladies : c'est le soulèvement de l'épiderme par un liquide, résultat d'une exhalation, d'une sécrétion de la couche cutanée sous-épidermique, et déposé entre cette couche et l'épiderme soulevé. C'est là un élé-ment bien distinct, la *vésicule*. Elle peut être petite ou grande, remplie d'un liquide séreux ou séro-sanguinolent, ou séro-purulent, ou purulent ; être plus ou moins fortement, plus ou moins profondément enflammée à sa base ; il est évident que cela ne change absolument rien à l'*élément* anatomique, qui est la *vésicule*.

Il n'y a donc, il ne doit y avoir qu'un seul ordre fondé sur l'existence de cet élément, c'est l'ordre des *éruptions vésiculeuses*. La différence de grandeur des vésicules, la différence d'aspect, de consistance du liquide contenu en elles, ne peuvent servir de base à

la création de nouveaux ordres ; car ces accidents ne sont pas de nouveaux éléments
anatomiques. L'ordre des *bulles* des auteurs
doit donc être, en bonne logique, effacé et
remplacé par la dénomination *d'éruption vésiculeuse à grosses vésicules*. L'ordre des *pustules*
doit être remplacé par la dénomination *d'é-
ruption puro-vésiculeuse*. On obéit ainsi à tout
principe de bonne classification des formes,
en laissant le mot radical qui rappelle l'ordre,
et en ajoutant seulement un terme qui fasse
allusion à l'accident modificateur.

La dessication du liquide renfermé dans
la vésicule, lorsque celle-ci est rompue, peut,
dans bien des cas, produire ce que tout le
monde entend par *croûtes*, croûtes très-variables par leur dimension, leur épaisseur,
leur consistance, leur couleur, leur aspect.
L'éruption prend alors le nom d'éruption
vésiculo-crustacée ou *puro-vésiculo-crustacée*,
si c'était du pus que renfermait la vésicule.
Cette épithète *crustacée* peut être au reste
ajoutée à une éruption appartenant à tout
autre ordre de maladies cutanées, lorsque cette
éruption présente des croûtes à une phase
quelconque de son existence.

Si l'éruption vésiculeuse présente à sa base
de la rougeur, de l'inflammation, on la dé-

signe par l'expression d'éruption *érythémato-vésiculeuse*, en faisant allusion, au moyen de cette addition, à la réunion des deux éléments *rougeur* et *vésicule*; et s'il y a en même temps des croûtes, la dénomination totale devient, *éruption érythémato-vésiculo-crustacée*. Il est aisé, comme nous allons le voir, en combinant convenablement ces mots simples dont le sens est clair, vulgairement connu, et en ajoutant quelques autres termes également simples, clairs et courts, de remplacer l'amphigourique amplification, hérissée de mots grecs, latins et arabes, dont les dermatologues anglais ont encombré leurs trois ordres *bulles, vésicules, pustules*, qui logiquement, comme nous venons de voir, doivent n'en faire qu'un.

Il est positif d'abord qu'il y a, dans cet ordre des éruptions vésiculeuses, renfermant les trois ordres des auteurs *bulles, vésicules, pustules*, des espèces qui méritent une description détaillée à part, d'abord sous le rapport pittoresque, comme offrant une forme caractéristique, bien tranchée, une forme *type* à laquelle il est facile de rapporter dès le premier abord toutes les individualités morbides cutanées qui appartiennent à ces espèces; secondement et encore plus comme se rattachant constamment à des conditions morbides internes plus ou moins importantes de l'organisation, ce que nous verrons en traçant leur histoire. Telles sont par exemple le *pemphigus*, le *zona*, la *gale*, la *variole*, la *suette miliaire*, les diverses *teignes*, etc.

Mais il est difficile de concevoir que des auteurs graves aient pu chercher à donner la même importance à plusieurs espèces et à une foule de variétés qu'ils ont créées et décrites avec la plus minutieuse exactitude, avec tout l'étalage d'un diagnostic différentiel embrouillé, espèces et variétés cependant qui, d'un côté n'ont rien de distinct, de tranché, de caractéristique dans la forme, rien de remarquable sous le rapport pittoresque, rien qui puisse en faire un type à part, qui perdent ou reprennent d'un instant à l'autre la modification physique, anatomique dont on a voulu faire un moyen de distinction, se confondent facilement l'une avec l'autre, passent facilement de l'une à l'autre, et qui, d'un autre côté, se rattachent indifféremment tantôt à une cause externe, tantôt à l'une ou à l'autre des conditions morbides internes, des catégories de *fluxion* que nous avons précédemment signalées, qui enfin n'offrent rien de remarquable, rien de constant ni dermatographiquement ni dermatologiquement.

Je demande par exemple ce que signifie le soin minutieux avec lequel on a décrit les nombreuses variétés d'*eczema*, d'*herpes*, de *rupia*, d'*impetigo*, d'*ecthyma*, dont les noms étranges sont si différents l'un de l'autre, quoique les choses qu'ils désignent soient si souvent si près de se confondre ? à quoi bon même la création de ces espèces ? Quand on me dira : Pierre est affecté d'un *eczema*, lors même qu'on ajoute *simplex, rubrum*, etc., ou, par un prudent compromis entre l'*eczema* et l'*impetigo* qui lui ressemble tant, *eczema impetiginodes*, il faudra bien qu'on ajoute, pour me donner un tableau exact de la maladie, la disposition des vésicules, le degré de rougeur, d'inflammation dont elles s'accompagnent, l'espace qu'elles occupent, leur existence encore ou leur remplacement par des croûtes, le degré d'humidité, d'excoriation, de sécheresse des surfaces affectées, etc., etc.; car il y a mille variétés d'*eczema simplex* comme d'*eczema rubrum ;* et, avec quelque soin, avec quelque prolixité que soient tracés d'avance les tableaux de l'espèce *eczema* et de toutes ses variétés, dans les livres élémentaires où on apprend la dermatologie, il faudra toujours, pour me donner une idée exacte d'un *eczema* qu'on a actuellement sous les yeux, entrer de nouveau dans des détails de description, ce qui rendra par conséquent inutiles ou illusoires tous ces tableaux dermatographiques tracés d'avance, que, à grands frais de mémoire seulement, j'aurai fait entrer dans ma tête.

Je dirai la même chose des variétés et espèces de l'*herpes*, de l'*impetigo*, de l'*ecthyma*, du *rupia*. Certainement ni l'histoire naturelle, ni la médecine n'ont rien à gagner dans la contemplation, dans l'histoire si minutieusement tracée, dans le diagnostic différentiel si prétentieusement embrouillé de toutes ces espèces, variétés et sous-variétés qui se trouvent si facilement confondues dans les mouvements d'une réaction souvent salutaire, imprimée par tant de causes, ou semblables ou différentes, à l'organisation.

Nous regardons comme une simplification utile, comme une véritable amélioration de la pathologie cutanée, le retranchement entier de ces variétés et sous-variétés qui, outre qu'elles n'apprennent rien d'utile, ont l'inconvénient de fatiguer la mémoire, de brouiller le jugement des élèves, de les attacher, à leur préjudice, plutôt à l'étude de la dermatographie que de la véritable science des maladies de la peau, et de leur faire prendre le change, en plaçant la science là où elle n'est pas, où elle ne saurait jamais être.

Quant aux espèces elles-mêmes, *eczema*, *herpes*, *rupia*, *impetigo*, *ecthyma*, sans consacrer à l'histoire de chacune d'elles un article à part, tout en comprenant le peu de particularités qui regardent chacune d'elles dans l'histoire générale des éruptions vésiculeuses, il est bien plus simple, plus rationnel, au lieu des noms barbares qu'on leur a donnés, noms sur le sens ancien desquels on n'a jamais pu être d'accord, de les désigner par la dénomination générale qui s'applique à l'ordre lui-même, en ajoutant un terme ou un très-petit nombre de termes faisant allusion, le plus exactement possible, à la principale circonstance d'arrangement des vésicules qui a fait établir ces espèces.

Ainsi, qu'est-ce que le *rupia?* C'est une éruption vésiculeuse dont les vésicules sont grosses et plus ou moins irrégulièrement éparses. Je la désigne sous le nom d'*éruption vésiculeuse éparse à grosses vésicules* (1). Si l'on veut faire allusion à la circonstance des croûtes coniques qui se présentent quelquefois dans

____

(1) Voyez, pour cela et pour tout ce qui suit, les planches, à la fin du deuxième volume.

cette espèce, on ajoute tout simplement les termes énonçant cette circonstance, ainsi, *éruption vésiculeuse éparse à grosses vésicules, à croûtes coniques*. En désignant ensuite les circonstances de siége, d'étendue, de degré plus ou moins grand d'inflammation ou d'ulcération, si elle existe, de cause présumée, probable ou certaine, de condition morbide interne à laquelle cette éruption se rattache etc., on aura donné un tableau exact topographique et médical de la maladie cutanée qu'on a actuellement sous les yeux.

En répétant ici ce que nous avons dit tout-à-l'heure, relativement à l'*eczema*, le *rupia* pas plus que l'eczéma n'ayant de forme caractéristique constante, saillante, de forme type, se posant d'une manière tranchée, à laquelle on puisse facilement rapporter une individualité morbide donnée, comme on pourrait le faire par exemple pour des éruptions telles que le *zona*, le *pemphigus*, la *petite vérole*, etc., et d'un autre côté, le *rupia* comme l'*eczema* se rattachant à des conditions morbides extrêmement variables, on sera toujours obligé, quand on voudra peindre l'état d'un individu affecté de rupia, après avoir même accolé à cette expression les diverses épithètes avec lesquelles on a voulu peindre des variétés, d'ajouter un détail descriptif topographique et médical, semblable à celui que j'aurais tracé moi-même, après n'avoir employé pour désigner l'éruption en question, que les termes simples et clairs de la nomenclature que je propose. Donc, le tableau de ce qu'on appelle *rupia*, tracé d'avance dans un livre élémentaire, est inutile, et l'établissement de son diagnostic différentiel n'est qu'un jeu de mots prétentieux et embrouillé. Il n'y a qu'à lire l'importance que certains livres mettent par exemple à distinguer soigneusement le *rupia* de ce qu'on appelle *ecthyma*, pour se convaincre de la futilité de semblables recherches dans un champ aussi grave que celui de la médecine.

Maintenant, qu'est-ce que l'*eczema*? Lisez les auteurs en question, et vous verrez que le caractère le plus saillant de cette espèce, ce qui la distingue principalement des autres espèces appartenant au même ordre, *vésicules*, c'est que les vésicules sont extrêmement petites, confuses, agglomérées. C'est surtout l'*agglomération* en plaques plus ou moins étendues des vésicules qui constitue l'*eczema*. Or, il n'y a rien de si simple que de représenter cette circonstance physique distinctive en ajoutant le terme *agglomérée* à l'expression générale de l'ordre *éruption vésiculeuse*. Ainsi, au lieu d'*eczema* je dis *éruption vésiculeuse agglomérée* ou éruption *érythémato-vésiculeuse-agglomérée*, s'il y a de la rougeur, de l'inflammation, ou éruption *érythémato-vésiculo-crustacée agglomérée*, s'il y a en même temps rougeur et croûtes. Je donne ainsi immédiatement l'idée des divers *éléments* qui entrent dans la composition dermatographique de l'éruption, et en ajoutant ensuite les détails descriptifs et médicaux dont j'ai parlé, j'ai présenté un tableau exact de l'individualité morbide cutanée que j'ai actuellement sous les yeux (1).

Qu'est-ce que l'*herpes*? C'est, d'après les auteurs, une éruption vésiculeuse qui se distingue des autres éruptions vésiculeuses du même ordre, en ce que ses vésicules sont, non confuses, agglomérées comme celles de l'eczéma, mais distinctes et réunies en groupes. C'est cette dernière circonstance de réunion en groupes qui en forme le caractère le plus marqué. Il est aisé de faire allusion à cette circonstance distinctive, en ajoutant à la dénomination générale de l'ordre le terme de

____

(1) Toutes ces divisions seront présentées avec plus de développement plus tard.

groupée. Ainsi, j'appelle l'*herpes* éruption *vési-culeuse groupée*|; rien n'est si aisé que de faire allusion à toutes les variétés créées, et à toutes celles qu'on pourrait créer encore par l'addi-tion de termes simples, caractérisant les dis-positions de forme, d'aspect, de position des plaques de vésicules groupées : ainsi, éruption *vésiculeuse groupée* à groupes épars, arrondie irrégulière, annulaire, préputiale, labiale, etc.

Qu'est-ce que l'*ecthyma*? C'est une éruption puro-vésiculeuse (pustuleuse des auteurs) dont les puro-vésicules ou pustules sont grandes et éparses çà et là sur la peau ; elle est en quelque sorte pour l'ordre *pustules* des auteurs, ce qu'est le *rupia* pour l'ordre des *vésicules*. Pour faire donc allusion à la circonstance distinc-tive de cette espèce, j'appelle l'*ecthyma*, érup-tion *puro-vésiculeuse éparse à grosses vésicules*.

Enfin qu'est-ce que l'*impetigo* ? C'est une éruption puro-vésiculeuse (pustuleuse des auteurs) dont le caractère distinctif est d'avoir les pustules extrêmement petites, con-fuses et agglomérées; mais c'est cette dernière circonstance d'*agglomération* des pustules qui forme le caractère le plus saillant de cette es-pèce ; de sorte que l'*impetigo* est pour l'ordre des pustules, ce qu'est l'*eczéma* pour l'ordre des vésicules. Pour faire donc allusion à cette circonstance, j'ajoute encore ici à la dénomination d'éruption *puro-vésiculeuse* (pustuleuse des auteurs) le terme d'*agglomérée*. Ainsi j'appelle l'*impetigo*, éruption *puro-vésiculeuse agglomérée*. Et ici encore, comme dans l'*herpes*, comme dans l'*eczema*, comme dans toutes les autres espèces, il est aisé de caractériser simplement, clairement, brièvement, toutes les variétés possibles par l'addition d'épithètes qui désignent l'état érythémateux, l'état crustacé, le degré d'inflammation, la forme régulière ou irrégulière, etc., des plaques de l'éruption.

En résumant j'ai donc :

Second ordre ; *Eruptions vésiculeuses*, se divisant en éruptions *vésiculeuses* proprement dites, et en éruptions *puro-vésiculeuses*, correspondant à l'ordre pustules des auteurs; et pour représenter les cinq espèces, *rupia, eczema, herpes, ecthyma, impetigo*, en faisant allusion aux circonstances principales d'arrangement, de volume, d'aspect des vésicules qui caractérisent chacune d'elles, j'emploie les expressions : 1° *éruption vésiculeuse éparse à grosses vésicules* (rupia); 2° *éruption vésiculeuse agglomérée* (eczema); 3° *éruption vésiculeuse groupée* (herpes); 4° *éruption puro-vésiculeuse à grosses vésicules* (ecthyma); 5° *éruption puro-vésiculeuse agglomérée* (impetigo).

On donne ainsi immédiatement l'idée de l'arrangement, de la disposition des vésicules, et en ajoutant en termes courts, simples, précis, les circonstances de siége, de figure, d'étendue, etc., d'une éruption donnée, on peint bien plus fidèlement encore que ne sauraient le faire les tableaux tracés d'avance dans les livres de dermatologie, les nombreuses variétés qu'on a rapportées à ces espèces. Mais j'ai dit que dans cet ordre des éruptions vésiculeuses il y avait plusieurs éruptions qui, soit par la considération de leurs formes tranchées, saillantes, caractéristiques, soit par des considérations médicales importantes, méritaient que l'on en traçât l'histoire descriptive et médicale à part, en dehors de l'histoire générale des éruptions vésiculeuses. Ce sont le *pemphigus*, le *zona*, la *petite vérole*, la *vaccine*, la *suette-miliaire* ou la *miliaire*, la *gale*, les diverses *teignes*.

En reprenant notre étude des circonstances physiques, anatomiques, les plus saillantes que présentent les maladies de la peau, nous voyons un troisième *élément* anatomique bien distinct dans les formes des éruptions cutanées, c'est ce que les auteurs ont appelé *papules*. Ce sont de petites hypertrophies de la peau, de petites éminences coniques

ou sémi-sphériques, parfois plus ou moins
aplaties, qui s'élèvent sur la peau, pleines,
solides, sans soulèvement de l'épiderme,
sans vésicules, d'une structure difficile à débrouiller ; car il n'est guère possible de dire,
par le développement, de quel tissu élémentaire de la peau elles sont formées. Elles
ont en dimension depuis la grosseur d'une
tête d'épingle jusqu'à celle d'un petit pois.
Quand les élévations de ce genre ont, en
commençant déjà, plus que cette dernière
grosseur et présentent un volume bien plus
considérable, les auteurs les appellent *tubercules*. Ceux-ci ne sont véritablement, comme
élément anatomique, que de grosses papules.
Cependant, comme la marche, les phases de
développement, la terminaison, la gravité,
la difficulté de guérison de ces tubercules sont
généralement différentes de celles des papules;
comme les éruptions tuberculeuses sont presque toujours la manifestation de diathèses,
telles que les diathèses syphilitique, scrophuleuse, cancéreuse, ou représentent une
maladie extrêmement grave, tout-à-fait spéciale, à laquelle se rattachent des considérations fort importantes, c'est-à-dire la lèpre
tuberculeuse, on peut conserver la forme tuberculeuse comme type d'ordre, et établir

d'abord un troisième ordre, celui des *érup-tions papuleuses.*

Il est encore moins utile ici de consacrer un long chapitre à la description d'espèces, de variétés et à l'établissement d'un diagnostic différentiel, que dans l'ordre précédent. Il n'y a en effet aucune espèce dans cet ordre qui mérite une description et une histoire médicale à part, comme cela a lieu dans l'ordre précédent pour le pemphigus, le zona, la variole, etc. Tout ce que les auteurs ont dit des espèces et variétés qu'ils ont créées peut et doit être simplement compris dans l'histoire générale des éruptions papuleuses. Il est très-aisé de faire fidèlement allusion, en termes simples, aux modifications de forme que peuvent présenter les éruptions papuleuses.

Les auteurs anglais cependant se sont encore dans ce cas donné beaucoup de peine, pour établir des distinctions subtiles et insignifiantes. Il faut voir comment Bateman s'évertue à *créer* des variétés et sous-variétés dans ce qu'il appelle le *strophulus*, qui est tout bonnement l'éruption papuleuse chez les enfants. Il y a, selon lui, un *strophulus intertinctus*, un autre *confertus*, un troisième *albidus*, un quatrième *volaticus*, etc., selon qu'il y a plus ou moins de rougeur, de blancheur, de taches rouges intermédiaires , de rapidité dans la marche etc.

Qu'est-ce que le *lichen* ? c'est tout simplement une éruption papuleuse, dont le principal caractère est d'avoir ses papules petites, groupées ou bien agglomérées en plaques, plus ou moins régulières, plus ou moins étendues, avec plus ou moins de rougeur , d'inflammation, d'épaississement, de rudesse de la peau, parfois avec des croûtes légères, une desquamation furfuracée, etc., mais dont le caractère physique saillant, dominant, d'arrangement des papules, est la réunion en groupes ou bien l'agglomération. Ainsi le *lichen* n'est qu'une éruption *papuleuse groupée* ou bien *agglomérée*. En ajoutant à cette dénomination l'énoncé des circonstances physiques de figure, d'étendue, de siége, des circonstances vitales de chaleur, de douleur, de cuisson, de prurit, de degré d'inflammation, etc., on donne immédiatement une idée exacte de l'individualité morbide cutanée que l'on veut représenter. Si les papules , au lieu d'être groupées ou agglomérées, étaient plus ou moins irrégulièrement disséminées , on désignerait cet arrangement des papules, qui n'a pas lieu fréquemment, par la dénomination d'éruption *papuleuse disséminée*.

Qu'est-ce que le *prurigo ?* c'est une éruption papuleuse dont le caractère physique le plus saillant, relativement au *lichen*, est d'avoir ses papules, qui sont généralement plus volumineuses d'ailleurs et moins rouges que celles du *lichen*, d'avoir, dis-je, ses papules distinctes, isolées, de manière à être uniformément éparses ordinairement sur une grande surface à la fois, assez souvent sur presque toute la surface du corps; mais dont le caractère vital le plus distinctif est le *prurit*, quelquefois très-violent; prurit qui porte le malade à se gratter fortement, de sorte que, par cette action, les papules déformées prennent encore souvent un aspect plus particulier. L'énoncé de ces circonstances caractéristiques, par rapport au *lichen*, est compris suffisamment dans la dénomination d'éruption *papulo-prurigineuse éparse*, par laquelle je désigne ce que les auteurs appellent *prurigo*. Cette dénomination, en effet, rappelle à la fois la présence de l'élément anatomique *papule*, la circonstance dominante du *prurit*, et la disposition physique, la disposition *éparse* des papules.

Un quatrième *élément* anatomique se confondant avec le précédent, au volume près qui est plus considérable, comme nous venons de le dire, c'est le *tubercule*. Nous l'avons suffisamment défini en le comparant à la papule. Ici il n'y a point d'espèce à décrire à part, si ce n'est l'espèce importante de la *lèpre tuberculeuse*. Tout ce qui est relatif aux éruptions tuberculeuses, lorsqu'elles ne sont que l'expression d'un état diathésique syphilitique, ou cancéreux, ou scrophuleux, sera compris dans les chapitres consacrés aux éruptions cutanées dues à la *fluxion par diathèse*. Il n'y a d'ailleurs que très-peu de chose à dire, comme nous le verrons plus tard, sur les éruptions tuberculeuses en général. Il y a donc un quatrième ordre naturel, celui des *éruptions tuberculeuses*.

Pour peu qu'on ait observé quelques maladies de la peau, on aura rencontré une autre forme d'éruptions cutanées qui ne peut être confondue avec les formes précédentes ; c'est la forme *squammeuse* ou écailleuse, à grandes ou petites, ou très-petites écailles. Dans ce dernier cas, c'est la forme furfuracée (à cause de la ressemblance des petites écailles avec les lamelles du son), qui n'est qu'une variété de la forme écailleuse. Sans doute ces écailles ne sont qu'un produit de l'exhalation ou de la sécrétion de la couche superficielle sous-épidermique de la peau altérée dans la vie de nutrition; mais ce n'est pas ici un produit comme les croûtes, qui ne sont que la dessication par le contact de l'air des liquides exhalés ou sécrétés; c'est un produit exhalé ou sécrété de toutes pièces, comme l'épiderme; c'est un épiderme altéré, et on peut prendre par conséquent cet épiderme altéré comme une sorte d'élément anatomique, dont la présence donne effectivement à une classe d'éruptions une physionomie à part. Il est donc convenable, indispensable d'établir un ordre d'éruptions *squammeuses*, renfermant la sous-division des éruptions *furfuracées*.

C'est dans cet ordre que les auteurs ont voulu faire entrer ce qu'ils ont appelé *lèpre squammeuse, lèpre vulgaire*, qu'ils prétendent être l'ancienne lèpre des Grecs; lèpre que d'autres avaient aussi désignée, mal à propos sans doute, sous le nom d'*alphos*, de *leuce*, de *vitiligo*, etc. J'avoue que, malgré toutes mes recherches, je n'ai jamais pu rien comprendre à cet amphigouri de dénominations par lesquelles on a voulu tour à tour désigner la lèpre des anciens Hébreux, Grecs, etc. Une confusion analogue a été représentée au moyen-âge, où l'on entassait dans les hôpitaux appelés *ladreries*, sous le nom de *lé-*

preux, des gens atteints des affections cutanées les plus disparates, ulcéreuses, croûteuses,
écailleuses, tuberculeuses, etc. Pour nous, il
n'y a qu'une seule maladie à laquelle il faille
donner le nom de lèpre, c'est la *lèpre tuberculeuse*. Nous reviendrons plus tard là-dessus.

N'est-ce pas une véritable subtilité que la
distinction qu'on a voulu établir entre ce que
l'on a appelé *lèpre vulgaire, lèpre squammeuse*,
et ce qu'on a appelé *psoriasis?* Il n'y a d'autre
différence entre ces deux formes squammeuses,
qu'en ce que les plaques arrondies de la *lèpre
vulgaire* offrent à leur centre un espace circulaire où la peau ne paraît pas affectée, où
elle se montre à l'état normal; tandis que
les plaques du psoriasis, qui peuvent se montrer aussi, et qui se montrent en effet souvent arrondies, comme celles de cette prétendue lèpre, sont partout également recouvertes de taches rouges, de squammes. L'une
de ces formes passe facilement à l'autre, et
il n'y a aucune autre espèce de différence
dans l'aspect général, dans la marche, l'étiologie, le pronostic, la facilité ou la difficulté
de guérison, la nature du traitement interne
ou externe, etc. C'est donc bien mal à propos
qu'on a voulu établir une distinction avec les
dénominations si différentes de *lèpre vulgaire*

et de *psoriasis*, entre deux formes squammeuses aussi rapprochées et souvent aussi facilement confondues. Les auteurs qui ont nié l'utilité de cette distinction, parmi lesquels je citerai Samuël Plumbe, sont tout-à-fait, selon nous, dans les voies de la bonne analogie, de la raison. Le mot *lèpre* réveille l'idée d'une maladie terrible, autrement difficile à guérir ou à peu près toujours incurable, d'une maladie hideuse, mutilant ou tuant la victime qu'elle atteint; et quand on a donné le nom de lèpre à cette horrible maladie que les Romains appelaient *leontiasis, satyriasis*, dont nous voyons encore de nos jours de tristes échantillons, il nous paraît peu convenable de désigner par le même nom l'affection squammeuse dont il est question, et dont M. Gibert lui-même dit avec raison (page 370, *Manuel des maladies de la peau*) : « C'est plutôt une affection désagréable par la difformité qu'elle cause, qu'une maladie douloureuse ou dangereuse. »

Ce qu'on appelle *lèpre vulgaire* se présente sous la forme de plaques arrondies, squammeuses ou plutôt érythémato-squammeuses, dont une partie circulaire plus ou moins étendue occupant le centre de la plaque, offre la peau à l'état normal; c'est-à-dire, en d'autres termes, la partie affectée semée de petites plaques circulaires rougeâtres, recouvertes ou non de petites écailles blanchâtres, a la forme d'un anneau large circonscrivant un petit espace central où la peau est saine ; cette forme d'éruption squammeuse que les auteurs ont appelée *lèpre squammeuse*, *lèpre vulgaire*, nous l'appelons simplement éruption *érythémato-squammeuse annulaire*.

Le *psoriasis* doit être désigné par la dénomination d'éruption *squammeuse* ou *érythémato-squammeuse* à petites plaques, ou à grandes plaques, arrondie ou irrégulière, etc. L'éruption *érythémato-squammeuse arrondie, à petites plaques*, est ce que les auteurs appellent *psoriasis guttata*. L'éruption *érythémato-squammeuse, à grandes plaques* arrondies ou irrégulières, plus ou moins ancienne, etc., est ce qu'ils ont appelé *psoriasis diffusa, inveterata*. Quant à ce qu'on appelle *pythiriasis*, on peut simplement le désigner par la dénomination d'éruption *furfuracée* ou *érythémato-furfuracée*, en ajoutant, comme nous le verrons mieux, les circonstances de forme, de couleur, d'aspect, qui donnent une idée topographique exacte de la maladie.

Il n'y a dans cet ordre que deux éruptions qui méritent d'être décrites à part, l'une caractérisée par sa forme topographique, qui lui donne une physionomie tout-à-fait à part, c'est l'*icthyose* ; l'autre, qui ne s'observe guères que dans quelques régions de l'Italie, qui, dans son degré avancé de développement, est véritablement une éruption squammeuse et à laquelle se rattachent des considérations médicales importantes, c'est la *pellagre*.

Jusqu'à présent nous avons été conduits, en cherchant à reconnaître les modifications physiques, anatomiques, principales, distinctes qui donnent aux éruptions cutanées des aspects si différents, nous avons été conduits, dis-je, à l'établissement de cinq ordres différents, savoir : 1º éruptions érythémateuses ; 2º éruptions vésiculeuses, renfermant la sous-division des éruptions puro-vésiculeuses (pustules); 3º éruptions papuleuses ; 4º éruptions tuberculeuses ; 5º éruptions squammeuses, renfermant la sous-division des éruptions furfuracées ou furfureuses.

Nous avons déjà dit que lorsque divers des éléments anatomiques que nous venons de considérer se trouvent mêlés, réunis pour former la même éruption cutanée, il faut faire entrer les termes qui désignent chaque élément dans la dénomination générale de l'éruption cutanée qu'ils contribuent à former par leur réunion. Ainsi, si des papules, des tubercules sont placés sur un fond rouge, érythémateux, c'est une éruption *érythémato-papuleuse* ou *tuberculeuse*. Mais si les papules seules, non placées sur un fond érythémateux, étaient elles-mêmes rouges ou de tout autre couleur, ce serait simplement une éruption papuleuse à papules rouges ou violacées, ou cuivrées, ou blanchâtres, etc.; de même pour les tubercules. Si les squammes étaient placées sur un fond rouge érythémateux, ce serait une éruption *érythémato - squammeuse* ou *furfureuse;* mais si les squammes, non placées sur un fond rouge, étaient elles-mêmes, ou s'il était possible qu'elles fussent elles-mêmes rouges ou noires, on dirait éruption squammeuse à squammes rouges, noires, comme on dit, ce qui a lieu le plus souvent, à squammes blanchâtres, grisâtres, etc.

Si au sommet de la papule il y a une vésicule, ce qui arrive dans certains cas, ou une croûte qui a succédé à la vésicule, il faut dire éruption papulo-vésiculeuse, ou papulo-vésiculo-crustacée; c'est-à-dire que cette réunion de termes, représentant les éléments anatomiques d'une éruption cutanée, ne doit être ainsi faite que lorsque ces éléments sont, en quelque sorte, entés l'un sur l'autre, que lorsque c'est une seule et même éruption qu'ils contribuent à former ; car s'il fallait désigner une maladie de la peau composée, ici, de vésicules ; là, de papules ; plus loin, d'érythème, etc., ce serait à la fois une éruption vésiculeuse, papuleuse, érythémateuse, etc.; et non pas une éruption érythémato-papulo-vésiculeuse, etc. De même si des papules, des vésicules, des squammes existaient ensemble sur une même plaque rouge érythémateuse, ce serait une éruption érythémato-papuleuse, vésiculeuse et squammeuse. Si enfin, au sommet des papules, des tubercules, il y avait, ce qui arrive quelquefois, une écaille, du *furfur*, une croûte, ce serait une éruption papulo ou tuberculo-squammeuse, furfureuse ou crustacée. Avec l'intelligence bien facile de cet arrangement de termes, il n'y a pas d'éruption cutanée dont on ne puisse à l'instant peindre et caractériser la forme.

En poursuivant notre examen des modifications physiques, anatomiques, distinctes qui se présentent dans les maladies de la peau, nous observerons, chose également assez fréquente, des altérations du pigment, de la matière colorante de la peau, ce qui constitue des décolorations ou des colorations partielles plus ou moins étendues ou même générales. Ces changements dans la couleur de la peau peuvent aussi être dus à du sang extravasé dans l'épaisseur de son tissu ou sous l'épiderme, comme par autant de petites hémorrhagies partielles; hémorrhagies qui peuvent bien coïncider avec un état de faiblesse, de prostration générales , avec un état même d'altération, de moindre densité, de perte de force plastique du sang ; mais qui, excepté dans un très-petit nombre de cas appartenant véritablement à un scorbut avancé et où ces extravasations sanguines ne méritent plus le nom d'hémorrhagie , n'en constituent pas moins des phénomènes actifs de fluxion. Ici seulement le sang, poussé par la fluxion, au lieu de rester dans le système capillaire pour constituer la congestion, l'érythème, est sorti de ses vaisseaux sans couler au dehors, comme cela a lieu dans les hémorrhagies ordinaires.

Ces taches sanguines, avec les taches dues à l'absence ou à une altération de la matière colorante, forment un caractère assez tranché, offrent une physionomie assez spéciale pour qu'on fasse une classe à part de ce genre d'altérations. C'est l'ordre des *taches* ou *macules*. Ainsi, il faut ajouter aux cinq ordres précédents :

6° L'ordre des *taches* ou *macules*.

Avant d'aller plus loin et de parler des deux autres ordres, le septième et le huitième que nous avons cru devoir établir, nous plaçons ici après les six classes précédentes, l'énumération et l'indication de quelques éruptions cutanées caractéristiques, importantes, qui méritent qu'on en trace l'histoire détaillée à part, comme nous le ferons dans le courant de l'ouvrage : ces éruptions n'entrent précisément dans aucun, et se rapportent à la fois à plusieurs des ordres précédents, ce sont :

1° L'érysipèle, qui est une inflammation de la peau complexe, devenant presque toujours vésiculeuse, se terminant quelquefois par la gangrène, comprenant souvent le tissu cellulaire sous-cutané, même intermusculaire, etc.

2° L'urticaire qui, comme nous l'avons déjà dit, ne peut pas se rapporter précisément par ses caractères physiques à la classe *exanthèmes* des auteurs, ni par conséquent à l'ordre des éruptions *érythémateuses,* dénomination par laquelle nous avons cru devoir plus logiquement remplacer la première ; l'urticaire tient à la fois de la papule ou du tubercule et de l'érythème.

3° L'achné, maladie complexe que les auteurs de dermatologie ont placée, les uns dans les tubercules, les autres dans les pustules. En effet, la puro-vésicule est presque toujours précédée d'une petite induration, d'une petite hypertrophie ou élévation de la peau ; c'est au sommet de cette petite élévation que s'établit la puro-vésicule, et il reste souvent après cette affection de petites cicatrices tout-à-fait caractéristiques. C'est une altération des follicules sébacés qui paraît constituer cette maladie, et cette altération se manifeste non seulement par la forme dont nous venons de parler, mais encore par la dilatation, l'hypertrophie de ces follicules dans lesquels la matière sébacée accumulée et salie, altérée, forme çà et là des points noirs à la surface de la peau. Quelquefois il y a aussi comme une couche, sur un espace assez étendu, de cette matière sébacée jaunâtre ou grisâtre, qui ressemble aux croûtes de quelques éruptions puro-vésiculeuses.

4° La *couperose*, maladie également complexe, à peu près du même genre que la précédente, mais encore plus complexe, et que l'on a mal à propos classée dans les pustules. C'est à la fois une éruption érythémateuse, érythémato-papuleuse ou tuberculeuse, érythémato-papulo-vésiculeuse, quelquefois avec des croûtes.

5° La *mentagre*, maladie où l'alliance de la petite induration de la peau, simulant la papule ou le tubercule avec la forme puro-vésiculeuse, est encore plus marquée que dans les deux espèces précédentes.

6° La *dartre rongeante*, maladie qui moins encore que les espèces précédentes pourrait être fixée dans l'un des six ordres déjà décrits. Cette maladie en effet commence, tantôt par un tubercule, tantôt par un érythème avec ou sans hypertrophie, tantôt par une puro-vésicule, circonstances toujours suivies d'une ulcération dont le caractère fondamental est la tendance à ronger en profondeur ou en surface, ou dans les deux sens à la fois. D'autres fois cette maladie se manifeste par une simple usure de la peau, avec ou sans hypertrophie préalable, laissant une cicatrice bien visible, et ne s'accompagnant de l'existence d'aucun autre *élément* morbide cutané.

Pour achever maintenant de comprendre dans notre cadre dermatographique les affections de la peau les plus usuellement considérées, étudiées par les auteurs, et sans avoir l'intention, ce qui serait d'ailleurs au dessus de mes connaissances et de mes forces, de faire entrer dans ce cadre le tableau de tout ce qui se présente d'anormal, de morbide à la surface de la peau, j'ajouterai deux autres groupes d'affections ou d'altérations qui constitueront le septième et le huitième ordre.

Dans le septième ordre nous placerons tout ce qui, ne pouvant pas se rapporter à ce que nous avons appelé papules, tubercules, s'élève à la surface de la peau, soit comme excroissance ou végétation, soit comme tumeur plus ou moins anormale, due à une modification morbide du tissu de la peau, le tissu cellulaire sous-cutané y étant ou n'y étant pas compris. Nous aurons ainsi pour titre de cet ordre:

Septième ordre; *excroissances ou végétations et tumeurs cutanées.*

En ne comprenant dans la première division, celle des excroissances ou végétations, que ce qui mérite quelque attention, nous aurons à décrire seulement les verrues et les excroissances ou végétations syphilitiques; mais ces dernières seront renvoyées au chapitre des éruptions cutanées par diathèse syphilitique. Dans la seconde division, relative aux tumeurs cutanées, nous aurons à décrire les espèces comprises dans les trois sous-divisions suivantes que nous établissons:

1° *Tumeurs cutanées furonculeuses*, où je place ce que M. Rayer a classé sous le titre d'*inflammations furonculeuses*, savoir : le furoncle, l'orgeolet, l'anthrax.

2° *Tumeurs cutanées gangréneuses*, où je place le charbon et la pustule maligne.

3° *Tumeurs cutanées hétéromorphes*, où je place la kéloïde, le molluscum, le pian ou frambœsia, le bouton d'Alep, l'éléphantiasis des Arabes.

Je ne ferai qu'indiquer ici, où se trouverait le plus naturellement leur place, les tumeurs folliculeuses connues sous le nom de *loupes*, *stéatomes*, *athéromes*, *mélicéris*, ainsi que les tumeurs enkystées souvent confondues avec les loupes, toutes tumeurs qui doivent être d'ailleurs renvoyées à la chirurgie.

Dans un huitième ordre, je placerai les altérations des dépendances de la peau : *épiderme*, *ongles*, *cheveux*, et *poils*.

Enfin, d'importantes considérations médicales nous ont engagé à placer à la fin, en les réunissant à part avec le titre général d'éruptions par *fluxion diathésique* et sous quatre chefs principaux, avec les titres d'éruptions cutanées par diathèse syphilitique, par diathèse scrophuleuse, par diathèse cancéreuse, par diathèse scorbutique, les éruptions qui paraissent nées sous l'influence de ces diathèses et dont les formes se rapportent d'ailleurs à l'un ou à plusieurs des ordres précédents.

Je crois, Messieurs, en finissant cette leçon, convenable de vous exposer la manière dont sont rangées les diverses matières qui composent l'enseignement des maladies de la peau, dans l'ouvrage que je vous destine et qui, j'espère, pourra servir à diriger vos premiers pas, sans hésitations trop pénibles, dans la pratique de votre art.

1° Exposé de la classification dermatologique ou médicale. — Histoire générale de chaque catégorie de *fluxion*, et des moyens thérapeutiques généraux qu'elle indique.

2° Exposé de la classification dermatographique. — Histoire générale topographique et médicale des éruptions cutanées se rapportant à chacun des six premiers ordres. — Histoire particulière des espèces qui, dans chaque ordre, méritent d'être décrites à part. — Application de la classification médicale à plusieurs exemples, à plusieurs observations d'éruptions cutanées pour chaque catégorie de *fluxion*, dans chaque ordre dermatographique.

3° Histoire particulière des espèces qui, dermatographiquement considérées, ne peuvent entrer précisément dans aucun des ordres précédents et se rapportent à plusieurs à la fois.

4° Histoire des maladies ou altérations

cutanées se rapportant au septième et au huitième ordre dermatographique.

5° Histoire des éruptions cutanées par fluxion diathésique syphilitique, scrophuleuse, cancéreuse, scorbutique.

6° Exposé de quelques principes généraux à suivre dans le choix des eaux minérales naturelles, applicables au traitement des maladies de la peau.

Chapitre Premier.

CLASSIFICATION DERMATOLOGIQUE
OU MÉDICALE.

PREMIÈRE CATÉGORIE.

FLUXION PAR CAUSE EXTERNE.

Des causes externes peuvent avoir déterminé et entretenir seules les maladies de la peau. Telles sont l'action d'une forte chaleur, des rayons ardents du soleil, d'un froid intense, les frottements violents et réitérés, le contact de corps âcres, irritants, acides, alkalins, caustiques, vénéneux, etc., la malpropreté, une contusion, la piqûre de certains insectes, etc. Ici la fluxion est ordinairement aiguë; c'est l'abord plus ou moins rapide du sang qui se présente et qui donne à la partie une couleur rouge plus ou moins intense. D'autres fois cependant l'abord des fluides se fait aussi d'une manière lente, imperceptible.

C'est surtout à la fin de la fluxion aiguë, lorsqu'elle ne s'est pas terminée par résolution, ou pendant le cours de la fluxion chronique que, selon les dispositions individuelles et les variétés d'organisation de la peau, on voit les résultats les plus divers surgir du même phénomène, l'abord des fluides. Les résultats doivent aussi être très-différents, selon l'élément de structure de la peau sur lequel la fluxion se porte.

Prenons une cause externe quelconque, le frottement, par exemple : si le frottement est fort et réitéré, c'est une fluxion sanguine qui se présente d'abord, avec tous les symptômes qui, poussés ensuite à un plus haut degré, deviennent ceux d'une véritable inflammation. Mais bientôt toutes les dispositions individuelles viennent agir pour imprimer un aspect différent aux résultats de la fluxion. Ainsi, chez l'un, il n'y a jamais que ce qu'on appelle érythème, c'est-à-dire, rougeur plus ou moins intense, avec ou sans augmentation du volume de la peau et du tissu cellulaire sous-cutané : chez d'autres, il naît de petites vésicules ; il suinte une liqueur séreuse ou séro-purulente, ou il se forme des croûtes, ou il y a desquammation, ou il paraît des papules, etc. Si c'est dans les follicules sébacés que le frottement appelle principalement la fluxion, leur sécrétion augmente avec plus ou moins d'altération, et ils se développent aussi plus ou moins en volume, en prenant divers aspects morbides.

Toutes les autres causes externes présentent les mêmes différences et les mêmes résultats; il n'y a pas jusqu'aux causes externes, donnant lieu ordinairement à des phénomènes presque identiques, imprimant un aspect spécial à la forme des éruptions cutanées qu'elles déterminent, qui ne puissent aussi produire des effets dissemblables, en raison des circonstances qui font varier si prodigieusement les dispositions individuelles, générales et locales, natives, ou acquises ou accidentelles.

C'est surtout lorsque les causes externes agissent d'une manière lente, lorsque la fluxion est chronique, que l'on voit varier les résultats des affections de la peau, que les idiosyncrasies et toutes les autres circonstances influentes font principalement sentir leur action.

Alors, par exemple, s'il y a, dans le tissu cutané, disposition aux verrues, à d'autres végétations, aux sécrétions abondantes et aux engorgements des follicules sébacés, à diverses dégénérescences, etc., on voit ces dispositions se développer et donner lieu à toutes ces affections. Il est tellement vrai qu'une même cause externe peut ainsi amener des résultats différents, ayant de commun seulement l'élément fluxionnaire, qu'on a cherché vainement à assigner une forme constante, identique aux effets morbides de la cause la plus spéciale de la piqûre d'un insecte, de l'*acarus scabiei*, par exemple. En effet, l'insecte produit généralement une petite vésicule conique, sans fluxion sanguine visible à la base, assez souvent avec un sillon, à l'extrémité duquel paraît se placer l'insecte. La circonstance de se trouver dans l'intervalle des doigts est due seulement à la manière dont on gagne ordinairement la gale, par le contact des mains ; car l'insecte peut aussi se nourrir, vivre et produire le même effet sur toutes les autres parties du corps. Voilà l'élément de la gale ; mais les idiosyncrasies, les variétés d'organisation, la susceptibilité et la disposition que des maladies antérieures de la peau ont pu laisser, viennent, quelquefois dès le premier instant, dès le premier appel fait à la fluxion par la piqûre de l'insecte, viennent, dis-je, tellement masquer et compliquer cet élément, que celui-ci devient difficile à reconnaître au milieu des modifications qu'il subit et de plusieurs variétés d'éruption qui se présentent.

Ainsi il y a plus ou moins de fluxion sanguine ; la sérosité de la vésicule est plus ou moins purulente; celle-ci a une forme moins conique, plus sphérique; le sillon ne peut pas se distinguer dans l'état d'engorgement plus ou moins marqué de la base de la vésicule. Ce sont des érythèmes, des papules, des croûtes, etc., qui naissent presque en même temps; l'insecte lui-même continue son travail et se propage avec toutes ces variétés d'affection ; il se loge dans toutes et quelquefois sur le sommet des tumeurs cutanées, de ce qu'on a appelé tubercules. Pour peu que la gale ait duré, on est exposé à rencontrer cette complication ; et quoique la peau puisse alors fourmiller d'insectes et être par conséquent en proie à une véritable gale, il faut, pour le trouver, chercher attentivement l'élément simple qui a servi en général à faire proclamer l'existence de cette maladie. Voilà pourquoi anciennement, comme dans ces derniers temps, des auteurs se sont efforcés de créer plusieurs espèces de gale, la plupart ne se doutant même pas que c'était un insecte qui la produisait. Dans ce concours de circonstances, il est souvent difficile d'affirmer s'il y a ou s'il n'y a pas gale, c'est-à-dire présence de l'insecte; car c'est, à vrai dire, le seul signe caractéristique et pathognomonique, puisque l'insecte seul paraît pouvoir causer la contagion, circonstance à laquelle la gale doit son importance.

Il est des causes externes qui, ayant une fois agi sur la peau, y ont déposé un germe, lequel détermine une réaction à forme spéciale, réaction tendant à se perpétuer ensuite et à s'étendre plus ou moins loin, indépendamment de tout renouvellement d'influence d'action de la même cause externe; de sorte que la maladie est alors uniquement propre à la peau, indépendamment de ce qui se passe dans le reste de l'économie. C'est ce qui arrive pour le *favus* (teigne faveuse) quand il est contracté par contagion. La maladie rentre alors dans la catégorie de la *fluxion idiopathique*, comme nous le verrons plus tard.

Il est donc certain, d'après ce qui précède, que, s'il existe un rapport plus ou moins constant entre l'influence de telles causes externes déterminées et les formes morbides qu'elles peuvent produire à la peau, comme on le voit, par exemple, dans les différences d'aspect présentées par les effets du soleil, de la chaleur, du froid, de l'application des cantharides, du tartre stibié, de l'onguent mercuriel, de la piqûre de quelques insectes, etc., il est certain, dis-je, qu'en raison d'une foule de circonstances, déjà citées, ces effets sont souvent masqués, défigurés, compliqués au point qu'il est difficile de les constater.

Au milieu de tous ces changements de forme, la fluxion ne change pas de nature : c'est un phénomène identique, dans tous les cas : la variété n'est pas dans ce mouvement que l'on peut bien, sans se compromettre, considérer comme un phénomène d'innervation, dans cette inconnue en un mot, cet x que nous avons appelé *fluxion*. La variété est uniquement dans les circonstances que je viens de signaler.

La fluxion ne varie que par la force et par la durée ; quelquefois elle s'épuise, pour ainsi dire, en peu de temps, quel que soit son degré de violence : c'est la fluxion aiguë ; d'autres fois elle dure un temps très-long, avec des alternatives d'augmentation, de diminution, d'amendement, de recrudescence, avec toutes les vicissitudes qui sont l'apanage des phénomènes nerveux.

Lorsque la fluxion a produit dans l'organisation, dans la structure du tissu de la peau, des dérangements tels que celui-ci ne peut plus revenir à l'état normal, ce nouvel arrangement de matière organisée vit comme un organe à part, se perpétue ou cesse d'exister, en vertu des lois qui lui sont en quelque sorte propres ; et hormis les mouvements fluxionnaires qui s'y portent de temps en temps, en raison de la réaction que cette cause de trouble exerce sur l'économie et de ses rapports avec elle, la fluxion n'y intervient que par l'abord plus considérable des fluides nécessaires à la nutrition. De même, si la fluxion a duré très-longtemps, l'éruption cutanée peut se prolonger indéfiniment, par l'habitude que l'économie en a contractée. Alors il s'établit de nouvelles connexions qui peuvent rendre cette éruption plus ou moins nécessaire, et sa suppression plus ou moins dangereuse.

Les éruptions cutanées dues à des causes externes n'offrent jamais de gravité, tant qu'elles ne sont entretenues que par l'action continue de ces causes. Mais lorsqu'elles ont duré longtemps, il a pu se développer une liaison entre elles et quelques conditions morbides internes qui existaient auparavant ou qui se sont développées depuis. Elles ont pu aussi devenir une habitude, soit de l'organisme entier, qui alors ne peut plus se passer en quelque sorte de ce *moyen* de décharge fluxionnaire, soit de la peau seulement, qui plus ou moins profondément affectée dans son organisation s'identifie en quelque sorte dans sa vie de nutrition avec l'existence de l'éruption cutanée.

Il est évident que le traitement, dans la catégorie de fluxion que je considère actuellement, sous le nom de *fluxion par cause externe*, doit consister à éloigner la cause externe, ce qui suffit assez souvent, et à adresser à l'éruption des remèdes capables d'adoucir, de calmer l'irritation toute locale que cette cause avait déterminée, ou capables, lorsque cette première indication a été remplie, d'exercer une action, en quelque sorte spéciale, que l'expérience a montrée favorable dans beaucoup de cas, comme cela a lieu pour le soufre, les bains hydro-sulfureux, etc.... Mais c'est toujours principalement à titre de remèdes locaux, que tous ces remèdes sont alors administrés. (Je ne fais qu'indiquer le plan général du traitement à employer; car mon but, en traçant l'histoire générale des diverses catégories de fluxion que j'ai établies, n'est pas d'entrer dans les détails de ce traitement). Il faut, en un mot, obéir dans ce cas à cette considération fondamentale, que le mal est venu du dehors; que si le dedans de l'économie est consécutivement intéressé, ce n'est pas là cependant qu'a été le point de départ de la maladie, et que, si l'on doit avoir recours à des moyens généraux, c'est toujours à cause et en vue du mal local qu'il faut détruire comme le véritable agent de l'impulsion morbide communiquée au reste de l'économie.

Quelquefois l'éruption résiste à l'emploi de tous les moyens dirigés en vertu des considérations précédentes ; cela peut tenir, comme nous venons de le dire : premièrement, à ce que cette éruption s'est liée, depuis qu'elle a paru sous l'influence d'une cause externe, à quelque condition morbide interne qui l'entretient. Elle se rattache alors à l'une des catégories de *fluxion* dont il va être question ; secondement, à ce qu'elle est devenue une sorte d'habitude de l'organisme entier, ou une disposition morbide acquise, désormais inhérente à la peau seulement, à une affection cutanée appartenant uniquement à la *fluxion idiopathique*. Dans ces derniers cas, il est quelquefois difficile sans doute d'établir *à priori* si c'est en raison d'une habitude contractée par l'organisme entier ou par la peau seulement que persévère l'éruption cutanée ;

mais, si en traitant alors cette éruption en vertu des considérations que nous venons d'émettre, et de celles que nous émettrons dans la catégorie de la *fluxion idiopathique*, c'est-à-dire en général en adressant directement le traitement à l'éruption cutanée, on s'apercevait qu'à mesure que celle-ci disparaît, ou lorsqu'elle est guérie, un trouble, une autre maladie se développe dans l'organisation, il faudrait alors, plus éclairé sur son vrai point de départ, sur la valeur du rôle qu'elle joue, savoir la respecter ou ne la guérir qu'à la longue, et avec les précautions et les moyens dont il sera question quand nous parlerons de la catégorie de la *fluxion excentrique*.

SECONDE CATÉGORIE.

FLUXION RÉFLÉCHIE.

Il y a bien longtemps que les faits de désordres plus ou moins grands survenus dans l'économie, à l'occasion de l'affection d'un seul organe, ont été observés et ont reçu le nom de *sympathie*. Toutes les explications qu'on a cherché à en donner ne peuvent s'étendre à la généralité des cas. Il faut accepter ces faits avec leurs conséquences, comme tant d'autres, sans perdre en discussions oiseuses un temps précieux que réclame l'esprit d'observation. Il est certain que, pour peu que l'affection d'un organe interne essentiel soit intense, il se manifeste des phénomènes sympathiques plus ou moins loin du point affecté. On peut établir comme un fait résultant de l'observation la plus rigoureuse, que généralement un organe important n'est jamais le théâtre d'une fluxion aiguë un peu forte, sans qu'il ne survienne, dans quelqu'autre point de l'économie, une autre fluxion, qui est comme l'ombre de la première. En d'autres termes, il y a rarement une fluxion simple dans les cas graves : elle est au moins double. Si ces phénomènes de fluxions doubles ou multiples, ou de fluxions sympathiques échappent quelquefois, c'est qu'on n'y prête pas et qu'on n'a pas d'ailleurs toujours un égal intérêt à y prêter attention. Ces phénomènes au reste ont lieu dans l'état chronique comme dans l'état aigu, seulement d'une manière plus saillante dans le second cas que dans le premier. Ainsi donc une maladie de la peau n'est souvent que l'ombre, l'image, la réflexion d'une maladie aiguë ou chronique, plus ou moins facile à reconnaître, d'un organe interne, notamment du système muqueux, qui forme comme une peau intérieure, et surtout de la muqueuse gastro-intestinale.

L'éruption cutanée paraît alors comme paraîtrait tout autre phénomène morbide sympathique se rattachant à la vie animale ou à la vie organique. C'est ainsi, par exemple, que chez un enfant la présence de vers dans le tube gastro-intestinal, au lieu de produire les phénomènes sympathiques ordinaires, démangeaisons au nez, dilatation des ailes du nez, dilatation des pupilles, trouble des fonctions cérébrales, ou tant d'autres phénomènes plus ou moins bizarres, produit une éruption cutanée sur le visage ou sur différentes parties du tronc.

C'est ainsi qu'on voit des éruptions érythémateuses, vésiculeuses, papuleuses, se montrer au visage, surtout après l'apparition et pendant l'existence d'une congestion sanguine dans le cerveau ou principalement dans ses membranes. L'inflammation aiguë ou chronique de ces dernières s'accompagne souvent d'un grand nombre de taches érythémateuses sur une grande partie de la surface du corps, de petites taches sanguines qui sont comme autant de petites hémorrhagies actives sousépidermiques, ayant lieu à la surface de la couche papillaire ou dans le tissu du derme.

L'irritation, l'inflammation chronique surtout de la muqueuse bronchique pulmonaire, du tissu pulmonaire lui-même, des plèvres, déterminent sympathiquement des éruptions à forme puro-vésiculeuse entre les deux épaules, sur la partie antérieure de la poitrine. On sait combien sont fréquentes et à formes variées les éruptions que causent sympathiquement les affections du foie, des voies gastriques. Ce genre de sympathies avait été depuis long-temps observé, signalé, et il a été trop méconnu dans ces derniers temps par les classificateurs scrupuleux des formes des éruptions cutanées. C'est ainsi que la couperose, la mentagre, les éruptions érythémato-vésiculeuses agglomérées (*eczema*), l'urticaire et tant d'autres éruptions à forme érythémateuse, papuleuse, squammeuse, furfuracée, etc., se rattachent très-fréquemment à l'affection des voies gastriques. Ce qui fait quelquefois méconnaître l'affection interne qui cause ainsi sympathiquement la maladie cutanée, c'est l'état chronique, plus ou moins latent, de cette affection, et si c'est dans les voies gastriques que cette dernière existe alors, la méconnaître est d'autant plus fâcheux qu'on adresse fréquemment à ces voies, à titre de révulsifs, de dépuratifs, des remèdes plus ou moins excitants dont l'effet ordinaire est d'aggraver le mal.

C'est ainsi encore qu'à l'occasion de l'inflammation surtout chronique de la muqueuse du canal de l'urètre, de la vessie, du vagin, de la matrice, du rectum, on voit naître des dartres opiniâtres, notamment l'éruption érythémato-vésiculeuse agglomérée (*eczema ; dartre squammeuse humide* d'Alibert) sur la région du pubis, au périnée, dans le pli des cuisses, en dedans des cuisses, sur le scrotum, sur les lèvres, autour de l'anus, dartres que l'on n'est malheureusement que trop porté à regarder comme un mal uniquement local, que l'on s'obstine à traiter comme tel, et alors, ou bien, si les topiques employés sont adoucissants, on pallie seulement le mal qui revient au moment qu'on le croit guéri, ou bien, si l'on emploie des répercussifs, l'on aggrave la maladie interne, sans pouvoir guérir le mal extérieur.

Tantôt, quand l'affection interne augmente ou diminue, l'affection externe augmente ou diminue également. Tantôt, il y a au contraire une sorte de balancement, de manière que quand l'une devient plus faible, l'autre devient plus forte, et réciproquement. Il est remarquable que la même fluxion cutanée, si elle naît sous l'influence d'une affection interne très-grave et invétérée, ne fait qu'aggraver le mal, tandis qu'elle le soulage ou le remplace même, si ce dernier est récent et peu intense. Au reste ceci est vrai des autres flux ou fluxions sympathiques. C'est ainsi que le même flux diarrhéique ou hémorrhoïdal, né sympathiquement sous l'influence d'une pneumonie profonde et très-ancienne, aggrave plutôt cette dernière maladie, tandis que, né sous l'influence d'une pneumonie légère et récente, il la soulage généralement, la remplace ou la termine. Lorsque l'affection interne existe à l'état chronique, elle peut offrir des époques d'amendement où elle est vraiment, par rapport à l'économie, comme si elle n'était pas, tant elle trouble peu les fonctions. Alors l'éruption sympathique de la peau peut disparaître quelque temps, et se renouveler seulement quand il survient dans l'affection interne une exacerbation.

En général, une altération grave, profonde, dans la structure, dans l'organisation d'un viscère essentiel, devient, pour la force vitale, comme une cause permanente de malaise, d'irritation qui la sollicite fréquemment à des mouvements fluxionnaires. Ceux-ci se dirigent avec plus ou moins de violence sur les tissus le plus sympathiquement liés avec le viscère affecté, et très-souvent sur la peau. Il se présente alors chez les malades une très-grande mobilité dans les mouvements fluxionnaires, qui passent avec rapidité d'un organe à l'autre ou spontanément, ou selon qu'ils y sont appelés par quelque cause agissant accidentellement sur ces tissus devenus comme un centre d'attraction.

On ne voit malheureusement que trop d'individus chez lesquels le système nerveux, ainsi fortement ou longtemps ébranlé par l'altération profonde chronique de quelque partie noble, a tellement perdu la régularité de distribution de ses mouvements ou de ses forces, qu'il ne peut plus revenir à l'état normal. Heureux encore le malade quand c'est sur la peau, plus fréquemment que sur les autres organes, que viennent s'épuiser ces orages réitérés.

Ce ne sont pas les personnes chez lesquelles la peau est le plus sensible, mais bien celles chez qui la peau jouit à un haut degré des propriétés appelées par Bichat organiques, que les maladies du tissu cutané sont le plus fréquentes et le plus tenaces ; cela se conçoit ; car, dans ces maladies, ce sont les phénomènes de circulation, de sécrétions, de nutrition qui jouent le rôle principal. On voit, par exemple, les idiots, les crétins, chez lesquels la sensibilité de la peau est obtuse ou n'existe pas du tout, offrir des maladies de cet organe intenses et opiniâtres, teignes, dartres, etc., tandis que l'on voit fréquemment des personnes à peau extrêmement sensible, que le moindre chatouillement, le moindre frottement font frémir, que le contact d'une forte chaleur ou d'un froid intense met comme hors d'elles-mêmes, l'on voit, dis-je, ces personnes, quand elles se trouvent placées dans toutes les circonstances favorables au développement de la fluxion, présenter cette fluxion plus souvent dans les organes internes que sur l'enveloppe extérieure.

Il est évident que la gravité et la ténacité des maladies de la peau dans la catégorie de la *fluxion réfléchie*, dépendent uniquement de la gravité et de la ténacité des affections internes auxquelles les maladies se rattachent. C'est donc à ces affections que le traitement doit être principalement ou uniquement adressé; ce qui n'empêche pas aussi d'adresser directement à l'éruption cutanée des moyens adoucissants, calmants, en un mot, un traitement local, comme nous l'indiquerons plus particulièrement dans l'histoire de chaque ordre d'éruptions. Quant au traitement qu'exigent les affections internes, il est clair que nous ne devons pas ici nous en occuper. C'est dans un traité de pathologie interne que, pour chaque affection, ce traitement est exposé. Nous dirons ce qu'il y a de plus indispensable à dire là dessus dans l'histoire de chaque ordre d'éruptions ; j'ajouterai seulement ici quelques observations.

Les voies gastriques dont la maladie entraîne si souvent sympathiquement les éruptions cutanées, peuvent être affectées, quand elles produisent cet effet, de différentes manières. S'il y a plénitude bilieuse ou muco-bilieuse, ce qu'on appelle embarras gastrique ou gastro- intestinal, l'usage des vomitifs, des purgatifs peut être sans contredit de la plus grande utilité. S'il y a plénitude sanguine, embarras dans la circulation du système particulier qu'on appelle système de la veine porte, les sangsues à l'anus et les purgatifs ensuite peuvent aussi amener les meilleurs résultats. Dans les cas de phlegmasie saillante de la muqueuse, il est évident que c'est un traitement anti-phlogistique sévère qu'il faut adresser à cette muqueuse. Mais il est certains cas de phlegmasie chronique de quelques portions de la muqueuse gastro-intestinale qui simulent simplement une gastro-entéralgie, quoiqu'il y ait bien réellement gastro-entérite (les affections purement nerveuses des voies gastriques ne produisent que très-rarement sympathiquement des dartres, des maladies de la peau), et où l'usage des purgatifs, des toniques a été suivi de la guérison de la maladie de la peau. C'est là dessus que se sont fondés, que se fondent encore les auteurs qui, peu disposés à reconnaître l'influence sympathique exercée, de la part des voies gastriques en proie à une phlegmasie chronique plus ou moins partielle, latente, sur la production des éruptions cutanées, des dartres plus ou moins opiniâtres, sont presque tentés de nier cette influence dans tous les cas. Leur langage est celui-ci :

« Vous dites que les voies gastriques sont irritées, enflammées, qu'elles causent sympathiquement telle affection donnée de la peau, et cependant, non seulement je n'apercois pas très-visiblement cet état morbide des voies gastriques, mais encore je soulage ou je guéris avec des toniques et des purgatifs. Or, au contraire, ces remèdes devraient augmenter l'état morbide de ces organes, s'il existait; donc, cet état n'existe pas. »

Il est aisé d'expliquer l'apparente contradiction que présente ce phénomène :

Lorsque les voies gastriques sont saines chez un individu bien constitué, il y a dans ces organes comme une sorte de pouvoir de réaction, de répulsion, en vertu duquel, si une action quelconque nuisible vient à s'exercer sur quelque point de leur surface, la fluxion, qui doit en être la suite, au lieu de s'épuiser, ou du moins de s'épuiser entièrement sur ces organes mêmes, se porte uniquement ou en même temps vers un autre organe plus ou moins éloigné, mais qui est lié par le plus de rapports sympathiques avec les premiers, ce qui dépend des tempéraments, des idiosyncrasies, des habitudes contractées, etc ; mais en général, chez la plupart des hommes, c'est la peau qui offre le plus fréquemment avec la muqueuse gastro-intestinale ce genre de connexion.

Dans la plupart des cas d'urticaires, d'érythèmes, de papules, etc., qui se présentent si souvent à la suite de l'ingestion dans l'estomac, d'excitants ou de certains aliments, ce dernier organe présente peu, et quelquefois point de signes annonçant qu'il est lui-même dans un état morbide. Il s'est ainsi comme déchargé en partie sur la peau, d'une fluxion qui s'était d'abord dirigée vers lui, ou qui semblait devoir uniquement se diriger vers lui, comme vers l'organe ayant reçu la première impression de l'agent provocateur. Mais ce phénomène de répulsion, de réaction sympathique, ne paraît pas arriver aussi facilement lorsque l'irritation passe un certain degré et devient trop intense; la fluxion s'épuise alors dans le sein de l'organe lui-même, qui a reçu directement l'action de la cause irritante.

Un érythème, une urticaire, une éruption quelconque qui vient d'avoir lieu et qui existe actuellement, par exemple, en vertu d'une excitation reçue par l'estomac, peut être subitement supprimée et disparaître, si cette excitation devient trop forte, par l'ingestion d'une substance capable de produire un trop violent effet, et alors la fluxion semblera se concentrer dans l'organe gastrique lui-même.

Ce qui est remarqué des voies gastriques à la peau, se remarque non moins fréquemment d'un point intérieur de ces voies aux amygdales, à la bouche, aux yeux, à la muqueuse nasale, à l'anus, etc., car c'est absolument la même chose. Une irritation de l'estomac, d'un point de la muqueuse intestinale, ne se manifeste quelquefois uniquement que par des

phénomènes de fluxion, observés aux amygdales, aux yeux, etc. , et l'estomac et l'intestin n'offrent alors aucun signe bien apparent
de maladie, du moins relativement à ceux qui
se présentent dans les premières parties. Tous
ces phénomènes de répulsion, de réaction
sympathique se montrent dans l'état aigu
comme dans l'état chronique des affections
des organes intérieurs.

Des éruptions cutanées, même intenses et
invétérées, existent ainsi souvent sous l'influence d'un état morbide des organes digestifs, quoique ceux-ci ne donnent pas des
symptômes très-marqués de l'état de malaise
où ils se trouvent. Pourrait-on conclure de là
que ces organes sont sains, qu'ils n'ont pas
été la cause première, ou qu'ils ne sont plus
actuellement la cause fomentatrice de l'éruption? cette conclusion ne saurait être légi·
time. Ces organes, quel que soit leur état
avancé d'altération ou de désorganisation,
usent alors de cette faculté de réaction, de
répulsion excentrique dont je parle ; mais,
outre la certitude où je suis qu'un examen
attentif de ces organes, dans l'exercice de leurs
fonctions, ne présentera pas cet état sain,
dont on cherche à faire une objection, ils
sont continuellement sous la menace de la

fluxion, si celle-ci cessait de trouver une sorte de voie de décharge dans un point lié avec eux par une sympathie morbide.

Ne voyons-nous pas se passer bien des faits semblables dans l'économie animale, dans des cas où il n'est nullement question d'éruptions cutanées, de dartres? Par exemple, un individu tousse, est oppressé, éprouve des douleurs dans quelque point du thorax, expectore une matière d'un aspect plus ou moins purulent, tuberculeux, présente à l'examen du sthétoscope ou de la percussion des altérations très-sensibles; l'habitude de son corps, les mouvements de la circulation, les circonstances concomitantes et antécédentes, tout annonce un commencement de phthisie; il survient une douleur, un mouvement fluxionnaire à l'anus, l'inflammation du tissu cellulaire, un abcès, une fistule, des tumeurs hémorrhoïdaires, etc., alors les symptômes accusateurs d'une grave affection pulmonaire cessent ou sont grandement modifiés : il n'y a plus ou il n'y a que peu d'oppression; la respiration est libre; la toux se calme, les bruits du poumon sont moins anormaux, la maladie semble s'arrêter; en un mot, les fonctions de cet organe s'accomplissent tellement bien en apparence qu'on ne se douterait guère, au premier abord, ni de tous les symptômes qu'il offrait précédemment, ni de l'état plus ou moins grave d'altération, dans sa structure, dont il peut continuer d'être le siége. Mais si les mouvements fluxionnaires morbides viennent à cesser vers l'anus, vous voyez aussitôt reparaître tout le cortége des symptômes qui vous avaient fait porter un fâcheux pronostic.

Il est évident qu'il y a deux choses dans ce fait : d'un côté, il y a altération de structure dans l'organe primitivement malade; de l'autre côté, il y a l'espèce de valeur, d'attention, si je puis ainsi parler, que la nature ou le système nerveux, ou le centre d'action, ou le principe vital, comme on voudra l'appeler, attache à cette altération. Les plus grands désordres d'organisation, de structure, peuvent exister dans un organe qui, en apparence, remplit passablement bien ses fonctions; et il est inutile d'en citer des exemples, surtout pour les voies gastriques, où les faits ne manquent certainement pas. Or de même que, dans l'exemple cité de la pneumonie chronique, le mouvement fluxionnaire de réflexion sympathique avait lieu à l'anus, de même, pour les voies gastriques, il peut avoir et a souvent lieu à la peau où il détermine des phénomènes, analogues de congestion, d'altération de structure, des éruptions cutanées en un mot. Vous ne pouvez donc pas, parce que ces altérations existent depuis plus ou moins longtemps, et que les organes gastriques paraissent peu affectés, conclure de là que ceux-ci sont dans toutes les conditions de la santé.

En en venant maintenant à la seconde partie de votre argument, vous dites que dans des cas où l'on regardait les voies gastriques comme affectées, irritées, enflammées et produisant sympathiquement l'éruption cutanée, vous avez pu guérir, ou du moins améliorer cette dernière avec des toniques, surtout avec des purgatifs. Je répondrai, d'abord pour les toniques, que le succès de leur application sur la muqueuse gastro-intestinale, ne prouve pas plus l'absence de toute irritation ou inflammation chronique de cette membrane, que le succès analogue de leur application sur la conjonctive, dans l'ophthalmie chronique, ne prouve contre l'existence de cette affection que vous avez sous les yeux. C'est un fait que nous ne saurions expliquer, malgré toutes les théories modernes, mais qui ne peut vous servir d'argument.

Quant aux succès des purgatifs, il est certain qu'il y a alors une évacuation, une décharge de liquides qui peut soulager l'état phlegmasique de la muqueuse malade elle-même, à la surface de laquelle cette sécrétion est sollicitée, tout en agissant par révulsion sur les éruptions cutanées qu'on parvient ainsi à améliorer. Par conséquent, en supposant d'ailleurs que vous n'ayez pas souvent aggravé de cette manière l'état des voies gastriques vers lesquelles vous reportez une fluxion, qui, depuis plus ou moins longtemps, s'écoulait sympathiquement vers la peau, il n'y a rien de difficile à expliquer dans ce phénomène. Les purgatifs ont un effet spécial sur un des tissus élémentaires entrant dans la structure de la muqueuse gastro-intestinale, et en déterminant une plus ou moins forte, une plus ou moins lente évacuation par ce tissu qui se trouve seul sollicité, excité, ils peuvent soulager même une muqueuse enflammée, et agir ainsi sympathiquement sur les maladies de la peau.

Voilà donc comment de l'effet des purgatifs vous ne pouvez pas davantage faire ressortir une conclusion en votre faveur contre une affection plus ou moins ancienne, qui existerait actuellement dans les organes digestifs. Voilà aussi comment l'on conçoit, dans quelques cas, le soulagement des maladies cutanées avec des purgatifs agissant sur une muqueuse digestive, même actuellement dans des conditions morbides et ayant été la première cause du mal.

Mais ces auteurs persistent et disent que: « d'une autre part, on voit très-fréquemment une inflammation de la muqueuse des intestins faire disparaître une maladie de la peau, et que par conséquent cette inflammation supposée exister auparavant n'a pas pu déterminer l'apparition de cette maladie de la peau. » Mais la conclusion qu'on veut tirer de là est fausse; car toute irritation ou toute inflammation, à un degré peu intense, du tube digestif, qui entretient sympathiquement un mouvement fluxionnaire à la peau, pourra empêcher au contraire ce mouvement d'avoir lieu, si, sous l'influence d'un remède violent ou d'une autre cause, elle devient tout d'un coup ou par degrés très-intense. La raison en est simple; car c'est comme une loi de pathologie générale, résultat de l'observation de tous les jours, que l'inflammation violente d'un organe tend plutôt à faire cesser le jeu des sympathies, par la concentration des forces vitales dans un seul point. En d'autres termes, on semblerait établir que

plus la phlogose de la muqueuse gastro-intestinale augmentera, plus l'éruption cutanée, si
elle existe sympathiquement, sous l'influence
de cette phlogose, devra augmenter. Mais
cela n'est pas juste et je viens d'en dire la raison;
c'est qu'un degré faible de phlogose peut permettre, en fluxions sympathiques, ce qu'un
degré plus fort de cette phlogose peut empêcher. On ne doit donc pas conclure de ce qu'une
inflammation bien franchement déclarée de
la muqueuse gastro-intestinale, a fait disparaître plus ou moins promptement une éruption cutanée, que cette muqueuse n'était
auparavant ni irritée ni enflammée, et le raisonnement précédent ne prouve rien contre
l'influence si fréquente qu'exercent les affections des voies digestives sur l'apparition
sympathique des maladies de la peau.

TROISIÈME CATÉGORIE

FLUXION DÉPLACÉE.

Il est certaines dispositions morbides qui
se transmettent par hérédité, qui se développent à un âge déterminé, qui sont comme une
sorte de besoin de l'organisation dont la
marche régulière ne s'opère, n'est conservée

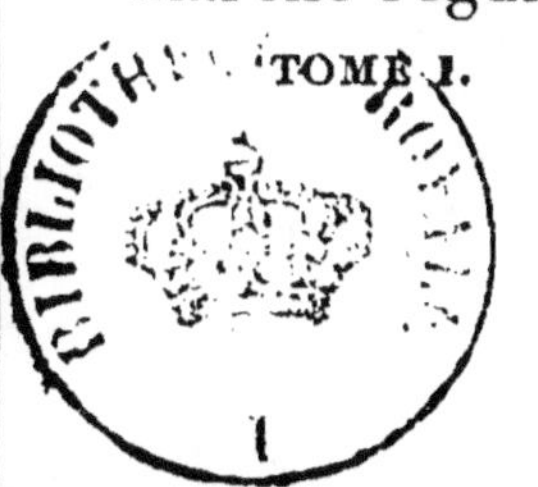

qu'à la condition de l'existence plus ou moins périodique ou continue des mouvements fluxionnaires dus à ces dispositions morbides. Tels sont les hémorrhoïdes, l'épistaxis, la migraine, le rhumatisme, la goutte, les flueurs blanches, une sueur abondante plus ou moins fétide, véritablement maladive de quelque partie du corps, des pieds surtout, etc. Or, il arrive parfois que ces affections s'étant d'abord présentées plusieurs fois chez un individu, cessent ensuite de se montrer et sont remplacées par une dartre, laquelle ne disparaît à son tour que lorsque ces affections reparaissent avec leurs caractères primitifs.

Quelquefois ces affections ont été supprimées plus ou moins brusquement par une cause connue, pendant qu'une autre cause d'irritation, agissant sur la peau, y a attiré la fluxion. D'autres fois c'est cette dernière cause seule qui, en irritant fortement la peau, y a par révulsion fixé la fluxion qui existait ailleurs. Dans d'autres cas enfin ce déplacement se fait spontanément par des mouvements de l'organisation dont il est impossible d'apprécier, de comprendre l'origine, la raison, le but. Il s'opère alors ce qu'on a appelé une *métastase*, phénomène de nature très-obscure, sur lequel on a beaucoup discuté et on discutera longtemps encore sans s'entendre.

Cette métastase ne peut être considérée dans les cas d'éruptions cutanées, de dartres dont il s'agit ici, selon ce que nous avons déjà dit dans les prolégomènes, comme le transport à la peau d'un principe matériel définissable, d'une humeur dartreuse, d'une humeur *peccante* quelconque. Qu'il y ait ou non possibilité du transport d'un point à un autre d'une humeur toute sécrétée telle que pus, lait, etc., pour former ce qu'on a appelé une métastase purulente, laiteuse, etc., nous ne pouvons et ne devons voir dans la métastase qui produit l'éruption cutanée, la dartre, que le déplacement du mouvement fluxionnaire, de la *fluxion*. Nous croyons avoir prouvé en effet que c'était là l'idée fondamentale qu'il suffisait d'avoir pour se diriger dans la pratique médicale, en adoptant d'ailleurs la spécialité du remède dirigé contre la spécialité de telle ou telle forme morbide, quand cette double spécialité existe.

Mais pourquoi l'organisation va-t-elle épuiser sur la peau un mouvement fluxionnaire qui se dirigeait depuis plus ou moins longtemps et plus ou moins habituellement sur d'autres organes ?

Quelquefois on en saisit la raison probable en

ce que la peau, soumise pendant plus ou moins longtemps à une cause d'irritation, en acquérant ainsi une grande irritabilité, est devenue comme une surface d'attraction constamment prête à appeler la fluxion à elle, lorsque cette fluxion cesse tout d'un coup d'envahir les organes où elle se présentait habituellement. Mais d'autres fois rien de semblable n'existe, et on ne peut accuser que, ou bien les phénomènes naturels de la croissance, de l'évolution, du développement naturel des divers organes ou tissus, de leur époque d'action grande, forte, ascendante, puis petite, faible, descendante, qui fait tour-à-tour de chacun de ces organes ou tissus un foyer d'activité vitale plus disposé à appeler à lui la fluxion; ou bien cette mobilité naturelle, ces oscillations instinctives, spontanées, dont l'organisme nous offre si souvent l'exemple, phénomène incompréhensible, où l'on voit tantôt un organe, tantôt un autre, acquérir tout d'un coup ou plus ou moins lentement une irritabilité proportionnellement plus grande qui en fait encore le siége de la fluxion.

En élucidant ceci par des exemples : 1° je suppose que quelque application intempestivement et fortement répercussive arrête brusquement les hémorrhoïdes chez un individu

pendant que sa peau est affectée d'une gale
plus ou moins ancienne; la fluxion qui s'épui-
sait dans les hémorrhoïdes se portera préférablement à la peau, y entretiendra l'éruption
psorique, la fera dégénérer en dartre, dartre
qui ne cessera complètement que par le retour
des hémorrhoïdes ou l'établissement d'une
fluxion équivalente sur un autre organe. 2° Je
suppose qu'au moment où un épistaxis plus
ou moins habituel va arriver, ou pendant qu'il
existe, un bain très-chaud, en stimulant fortement la peau, y fasse naître une éruption,
la fluxion qui produisait l'épistaxis pourra se
porter sur la peau, y entretenir l'éruption, et
celle-ci pourra persévérer tant que l'épistaxis
ou une fluxion équivalente ne se présentera
pas : c'est là dans le principe un fait de simple
révulsion. 3° Je suppose qu'un rhumatisme
existant depuis plus ou moins longtemps, tout
d'un coup, sans qu'aucune cause appréciable
d'irritation ait agi sur la peau, sans que même
celle-ci ait été antérieurement plus ou moins
fréquemment le siége de la fluxion, une éruption cutanée s'établisse et que le rhumatisme
s'évanouisse pour ne plus reparaître tant
qu'existera l'éruption cutanée; ce sera là un
exemple de ce qu'on doit appeler, à proprement parler, *métastase*; car c'est la spontanéité

du mouvement de déplacement de la fluxion qui constitue la métastase.

Dans tous les cas précédents, l'éruption cutanée, la dartre ne doit son existence qu'à un déplacement du mouvement fluxionnaire, de la *fluxion* : c'est ce que j'appelle éruption par *fluxion déplacée*. Cette éruption peut alors persévérer très-longtemps avec des vicissitudes plus ou moins périodiques de diminution, d'augmentation, de disparition, de réapparition, tant que l'affection qu'elle a remplacée ne se montre pas, ou tant que l'organisme ne remplace pas cette affection par une affection équivalente. Cette désignation de *fluxion déplacée* apprend de quel côté il faut diriger le traitement; le seul traitement en effet capable de faire disparaître pour toujours cette éruption, cette dartre, consiste ou à ramener l'affection première, ou à débarrasser l'économie par des moyens appropriés, quand il en existe, du vice, de la disposition morbide qui rend cette affection nécessaire, et rend aussi par conséquent possible son remplacement par une maladie de la peau.

Il est aussi d'autres dispositions morbides, d'autres affections aiguës ou chroniques acquises, qui peuvent être remplacées momentanément ou pour longtemps par une éruption cutanée, lorsque la peau soumise à une cause quelconque plus ou moins permanente d'irritation, appelle en quelque sorte à elle la fluxion, par la prédominance d'irritabilité relative qu'elle a acquise. Ainsi à une époque où un individu avait coutume depuis longtemps d'être affecté d'une ophthalmie, d'un coryza, d'une angine, d'une bronchite, d'une diarrhée, d'une hémoptysie, etc., il lui survient une éruption cutanée qui dure à peu près le temps que duraient ces diverses affections, avec des vicissitudes correspondantes d'accroissement, d'exacerbation, de diminution, etc.

Enfin il est des exhalations, des sécrétions, constituant des fonctions naturelles, dont la grande diminution ou la suppression peut être suivie de maladies de la peau comme un reste de beaucoup d'autres maladies. Telles sont surtout les exhalations ou sécrétions qui forment les diverses espèces de transpiration à la peau : beaucoup de dartres ne reconnaissent pas d'autre source. Chez les femmes, la diminution, la suppression des menstrues produisent souvent des maladies cutanées qui ne disparaissent que lors du rétablissement complet de cette fonction importante. Dans tous ces cas encore, la fluxion à laquelle est due l'éruption cutanée est une fluxion déplacée, et l'indication qui doit diriger dans le traitement est facile à saisir.

C'est à cette catégorie qu'il faut rapporter toutes les dartres, les éruptions cutanées, constituant des phénomènes critiques qui terminent heureusement certaines maladies graves internes, aiguës ou chroniques. La peau devient alors une voie de décharge où, par un heureux effort de l'organisation, viennent s'épuiser les mouvements fluxionnaires qui tourmentaient depuis plus ou moins longtemps les organes internes, et mettaient les jours du malade en danger.

Parfois la fluxion qui, par son déplacement sur la peau, a donné lieu à l'éruption cutanée, s'était portée sur d'autres organes, à divers intervalles, avant de s'établir sur le tissu cutané. C'est ainsi que la fluxion qui, fixée d'abord sur les muscles, les tissu fibreux, les articulations, constituait chez un individu un rhumatisme, peut, par son déplacement, donner lieu, à divers intervalles, sous forme de névralgie ou de phlegmasie, à une affection de l'estomac, puis du foie, puis du cœur, puis de la tête, de l'utérus, de la vessie, etc., et enfin à la maladie de la peau qui termine toute cette série de déplacements fluxionnaires.

Si une dartre peut ainsi remplacer un grand nombre d'affections différentes par leur siége, par leurs apparences extérieures, réciproquement il est remarquable, et c'est ce qui m'a conduit aux considérations que j'ai émises dans les prolégomènes, relativement à ce que j'ai appelé *fluxion,* phénomène qui est au fond de toutes les maladies de la peau comme de bien d'autres maladies, il est remarquable, dis-je, que la suppression, la disparition d'une dartre peut donner lieu à presque toutes les maladies qui tourmentent l'espèce humaine. Cette suppression, cette disparition en effet ont été, dans tous les temps, mises par tous les pathologistes au nombre des causes capables de donner lieu aux maladies les plus disparates par leur siége, leur nature apparente, leur marche et leurs résultats. Si l'on prend, par exemple, la nosographie de Pinel, on y trouve cette cause inscrite et signalée attentivement d'abord pour quelques-unes des fièvres dites essentielles, puis pour toute la classe des phlegmasies, toute la classe des névroses, enfin pour une très-grande partie de la classe des affections organiques et de celle des hémorrhagies. Tous les autres auteurs s'accordant également sur ce point avec l'observation, il faut qu'un fait aussi général renferme l'expression simple et positive de quelqu'une des lois de la vie. C'est en méditant sur ce fait que j'ai été conduit à l'établissement de ce que je regarde comme une sorte de loi dans l'état morbide, loi que je crois avoir appliquée avec fruit à l'étiologie, à la thérapeutique, à la classification des maladies de la peau.

Les éruptions cutanées par *fluxion déplacée* sont peu graves, se guérissent facilement lorsqu'elles sont peu anciennes, et lorsque, par les efforts salutaires de l'organisme, ou par les moyens de l'art, la fluxion tend à revenir sur la partie, sur l'organe où elle existait auparavant, d'où, par une cause quelconque, elle a été déplacée pour se porter à la peau. Si elle est ancienne, elle peut rendre plus difficile le retour de la fluxion dans son siége primitif; dans quelques cas, elle le rend impossible par l'habitude que la peau en a contractée. Il faut la considérer alors comme si elle appartenait à la catégorie de la *fluxion idiopathique*.

Il est des cas où l'on peut et l'on doit chercher à ramener la fluxion dans son siége primitif, comme lorsque l'éruption cutanée tient à la suppression des hémorrhoïdes, d'une transpiration habituelle plus ou moins abondante ou fétide des pieds, d'un flux diarrhéique aussi plus ou moins habituel, d'un exutoire plus ou moins ancien, d'un flux leucorrhéique, etc., sauf ensuite à adresser à chacun de ces flux un traitement convenable qui puisse les pallier ou les guérir, si cela est possible, sans danger. Ces différents flux se ramènent par des moyens que je ne puis et ne dois indiquer ici que d'une manière générale, comme: pour les hémorrhoïdes, sangsues à l'anus, bains de siége, purgatifs aloétiques, etc.; pour la transpiration des pieds, fumigations excitantes sur ces parties, bains de pieds fortement sinapisés, sulfurés, application sur ces extrémités de frictions irritantes, de coton cardé et de taffetas ciré, de chaussons et bas de flanelle, etc.; pour le flux diarrhéique, laxatifs ou purgatifs; pour le flux leucorrhéique, bains de siége, sangsues aux grandes lèvres, injections excitantes dans le vagin, usage de laxatifs, de purgatifs, etc. Bien entendu qu'il ne faut pas qu'il y ait dans ces circonstances, pour l'emploi de ces différents moyens, quelque contre-indication; ce qui est cause qu'on ne peut donner là-dessus que des préceptes très-vagues, et qu'on ne peut juger que dans chaque cas particulier de l'opportunité ou de l'inopportunité de ces divers moyens.

Il est des cas où il serait difficile, non convenable ou même dangereux de ramener la fluxion dans son siége primitif, comme lorsque l'éruption cutanée est due au déplacement de la fluxion qui produisait les épistaxis, la migraine, le rhumatisme, la goutte, un catarrhe chronique plus ou moins habituel, palpébral, nasal, bronchique, vésical, etc. Il faut alors adresser à la dartre un traitement local simplement calmant, palliatif, et à l'organisation entière l'application de tous les moyens hygiéniques, diététiques et thérapeutiques qu'on lui aurait adressés antérieurement pour la débarrasser de cette habitude, de cette sorte de besoin de fluxion à forme quelconque. Dans quelques circonstances, on pourra satisfaire à ce besoin et guérir la dartre par l'établissement d'un exutoire, par l'usage plus ou moins fréquent de laxatifs, de purgatifs, par une plus grande activité imprimée aux fonctions transpiratoires de la peau, par l'usage des eaux minérales naturelles, etc. On réussira ainsi parfois, en appliquant le traitement suivant les indications fournies par une étude bien attentive de toutes les circonstances, de toutes les conditions morbides auxquelles se rattachait la fluxion existant auparavant dans l'économie. Mais d'autres fois on n'arrivera pas à un aussi heureux résultat. La dartre ou l'éruption cutanée persiste, soit parce que la disposition morbide interne à laquelle se rattachait la fluxion antérieure, ne peut pas être détruite, soit parce que l'éruption cutanée est devenue une habitude de la peau, une disposition morbide propre à la peau, une *fluxion idiopathique*. Dans la première hypothèse, on se contente de pallier la dartre; et dans la seconde hypothèse, il faut la traiter comme appartenant à la catégorie des éruptions cutanées par *fluxion idiopathique*.

Lorsque l'éruption cutanée tient à la suppression complète ou incomplète d'un flux fonctionnel important, indispensable à la santé, tel que les menstrues, la transpiration, il n'y a d'amélioration, de guérison radicale possible de l'éruption cutanée, que par le retour normal de ces flux naturels qu'il faut par conséquent chercher à ramener par tous les moyens.

Enfin quand, dans cette catégorie de *fluxion déplacée*, l'éruption cutanée joue le rôle de phénomène critique, relativement à une affection interne grave qui menaçait plus ou moins les jours du malade, il ne faut pas trop s'empresser de chercher à améliorer, à guérir cette éruption. Il faut attendre que la fluxion se soit en quelque sorte épuisée à la peau. C'est seulement quand on a la certitude que l'éruption cutanée n'exprime plus un besoin de décharge fluxionnaire de l'organisation, et que cette éruption est devenue une maladie simplement idiopathique, qu'il faut s'efforcer de la guérir. Or, on ne tarderait pas à s'apercevoir, si cela n'avait pas lieu ainsi, que l'emploi des moyens directs, palliatifs ou curatifs de l'éruption cutanée, serait suivi d'un nouveau trouble plus ou moins sérieux de la santé, d'une tendance au retour de l'affection ancienne ou d'une affection équivalente.

QUATRIÈME CATÉGORIE.

FLUXION EXCENTRIQUE.

Les maladies de la peau tiennent aussi assez souvent, non pas sympathiquement à l'affection d'un organe interne déterminé, comme dans la *fluxion réfléchie*, non pas au déplacement de la fluxion supposée existante auparavant dans un autre point de l'économie, comme dans la *fluxion déplacée*, mais à un trouble introduit tout-à-coup, ou plus ou moins lentement, dans le système nerveux, dans l'ensemble de l'organisation. Quelquefois, à la suite d'une révolution morale, il survient comme une sorte d'explosion qui a lieu sur la peau, quand c'est l'organe le plus favorablement disposé, soit par constitution native, soit parce qu'elle est habituellement soumise à des causes irritantes, soit parce qu'elle a été déjà le siége de diverses congestions. Cet état de susceptibilité qui fait d'une partie comme le point de décharge de la fluxion, est offert tantôt par un organe, tantôt par un autre. A une époque, c'est par la peau; à une autre époque, c'est par l'estomac, ou le foie, ou le cœur, etc. Cela varie d'un âge à l'autre, d'une année, d'une saison, d'un jour, quelquefois d'un instant à l'autre.

Il y a des individus, dont la peau est tellement susceptible qu'elle se couvre d'éruptions à différentes formes, ou brusquement comme après une subite et forte émotion morale, ou plus ou moins lentement, comme après des chagrins domestiques incessants, par exemple, et bien d'autres causes. Si cependant, par une maladie grave, quelque autre organe vient à être fortement ébranlé, et reste ensuite très-susceptible, irritable, on voit la peau prendre sa prédominance d'attraction relative, cesser de devenir le point de mire des mouvements fluxionnaires, et l'organe précédent, au contraire, la remplacer sous ce rapport.

C'est ainsi que je connais une jeune femme dont les voies gastriques et les autres organes intérieurs paraissaient parfaitement sains, et chez laquelle autrefois la moindre révolution morale déterminait sur la peau une éruption papuleuse, qui se terminait, dans huit à dix jours, par la desquammation. Ayant éprouvé une forte indigestion, pour avoir mangé du boudin, elle eut, à la suite, une gastrite qui ne céda que difficilement à des moyens appropriés. Cette femme est restée sujette à une irritation gastrique, avec production abondante de flatuosités, même lors des époques des digestions, c'est-à-dire avec flux venteux ou gazeux. Depuis lors, et il y déjà plusieurs années, les révolutions morales ne produisent plus rien à la peau; mais elles déterminent des douleurs dans l'estomac, dans le bas ventre, avec ballonnement et plus grande évacuation de gaz, non sans quelques coliques et quelque difficulté. C'est un flux qui en a remplacé un autre. La fluxion a changé en quelque sorte de voie de décharge. Elle ne porte plus sur les mêmes éléments d'organisation.

Ce fait rentre dans la théorie des maladies venteuses, telle que je l'ai établie dans mon traité sur ces maladies; et il prouve ce que je disais relativement au déplacement de susceptibilité d'une partie à l'autre.

Lorsque les fonctions s'exécutent bien, lorsque les organes ne présentent aucune altération appréciable, il est bien difficile de dire quel organe deviendra plus aisément le siége du mouvement fluxionnaire, et chaque individu a, sous ce rapport, sa partie faible ou irritable. Cela dépend d'une foule de circonstances dont l'influence et la valeur ne sont pas faciles à constater, et cela varie infiniment.

Les éruptions cutanées peuvent aussi être déterminées de la même manière par l'ébranlement brusque ou lent que produisent sur le système nerveux, sur l'ensemble de l'organisme, les excès de tous les genres, comme les excès vénériens, l'abus de la masturbation, les travaux excessifs de l'esprit, les fatigues physiques et marches forcées, etc. Ces éruptions peuvent aussi être le résultat de l'ébranlement général imprimé parfois si tumultueusement à l'organisme, aux époques de développement, de mise en activité de certains organes ou de cessation d'action de certains autres , comme à l'âge de puberté chez l'homme et chez la femme, à l'âge critique chez cette dernière, aux époques de certaines croissances irrégulières et trop rapides dues à une aberration inappréciable, à un défaut d'équilibre dans la distribution des forces de la vie.

Dans tous les cas précédents d'éruptions à la peau, la fluxion est l'effet d'une cause qui a agi d'une manière fâcheuse et plus ou moins brusque sur le système nerveux. Elle résulte de l'ébranlement éprouvé par ce système. C'est comme une sorte d'explosion au dehors d'un orage qui, renfermé dans les centres nerveux eux-mêmes, ou aboutissant à des organes internes essentiels , aurait gravement compromis les jours du malade. C'est, en un mot, dans ces fâcheuses circonstances où une fluxion sur un point quelconque doit avoir lieu, un mouvement salutaire du centre à la circonférence, auquel je donne le nom de *fluxion excentrique.*

Quelquefois , après l'action plus ou moins prolongée des causes qui ont agi sur l'ensemble de l'organisation comme irritantes ou même comme débilitantes, après des secousses, des ébranlements successifs éprouvés par cette organisation, il se développe chez certains individus une telle susceptibilité, une telle mobilité, que la moindre impression sortant un peu de la ligne, un changement de température, une marche un peu trop prolongée, l'ingestion de quelque irritant, etc., déterminent aussitôt des mouvements fluxionnaires, passant avec la plus grande facilité d'un organe à l'autre, et s'établissant de préférence à la peau, lorsque celle-ci offre cette irritabilité, cette prédominance d'action dont je parlais. Il en résulte des éruptions de diverses formes, ordinairement de peu de durée, peu tenaces, et disparaissant pour faire place à l'affection d'autres organes. Cette circonstance de mobilité fluxionnaire a fait imaginer l'expression impropre et très-vague de *rhumatisme nerveux*, appliquée par quelques praticiens à cet état de l'économie où l'on ne peut rien saisir que cette mobilité même. Comme celle-ci est mise principalement en jeu par l'impression sur la peau et sur le système nerveux, de l'air humide et froid, dans les pays où règnent les affections rhumatismales, cette expression paraissait en quelque sorte admissible dans ces cas; mais elle est trop universellement consacrée, depuis bien longtemps, à la fluxion dirigée uniquement sur les systèmes musculaires et fibreux, pour qu'on puisse en détourner et généraliser le sens de cette manière.

Bien d'autres causes peuvent donner lieu aux éruptions cutanées par *fluxion excentrique*. Un état de pléthore, un état trop fibrineux, trop riche, comme on dit, du sang, résultat souvent d'une nourriture trop abondante ou trop succulente, provoque aussi de la part du système nerveux cette tendance aux mouvements fluxionnaires qui peuvent s'établir avec opiniâtreté sur la peau, tant que les mêmes conditions de la part du sang existent. On voit à l'âge critique, à l'époque de la grossesse, chez les femmes d'un tempérament sanguin, dont les organes sont actuellement très-sains, survenir fréquemment des fluxions à la peau, par le seul fait de la pléthore sanguine. Les mouvements fluxionnaires les plus graves, les plus intenses, en apparence, disparaissent à la suite d'une saignée ou d'une hémorrhagie abondante qui, en enlevant le trop plein du système sanguin, détruit cette cause permanente d'excitation pour le système nerveux. Celui-ci cesse d'être, par la soustraction de cette cause, comme un foyer incessant d'orages qui vont éclatant, tantôt sur une partie, tantôt sur une autre, selon l'excès de susceptibilité congénitale ou acquise, ou accidentelle, de chacune de ces parties.

Les éruptions cutanées qui surviennent ainsi sous l'influence de la pléthore, acquièrent parfois une assez grande intensité et une assez grande étendue en peu de temps, à cause de la plus grande quantité de fluides que la fluxion peut pousser vers l'organe qu'elle a choisi pour son point de décharge. Les changements profonds qui ont lieu dans le jeu de la circulation, des sécrétions, de la nutrition, laissent bientôt l'organisation, la structure de la peau, loin de son état normal. Celle-ci gravement altérée dans ses mouvements vitaux, contracte l'habitude de cette altération, qui, si les moyens de l'art sont employés trop tard, ou s'il ne survient pas de crise favorable, s'invétère, prend en quelque sorte droit de domicile, et finit par devenir *idiopathique*, c'est-à-dire cesse d'être entretenue par la *fluxion excentrique* qui lui avait donné naissance.

Les mêmes effets produits par la seule pléthore, peuvent aussi provenir d'une qualité particulière, d'une propriété stimulante, d'une âcreté, comme on voudra l'appeler, du sang, circonstances sur la nature et la valeur desquelles il y a encore bien des recherches à faire

Cette qualité âcre, stimulante du sang, peut

être le résultat d'une nourriture échauffante, de l'usage des viandes salées, de l'abus des boissons excitantes, comme les vins alcooliques, les liqueurs, le café, le thé, et de l'usage de certaines eaux insalubres, irritantes, ou de certaines eaux minérales naturelles ; elle peut être le résultat, chez les très-jeunes enfants, du lait que leur fait sucer une nourrice en proie à de fortes émotions morales, à des chagrins domestiques, à une maladie plus ou moins grave, ou faisant un usage habituel elle-même des diverses substances excitantes dont nous venons de parler, etc. Dans bien des cas les éruptions qui, chez ces jeunes enfants, s'établissent au cuir chevelu, sous le nom de *teigne*, de *râche*, de *gourme*, et qui constituent ce qu'on appelle, non sans raison, *phénomènes de dépuration*, ne tiennent pas à d'autres causes. On dirait que l'organisme cherche à se débarrasser ainsi du principe de trouble, de malaise, que ces causes lui ont communiqué.

Il ne faut pas oublier, en parlant de cet ordre de conditions morbides, que les dartres provenant ainsi d'un sang altéré, échauffé à la longue par l'usage longtemps continué d'une alimentation excitante, composée de viandes salées, par exemple, de boissons

fortes, de café, d'eau-de-vie, etc., sont extrêmement tenaces. Leur guérison ne peut s'effectuer que lorsque le sang est en quelque
sorte entièrement renouvelé, la constitution,
pour ainsi dire, refaite; que lorsque le système nerveux, monté par degrés à un état
d'excitation qui rend une fluxion permanente
indispensable, ne reçoit plus, des fluides qui
lui arrivent, aucun élément capable d'entretenir cet état d'excitation; et, malgré cela, il
faut souvent bien du temps encore pour qu'il
perde l'irritabilité extrême que ces circonstances lui ont fait acquérir. Il n'est même pas
rare, après une longue durée d'action des
conditions morbides précédentes, de voir
cette irritabilité devenue tellement inhérente
à sa manière d'être, de vivre, que désormais
la tendance à la fluxion permanente ou intermittente est indestructible, et que la dartre
est tout-à-fait inguérissable, soit qu'elle existe
toujours au même degré d'intensité, soit
qu'elle offre des intervalles plus ou moins
courts d'amélioration. Les praticiens qui ont
eu l'occasion de traiter beaucoup de dartreux,
dans les hôpitaux surtout, ont rencontré
plus d'une fois des dartres de ce genre où
toutes les médications perturbatrices n'ont
fait qu'exaspérer le mal et précipiter la ruine

complète de la santé des individus affectés.

Si, comme on vient de le voir, un sang trop abondant, trop riche, trop âcre, irritant, peut, en agissant sur le système nerveux, l'exciter à donner lieu à la fluxion qui, s'établissant sur la peau, produit bien des éruptions cutanées, le même effet peut être déterminé parfois, au contraire, par des causes débilitantes, par la privation subite d'une très-grande quantité de sang, comme après des hémorrhagies considérables, par exemple, ou après une perte très-abondante de fluide quelconque, ce qui équivaut à une perte de sang. Rien ne rend, tout en débilitant fortement l'ensemble de l'organisation, le système nerveux aussi irritable, aussi disposé à produire des mouvements fluxionnaires, que cette soustraction considérable d'un fluide aussi essentiel à la vie ; et quand Hippocrate disait *que le sang est le calmant des nerfs*, il a montré cette perspicacité admirable qui lui a tant fait poser d'aphorismes journellement justifiés par l'expérience.

Le même effet est encore plus fréquemment déterminé par l'appauvrissement, par la perte de qualités plastiques du sang, comme à la suite d'une alimentation pendant longtemps insuffisante ou de mauvaise qualité, à la suite d'un séjour prolongé dans des lieux bas, humides, mal aérés, au milieu de la misère, de la malpropreté, et des tristes affections morales que ces circonstances engendrent.

Dans tous les cas précédents l'organisme se comporte toujours de la même manière, comme les faits l'indiquent évidemment; il exprime toujours l'état de malaise où toutes ces causes le placent par la rupture de l'équilibre des fonctions, par la distribution, la répartition inégale des forces du système nerveux devenu alors toujours plus irritable, par une concentration vitale vicieuse dans quelques points, et particulièrement sur la peau, dans les cas dont il s'agit. C'est toujours la *fluxion* qui se développe, se jette, s'épuise sur les organes les plus disposés à la recevoir, et donne lieu, sur la peau, à diverses éruptions cutanées.

Que l'individu soit faible ou fort, que la partie où siége la fluxion soit ou non relâchée, que le sang soit riche ou pauvre, plus ou moins chargé d'albumine, de fibrine, de sels, etc., la fluxion a toujours lieu de la même manière; elle se comporte dans un corps à sang dégénéré, comme dans l'état pléthorique de l'individu le plus robuste et le mieux organisé. C'est toujours le mouvement nerveux ou vital qui pousse les fluides vers une partie; c'est toujours cette partie qui, en raison de son état actuel, avec ou sans diathèse, en raison de ses particularités de structure, en raison du cachet particulier que la spécialité de la cause de trouble peut avoir imprimé au sang, aux fluides, à l'ensemble de l'organisation, et sous l'influence de toutes les conditions infiniment variables qui agissent sur les corps vivants, élabore ces fluides, altérés ou non altérés, tels qu'ils lui sont apportés par la fluxion. Il n'y a, en un mot, que les résultats qui diffèrent, et ce qu'il y a de remarquable, c'est que cette fluxion, qui prend sur la peau la forme d'une éruption cutanée, peut, transportée sur d'autres éléments de la trame organique, se changer en une activité plus grande, en une exagération d'une fonction naturelle, en un phénomène qu'on serait porté à regarder comme la manifestation d'une brillante santé.

C'est en effet cet élément morbide, cette fluxion que j'aperçois chez cette femme en proie à la pléthore de l'âge critique ou de la grossesse, soit lorsqu'une démangeaison, une cuisson, une sensation de brûlure, de la rougeur à la peau, annoncent que la décharge fluxionnaire va avoir lieu sur cet organe,

sous forme d'éruption, de maladie cutanée ;
soit lorsque, à la suite de la suppression plus
ou moins brusque de cette dernière, un développement insolite de gaz, de flatuosités
dans les intestins, signale l'apparition d'une
entérite, d'une entéralgie ou d'un flux diarrhéique ; ou bien, lorsqu'à la suite de la
même suppression une grande excitation,
survenue dans l'un des besoins instinctifs,
dans la faim, par exemple, avec une faculté
plus active de digestion, amène une polysar-
cie, un grand embonpoint, véritable maladie
cachée sous les apparences d'une brillante
santé ; ou bien encore lorsqu'une excitation
semblable survenue tout-à-coup dans les facultés intellectuelles, dans les organes des
sens, dans quelques fonctions du cerveau,
produit une congestion cérébrale, une apo-
plexie, etc. La fluxion est partout, dans ces
phénomènes : c'est l'unité voilée sous toutes
les formes que lui impriment les modes
infiniment variés de l'organisation.

C'est encore à la *fluxion excentrique* qu'il
faut rapporter les éruptions cutanées, les
dartres dues à ces dispositions héréditaires
aux maladies de la peau, qu'on a appelées *vice
dartreux*. Mais il faut distinguer ici le *vice
dartreux* tenant à un état morbide de l'en-

semble de l'organisme, à une sorte de besoin de *dépuration*, devant nécessairement s'exprimer à la peau sous forme d'éruption, sous peine de la part de l'organisme d'éprouver un trouble quelconque ailleurs, si cette manifestation de la peau ne s'effectue pas ; il faut, dis-je, distinguer ce vice dartreux en quelque sorte général, du *vice dartreux* local, c'est-à-dire d'une disposition morbide aux maladies de la peau, propre au tissu cutané seulement, indépendamment d'aucune espèce de besoin de *dépuration* de l'organisme, de manière que l'éruption cutanée, la dartre produite par cette disposition, peut être traitée, guérie, détruite par un traitement direct entièrement local, sans que la santé générale éprouve la moindre atteinte de cette guérison, ou des efforts que l'on fait pour l'obtenir par l'emploi de moyens topiques plus ou moins violents.

Je citerai comme exemple de ce vice dartreux local, de cette disposition morbide propre à la peau seulement, l'*ichthyose* dans la plupart des cas, et comme exemple du *vice dartreux* général ou du besoin général de *dépuration*, la plupart des cas de teigne muqueuse, de teigne granulée, la teigne faveuse, quand elle est spontanée, etc.

Les *vices dartreux* héréditaires, se rattachant à un état morbide indéfinissable de l'ensemble de l'organisme , tiennent souvent non pas à ce que les parents eux-mêmes avaient des dartres, mais à ce qu'ils avaient gardé longtemps des maladies telles que la gale, par exemple, maladies qui, négligées ou mal guéries, laissent réellement une sorte de vice dans la constitution ; ce que le peuple appelle, non sans raison, un *vice dans le sang.*

Quant au vice dartreux local, ne se rattachant qu'à une disposition morbide propre à la peau seulement , il rentre dans ce que nous avons à dire de la *fluxion idiopathique.*

Toutes les éruptions cutanées qui semblent le résultat d'un effort fait par la nature pour repousser, rejeter au dehors un principe d'infection, de contagion agissant sur l'ensemble de l'économie, doivent aussi être rangées dans ce genre de maladies de la peau par *fluxion excentrique.* Alors la nature du principe paraissant toujours identique et ayant une supériorité d'action relative, capable de neutraliser toutes les dispositions constitutionnelles, toutes les idiosyncrasies, etc., qui généralement modifient à l'infini les formes prises par la fluxion, alors, dis-je, la nature de ce principe imprime à l'éruption cutanée une forme à peu près semblable dans toutes les circonstances : c'est ce qui arrive pour la petite vérole, la rougeole, la scarlatine, etc. Dans ce cas la description exacte et même minutieuse de la forme acquiert une grande importance. C'est la circonstance d'influence grave exercée sur l'économie, par exemple, par la petite vérole, selon qu'elle parcourt plus ou moins régulièrement ses périodes, qu'elle s'épuise plus ou moins complètement sur le système cutané, c'est aussi la circonstance de contagion qui mérite de fixer l'attention du médecin sur l'aspect et la physionomie offerts à la peau par cette maladie, dans son développement. L'idée de forme extérieure n'est ici et ne doit être, comme partout ailleurs, agrandie, ennoblie que par l'idée essentielle, fondamentale, de rapport avec l'état intérieur, avec l'idée de contagion, etc.

Dans certaines épidémies qui se caractérisent par une éruption cutanée à forme quelconque, à peu près toujours précédée de symptômes généraux précurseurs, et souvent accompagnée de symptômes plus ou moins graves qui annoncent l'influence exercée par la cause de l'épidémie sur l'ensemble de l'organisation, on peut aussi considérer cette éruption comme le résultat d'un effort excentrique, salutaire, de cette organisation pour rejeter en quelque sorte à la surface du corps, en plus ou moins grande partie, les mouvements fluxionnaires que le principe épidémique spécial a développés dans son intérieur. L'éruption cutanée appartient encore dans ces cas à la *fluxion excentrique.* Cependant il pourrait se faire que le principe épidémique exerçât son action spéciale sur la peau seulement ; dans ce cas il n'y aurait pas de symptômes précurseurs généraux, et les symptômes généraux qui surviendraient plus tard ne devraient être considérés que comme l'effet de la réaction produite par l'affection cutanée sur l'ensemble de l'économie. L'éruption cutanée se comporterait alors comme si elle appartenait à la *fluxion par cause externe.*

Lorsque, par une cause quelconque, il y a tendance aux mouvements fluxionnaires, la force vitale semble en général disposée, si aucune affection antécédente grave n'enchaîne, n'arrête cette disposition, à éviter de frapper les organes essentiels, et à faire plutôt éclater l'orage sur quelque point éloigné, sur le tissu cutané particulièrement. Souvent même, quand des circonstances qu'il est impossible de bien apprécier, font que la fluxion tend plutôt à s'épuiser sur quelque organe interne, une éruption qui paraît à la peau est comme un prélude, une menace, un avertissement pour l'observateur, relativement a ce qui est près d'arriver. Sans doute il ne faut pas se hâter de proclamer, dans tous ces phénomènes, comme dans beaucoup d'autres analogues, un but évident, positif, de la part d'un principe de vie qui veut avertir, soulager, sauver l'être vivant ; il faut se garder de tomber, sous ce rapport, dans les écarts de Vanhelmont, de Stahl, etc. ; mais il est impossible de ne pas reconnaître que, s'il est des mouvements instinctifs aveugles qui tuent, il en est d'autres, en bien plus grand nombre, dont la tendance salutaire ne saurait être niée.

Les éruptions cutanées par *fluxion excentrique* varient beaucoup en gravité, en difficulté de guérison , selon les conditions morbides générales auxquelles elles se rattachent, selon la manière brusque ou lentement, sourdement progressive dont les causes ont agi sur le système nerveux, sur le sang, sur l'ensemble de l'économie. Les éruptions cutanées dues à la pléthore sanguine, résultat d'une éruption trop abondante, de l'état de grossesse, de l'époque de l'âge critique chez la femme, d'une disposition naturelle à une assimilation prompte, à une hématose très-active, etc., sont généralement moins graves, moins difficiles à guérir que celles qui sont dues à des qualités âcres, stimulantes, irritantes du sang, résultat du long usage d'une nourriture trop succulente, trop échauffante, de viandes salées, de boissons fortes, alcoholiques, etc. Elles sont généralement plus graves quand elles sont dues à de fortes et brusques révolutions morales qui bouleversent tout-à-coup l'organisation, surtout à des affections morales tristes, concentrées, à des chagrins domestiques, à des travaux excessifs de l'esprit et du corps, à des excès vénériens, à l'habitude de la masturbation, causes qui apportent un trouble profond dans la distribution de l'innervation, tout en minant sourdement les forces de la vie.

Lorsque les causes ont agi en altérant la composition du sang, en l'appauvrissant, ce qui rend ensuite le système nerveux très-irritable et le dispose aux mouvements fluxionnaires, les éruptions cutanées dues à ces conditions morbides sont peu rebelles, quand ces conditions existent depuis peu de temps; mais elles deviennent très-difficiles à guérir , quand l'existence de ces conditions est très-ancienne.

Le traitement doit consister à faire cesser d'abord l'action de la cause première , si celle-ci existe encore, et à détruire ensuite la condition morbide que cette cause a créée dans l'organisme, condition morbide devenue inhérente à l'ensemble de cet organisme, aux liquides comme aux solides, mais se réduisant toujours en dernier ressort à un état de trouble de l'innervation qui produit la fluxion établie à la peau sous forme d'éruption cutanée. Il ne s'agit donc pas ici, comme dans la *fluxion réfléchie*, de combattre une maladie connue, constatée, d'un organe interne, ni comme dans la *fluxion déplacée*, de chercher à ramener la fluxion dans un point où elle siégeait primitivement. Il s'agit de s'adresser à un état général morbide qui peut avoir eu, qui peut avoir encore sa source principale dans une modification de la quantité ou des qualités du sang, si ce n'est dans les autres conditions dont nous avons parlé.

On remplit en général ce but, pour ce qui regarde la trop grande quantité ou les qualités stimulantes du sang, par les saignées, les boissons adoucissantes, un changemeut complet de régime, des bains, etc.; pour ce qui regarde l'appauvrissement, la perte des qualités stimulantes, plastiques du sang, par les toniques, les ferrugineux, un régime fortifiant, analeptique, en plaçant le malade au milieu de circonstances hygiéniques favorables, etc.; pour ce qui regarde l'irritation du système nerveux, par des calmants, des bains, un régime très-doux, la diète lactée, l'usage de lait d'ânesse, le repos de l'esprit, l'éloignement des violentes ou tristes affections morales, la distraction, etc.; on fait en même temps usage de toutes les ressources du traitement externe, du traitement local, dont il sera question plus tard. Pour ce qui regarde les éruptions cutanées provenant de causes épidémiques, le traitement doit être généralement antiphlogistique, calmant, ou fondé sur les indications que fournissent les complications internes accompagnant ces éruptions, ou livré d'abord à quelques tâtonnements, si aucun symptôme saillant ne se présente, et si l'expérience laissée par quelque épidémie antérieure semblable ne vient fournir aucune lumière sur ce point. Enfin, pour ce qui regarde les dispositions dartreuses générales, ou ces états généraux de la constitution qui ne peuvent être rattachés aux considérations précédentes, dans lesquels il y a ce que nous avons appelé avec le vulgaire *vice dartreux*, besoin de décharge, besoin de dépuration, etc., phénomènes que nous n'avons pu considérer, concevoir, comprendre autrement que comme des mouvements fluxionnaires, comme la fluxion revêtant diverses formes relatives souvent à la spécialité des causes qui ont produit ces états généraux, les moyens peuvent et doivent fréquemment être très-variés. C'est ici que peuvent trouver leur application, selon les cas, toutes les médications rationnelles, toutes les médications plus ou moins empiriques dirigées de tout temps contre les maladies de la peau. C'est ici qu'il faut savoir tour-à-tour faire usage :

1° Des saignées, pour modifier la quantité et souvent en même temps les qualités du sang ;

2° Des boissons dites *dépuratives*, auxquelles cependant l'empirisme a accordé une importance trop grande, comme les décoctions ou infusions de pensée, de scabieuse, de houblon, d'écorce d'orme pyramidal, de saponnaire, de douce-amère, de fumeterre, de trèfle d'eau, de cresson de fontaine, etc., ou des sirops et autres préparations renfermant des substances analogues ; de boissons acides ou alcalines pouvant à la longue modifier de la même manière la composition du sang;

3° Des dérivations ou révulsions effectuées sur les voies gastriques par des laxatifs, des purgatifs, tels que les sels neutres surtout; sur les voies urinaires, par des diurétiques, la scille et le nitrate de potasse surtout; sur la peau, par les tisanes plus ou moins composées, dites sudorifiques, par les bains de vapeur, etc.;

4° D'exutoires aux membres supérieurs ou inférieurs, pour satisfaire au besoin de décharge fluxionnaire, de déperdition de fluides;

5° Des eaux minérales naturelles prises aux sources mêmes, qui agissent dans le sens des médications précédentes, c'est-à-dire comme laxatives, purgatives, diurétiques, sudorifiques, ou selon des voies tout-à-fait inappréciables, en impressionnant plus ou moins profondément l'ensemble de la constitution, ou en vertu de principes chimiques, tels que le soufre, par exemple, qu'une classe de ces eaux minérales renferme, et qui a une action spéciale sur les maladies de la peau;

6° D'un changement complet, quand cela est possible, de régime, d'air, d'habitation, de pays, de toutes les conditions hygiéniques en un mot, pour que l'organisation, bouleversée dans toutes ses habitudes antérieures, se refasse en quelque sorte avec de nouveaux matériaux, et ne conserve plus la même manière d'être, le même vice, les mêmes besoins.

7° Enfin, dans le cas de non réussite des moyens thérapeutiques précédents, fondés, la plupart, sur des indications plus ou moins rationnelles, sur des rapports généralement faciles à saisir, il faut avoir recours, comme en désespoir de cause, à des remèdes violents, perturbateurs, modificateurs profonds de la constitution, qu'on appellera *altérants*, si l'on veut, auxquels l'expérience accorde en effet quelque efficacité dans des cas de dartres anciennes, opiniâtres, invétérées; tels sont, sous diverses formes, dans diverses préparations, l'iode, le mercure, l'or, le platine, l'antimoine, la teinture de cantharides, l'acide arsénieux ou l'arséniate de soude, de potasse, de fer, etc.

Il est bien entendu d'ailleurs que, dans l'application de tous les moyens précédents, il faut se laisser guider par la considération du tempérament, des idiosyncrasies, des antécédents du malade, des lieux, des climats, des saisons, des constitutions médicales, etc.

En un mot, c'est dans les éruptions cutanées, dans les dartres par *fluxion excentrique*, que l'on peut le plus faire usage de toutes les richesses de la thérapeutique. Un grand nombre de causes peuvent en effet modifier l'ensemble de l'organisation; et les conditions morbides plus ou moins générales qu'engendrent ces causes dans l'organisation, sont diverses. Le médecin est obligé d'adresser à ces divers états différentes ressources thérapeutiques, quelques-unes fondées sur l'observation et le raisonnement, sur des indications rationnelles, d'autres fondées seulement sur les enseignements de l'empirisme, et quelquefois démontrées spéciales contre certains états spéciaux; d'autres enfin, toujours plus ou moins violentes, perturbatrices, par voie de tâtonnements, en ne perdant jamais de vue les effets immédiats qu'elles produisent d'abord sur les organes auxquels on les adresse, de manière à ne pas déterminer, pour guérir une dartre sans danger, des désordres fâcheux et quelquefois irréparables dans des organes importants. Or, c'est malheureusement là ce qui arrive souvent sous l'influence de ces dernières ressources thérapeutiques. Un malade, par exemple, n'est ainsi guéri d'une dartre que parce qu'on lui a procuré, à la place de cette dartre, une gastro-entérite chronique, plus ou moins à craindre dans ses résultats futurs. On croit avoir détruit, on n'a que déplacé la fluxion.

CINQUIÈME CATÉGORIE.

FLUXION PAR DIATHÈSE.

Il est des maladies de la peau, la plupart très-fréquentes, qui tiennent à des dispositions, à des conditions morbides générales autres que celles dont il vient d'être question dans la *fluxion excentrique* et sur la nature desquelles il règne encore une grande obscurité. Ces maladies semblent offrir dans leur physionomie habituelle quelques traits identiques qui servent à les caractériser, et qui, en leur donnant un air de famille, permettent de les rapporter à ce qu'on appelle une diathèse. Dans l'état actuel de la science, nous n'admettons, surtout relativement aux éruptions cutanées, que quatre espèces de *diathèses :* les diathèses syphilitique, scrofuleuse, scorbutique et cancéreuse.

Ne pouvant et ne devant pas, dans un traité de ce genre, nous livrer à une discussion complète et approfondie de la grande et obscure question des diathèses, que nous ne considérons spécialement que relativement aux maladies de la peau, et un chapitre d'ailleurs étant consacré à l'exposé succinct du tableau topographique et médical des groupes d'éruptions cutanées dues à chaque diathèse, nous n'émettrons ici que quelques considérations générales, nécessaires pour le but que nous nous proposons.

D'abord, dans ce cas-ci, comme dans les cas précédents, les éruptions cutanées sont dues à un mouvement fluxionnaire, à la *fluxion* : car, quelle que soit la diathèse qui règne, syphilitique, scrofuleuse, scorbutique, ou cancéreuse, elle n'est et ne peut être constituée, si c'est une diathèse, que par un état général morbide de l'organisation, état qui se manifeste toujours de préférence sur un ou quelques-uns des systèmes ou tissus formant par leur réunion et leur mélange l'ensemble de cette organisation. Mais comment se fait-il que la totalité de ces systèmes ou de ces tissus étant nécessairement sous l'influence de la diathèse, ils ne deviennent cependant presque toujours que dans un seul point, dans une très-petite étendue, les représentants d'une disposition qui est générale, et qui semblerait par conséquent devoir se manifester sur tous leurs points, ou sur une grande étendue à la fois ? C'est ainsi que la diathèse syphilitique ne se manifeste assez souvent que par un ulcère dans la gorge ou sur toute autre partie, ou par une éruption très-circonscrite, peu étendue, sur un point quelconque de la surface du corps. Faites disparaître par des topiques seulement, si vous le pouvez, l'ulcère ou l'éruption; brûlez ou extirpez, pour être plus sûr du résultat, les parties où siégent ces affections; vous n'aurez rien gagné, et la même affection ou une affection analogue reparaîtra ailleurs. Faites la même chose pour une maladie de la peau tenant aux scrofules, au cancer, au scorbut, vous aurez le même résultat.

Ainsi, d'un côté, la puissance de production de ces phénomènes, la disposition morbide sont générales, et de l'autre, un seul point de l'économie est chargé de représenter cette puissance, cette disposition. Il faut à cet état général une représentation, quelque peu étendu que soit le point de l'économie qui en devient le théâtre (et ici il est question particulièrement de cette représentation sur la peau). Avec cette espèce de manifestation de son existence, la diathèse se trouve, pour ainsi dire, satisfaite. C'est en quelque sorte pour elle un phénomène d'expression; mais

si on le lui ôte, elle en produit un autre semblable dans le même tissu ou dans un autre
tissu plus ou moins analogue.

Il serait impossible de se rendre compte
de cette marche de la nature, si on ne réflé-
chissait que ces phénomènes d'éruptions cutanées par diathèse ne sont et ne peuvent
être dus au fond qu'à des phénomènes d'innervation, à de véritables mouvements fluxionnaires, à la *fluxion*. En effet, et nous repro-
duisons encore ici la pensée qui domine dans
tout ce qui précède, de quelque manière qu'ait
agi la cause qui a produit la diathèse, sur les
liquides d'abord ou sur les solides, elle a dû
nécessairement léser, affecter d'un trouble
quelconque le système nerveux de la vie de
nutrition. Cela ne peut se passer autrement,
puisque, chez l'homme, aucune fonction organique ou animale ne saurait avoir lieu sans
une influence quelconque de l'innervation.
Or, de là nécessairement un dérangement
dans l'ordre des mouvements, dans la distribution des forces nerveuses, d'où il ne peut
résulter que des inégalités dans la répartition
de ces mouvements et de ces forces, des concentrations de celles-ci dans quelques points
et sur la peau particulièrement, dans le cas
dont il s'agit, en un mot, de véritables fluxions

qui, poussant les fluides, quels qu'ils soient, altérés ou non, vers une partie, modifieront la circulation, les sécrétions, la nutrition dans cette partie, imprimeront ainsi un nouveau mode d'existence aux molécules organiques, et produiront enfin tous les aspects anormaux et les variétés d'aspect que présentent les éruptions cutanées.

Il est clair que tous ces phénomènes de fluxion se passant dans des tissus ou avec des liquides offrant la même disposition spéciale, anormale, due à la nature, à la manière d'agir de chaque diathèse, toutes les formes morbides qui en résulteront pourront offrir un aspect spécial, avoir un air de famille. Cependant des degrés plus ou moins intenses dans la diathèse, les différentes conditions hygiéniques au milieu desquelles on peut se trouver placé, l'influence exercée par quelque autre disposition morbide ou même par quelque maladie survenue, etc....; tout cela peut masquer jusqu'à un certain point l'aspect que prennent les formes d'une diathèse donnée et rendre incertain sur son existence.

Une observation importante à faire, c'est que, s'il y a des diathèses qui impriment généralement à l'organisation, tant qu'elles existent, une disposition anatomique et phy-

siologique reconnaissable à quelques traits
partiels ou généraux, comme cela a lieu pour
les diathèses scrofuleuse et scorbutique, les
autres diathèses laissent l'organisme, pendant
des intervalles de temps quelquefois très-
longs, jouir en apparence de la plus parfaite
santé, ne se manifestent, dans ces intervalles,
par aucune modification appréciable imprimée à cette organisation, ne sont alors qu'à
l'état latent, en puissance virtuelle en quelque
sorte. Par conséquent quand on a vu une
fois une de ces diathèses se développer d'une
manière plus ou moins intense chez un individu, on n'a la certitude ou du moins de
très-grandes probabilités qu'elle n'existe plus,
après la guérison apparente, que lorsque un
assez long espace de temps s'est écoulé, et
surtout lorsque le renouvellement des saisons, le printemps, l'automne se sont passés,
sans aucune nouvelle manifestation de sa
part.

Jetons un coup d'œil général, rapide,
relatif seulement au but que nous nous proposons, sur chacune des diathèses.

Qu'est-ce que la diathèse syphilitique? je
répondrai en partie comme j'ai déjà répondu
dans mon traité des maladies vénériennes:

Rappelons d'abord un fait général dont il

faut reconnaître et constater l'existence, quoiqu'il soit inexplicable, comme tant d'autres faits relatifs aux phénomènes de la vie : c'est que le sang imprime ses dispositions sur les solides, comme les solides impriment réciproquement leurs dispositions sur le sang; c'est qu'il peut y avoir dans le sang un germe caché, dans les solides une disposition latente pour le développement ultérieur d'une maladie déterminée, développement qui s'effectue sous l'influence de certaines circonstances, quelquefois appréciables, quelquefois difficiles à apprécier, mais hors desquelles ce germe et cette disposition sont dans l'économie, comme s'ils n'existaient pas.

Lorsque la santé est généralement bonne, lorsque aucune cause grave ne vient déranger l'équilibre des fonctions, un individu peut vivre un certain temps avec un état, une diathèse syphilitique, sans que cette diathèse se manifeste par aucun des symptômes qui lui sont propres. Ainsi un individu qui, au printemps prochain, doit présenter et présentera en effet une syphilide, des ulcères syphilitiques au gosier, des périostoses, des exostoses, etc., peut offrir actuellement les apparences de la plus belle santé. C'est l'espèce de révolution, d'effervescence, opérée par le printemps, dans les corps vivants, qui ramène alors les mouvements fluxionnaires à forme syphilitique. Toutes les circonstances capables de déranger l'équilibre des fonctions, produisent le même effet.

Mais dans les intervalles des époques où éclatent les phénomènes syphilitiques, comment la présence continuelle de la disposition, de la diathèse syphilitique, dans l'économie, ne détermine-t-elle pas sans cesse le développement de semblables phénomènes? De plus, ainsi que nous le disions tout-à-l'heure, comment un état de syphilis constitutionnelle n'est-il exprimé que par un phénomène morbide très - circonscrit, un ulcère à la gorge, par exemple, lequel, si on le guérit par un traitement simplement local, est remplacé par un autre symptôme syphilitique ailleurs, et ainsi de suite? Si cependant on admet quelque chose de spécial dans le sang, l'infection, la diathèse syphilitique ne peut être partielle; tout le sang étant altéré, les phénomènes morbides, exprimant cette altération, devraient être plus universellement répandus. Ceci ramène forcément à placer la diathèse syphilitique dans une manière d'être des solides, manière d'être qui peut passer de ceux-ci au sang, aux humeurs, aux liquides sécrétés, comme primitivement elle est passée du sang à ces mêmes solides.

C'est en effet dans les solides, dans les tissus, et plutôt dans certains tissus que dans d'autres, c'est dans les tissus formés, en dernière analyse, par le sang solidifié, imprégné par conséquent du même vice, qu'existe, que s'établit, que se perpétue la disposition syphilitique; et cette disposition, comme toutes les dispositions possibles, ne se manifeste, par des phénomènes morbides appréciables à nos sens, que de loin en loin, lorsqu'elle est réveillée par une cause quelconque de trouble agissant sur l'économie.

Si la diathèse syphilitique se trouve satisfaite, dans quelques cas, par un simple ulcère à la gorge ou ailleurs, par une légère et très-circonscrite éruption à la peau, tandis que, dans d'autres cas, elle éclate au dehors par cent ulcères semblables aux divers orifices des muqueuses, ou par des éruptions cutanées plus ou moins nombreuses, étendues, etc., cela dépend sans doute en partie de l'ancienneté de la diathèse, des racines prises par elle, de l'habitude invétérée contractée par l'économie, qui tend à répéter sans cesse des phénomènes identiques ou analogues; mais, si l'on observe bien attentivement tous ces cas, l'on voit que cela tient encore plus à quelque maladie chronique qui existe, depuis plus ou moins longtemps, indépendamment de la syphilis, et due, le plus souvent, au traitement infructueux, plus ou moins irritant, dirigé contre cette dernière. Cette maladie, par le trouble incessant qu'elle apporte dans l'innervation, dans les fonctions de certains tissus, constitue une cause incessante de mouvements vicieux, de décharges fluxionnaires sur ces tissus.

En réfléchissant donc que l'absorption du virus a lieu, dans la généralité des cas de syphilis primitive, que ce virus ainsi transporté dans l'économie, imprègne cette économie d'un vice spécial qu'elle manifestera de temps à autre, lorsqu'il n'a pas été détruit, par des phénomènes à forme généralement caractéristique, dans des points très-circonscrits de certains tissus, lesquels paraissent plus particulièrement affectés, on sera porté à conclure que cette infection du sang et des humeurs dont parlent les auteurs, depuis l'origine de la syphilis, se traduit en un état, une manière d'être du système nerveux, de certains tissus, qui, en raison de leur organisation, ont plus vivement senti l'impression syphilitique, l'impression due au contact du virus plus ou moins modifié qui leur a été apporté par le sang. Ces tissus particuliers sont le tissu muqueux, le tissu cutané, le tissu cellulaire, les tissus osseux et fibreux, le système lymphatique; mais c'est sur le tissu cutané où nous devons les étudier, où ils sont en effet très-fréquents, que les symptômes syphilitiques constitutionnels offrent les phénomènes les plus généralement caractéristiques, les formes le plus clairement révélatrices de la diathèse qui les a produits (1).

Qu'est-ce que la diathèse scrofuleuse?

Dans la diathèse dont nous venons de dire quelques mots, souvent une éruption de peu d'étendue et d'intensité, est le seul symptôme annonçant une disposition cependant générale et prête à reproduire ailleurs un signe représentatif semblable. si, spontanément, ou par le moyen de topiques, le premier venait à disparaître dans le point où il s'est d'abord manifesté. Rien de plus n'indique dans l'aspect, la physionomie du corps, qu'il y a une diathèse aussi opiniâtre, capable de produire

---

(1) Voyez, pour tout ce qui regarde ces formes, le traitement, etc., ainsi que les formes, le traitement, etc., des autres éruptions par *fluxion diathésique*, le chapitre onzième.

plus tard d'aussi fâcheux résultats. Les symptômes cutanés représentatifs peuvent même ne se reproduire que de loin en loin, aux changements de saison, par exemple, et laisser ensuite l'économie intacte en apparence, offrant tout l'extérieur d'une santé parfaite. Dans la diathèse scrofuleuse, au contraire, il y a en général une habitude du corps caractéristique bien connue, dont ce n'est pas ici le lieu de reproduire les traits.

Dans cette diathèse il n'y a pas de principe contagieux. On a différé longtemps et on diffère encore sur les véritables causes qui déterminent les scrofules. L'examen attentif de tous les faits sur lesquels ont été fondées les opinions émises là-dessus, et l'appréciation d'un grand nombre de faits dont j'ai été moi-même témoin, m'amènent à adopter l'opinion admise aujourd'hui par la très-grande généralité des praticiens, savoir que la cause la plus puissante, la plus fortement influente sur la production, le développement des scrofules, c'est l'habitation longtemps prolongée dans des lieux bas, humides, froids, mal éclairés, mal aérés.

M. Baudelocque fils, dans l'ouvrage d'ailleurs très-remarquable qu'il a publié, il y a quelques années sur cette matière (*Études sur les causes, la nature et le traitement de la maladie scrofuleuse,* 1834), ne nous paraît pas avoir fait la part exacte de ces diverses circonstances dans la production des scrofules. Ainsi, quand il attribue pour causes fondamentales à cette maladie, la privation de l'air renouvelé et de la lumière, et *peut-être* l'humidité, il n'a pas ajouté à cette dernière circonstance, surtout réunie au froid, toute l'importance qu'elle mérite.

Indépendamment des autres circonstances qu'il assigne, il est constant que l'influence prolongée de cette dernière sur les enfants même qui n'appartiennent pas à des parents scrofuleux, produit à la longue chez eux cette diathèse. Nous pouvons nous en convaincre dans le pays que nous habitons ; et d'ailleurs, en jetant un coup-d'œil sur les différents pays où ces conditions règnent d'une manière plus continue et plus intense, la vérité de cette proposition paraît hors de doute. Il semble aussi que cet auteur n'a pas assigné un assez grand rôle à l'hérédité dont l'influence a frappé, dans tous les temps, l'attention de beaucoup de médecins ; l'hérédité est bien certainement capable par elle-même, indépendamment de l'action ultérieure d'aucune cause occasionnelle ou déterminante, de donner lieu au développement des scrofules chez les individus nés de parents scrofuleux, et cette hérédité même n'est pas toujours directe, comme l'observe surtout M. Lugol, c'est-à-dire, que d'un père scrofuleux, peuvent naître des enfants sains, ou ne présentant toute leur vie aucun des signes de la maladie de leur père; mais ceux-ci auront des enfants qui, tous ou quelques-uns seulement, présenteront les scrofules.

Un assez grand nombre de faits bien sérieusement examinés dont nous avons été témoin, nous portent à admettre que la syphilis elle-même, en passant du père aux enfants, et en perdant une partie de sa physionomie primitive, produit réellement dans le système lymphatique, dans les sécrétions et dans les phénomènes de la nutrition, des altérations semblables à celles qui forment quelques-uns des traits principaux des scrofules, comme déjà quelques auteurs l'avaient annoncé.

De tout ce qu'on a dit sur les circonstances d'âge, de sexe, de tempérament, qui se montrent le plus favorables au développement des scrofules, ce qu'il y a de plus positif, c'est l'influence de l'âge sur ce développement. Ainsi c'est de 2 à 3 ans à l'âge de la puberté, qu'il a le plus généralement lieu. Il est douteux que le sexe ait là-dessus quelque influence, et relativement au tempérament, quoiqu'on ait signalé surtout le tempérament lymphatique comme le plus favorable aux scrofules, il est certain que cette maladie peut coïncider et coïncide en effet assez fréquemment avec l'existence des autres tempéraments.

Quant à la nature de l'affection qui constitue les scrofules, je ne fais que rappeler ici l'idée déjà très-ancienne de la *pituite épaisse* fixée sur les ganglions lymphatiques, les idées d'un principe *acide*, d'un vice spécial de la lymphe, celle de l'atonie radicale du système lymphatique qui n'a pas manqué de partisans parmi des médecins célèbres; celle au contraire de l'irritabilité augmentée de ce système, soutenue par Girtanner, Broussais, etc. Bordeu avait regardé les scrofules comme un vice de la nutrition, comme une altération générale du suc nourricier. M. Lepelletier rapporte aussi cette maladie à une altération de la nutrition d'où résulte nécessairement un défaut d'élaboration vitale, un vice d'animalisation, un véritable étiolement dans tous les tissus organiques; ces dernières idées se rapprochent probablement de la vérité. Quant à moi, je cherche à me faire une idée de ce qui se passe dans le système lymphatique, lors du développement des scrofules, par les considérations suivantes :

Les engorgements lymphatiques, qui constituent l'un des traits les plus saillants de la physionomie des scrofuleux, annoncent le rôle important que le système lymphatique joue dans la nutrition, quoique, à vrai dire, on ne sache encore rien de bien positif sur le genre d'opérations qui constitue ce rôle. Dans l'hypothèse certainement bien admissible où le système lymphatique serait chargé de recueillir la plus grande partie des matériaux qui proviennent, soit du dehors par l'absorption de la peau, soit de toutes les parties du corps, comme les résidus des exhalations, sécrétions, des phénomènes de la nutrition, il semble qu'il faudrait aussi le regarder comme chargé d'élaborer, d'animaliser, de préparer à la sanguification tous ces matériaux, et c'est dans les ganglions lymphatiques particulièrement que ce travail aurait lieu. Le système lymphatique serait ainsi, par ses ganglions, comme un système général d'assimilation, une espèce de fabrique de sucs nourriciers, auxquels il ne manquerait plus que l'assimilation pulmonaire, pour devenir sang, chair coulante et substance même des organes. Or, si les matériaux que le système lymphatique recueille ainsi de tous côtés, sont plus ou moins viciés, comme, par exemple, lorsque le contact prolongé du froid humide, en s'opposant au libre exercice de la transpiration liquide ou gazéiforme, empêche l'expulsion au dehors de matériaux excrémentiels destinés à être rejetés, il est probable qu'il y aura de la part des ganglions lymphatiques, un travail d'élaboration plus grand, plus actif, plus pénible, qui amènera la grande fréquence de fluxions, de congestions, d'engorgements que l'on remarque dans ces ganglions. C'est ainsi, par exemple, que des substances réfractaires à la digestion exigent de la part de l'estomac un travail plus fatigant, qui finit par déterminer, dans cet organe, des mouvements fluxionnaires, de l'inflammation et toutes les altérations dans les tissus qui peuvent en être la suite.

De cette manière, les liquides ayant commencé par être altérés, les solides le deviennent ensuite, et une fois ces dispositions, ces habitudes morbides acquises, de la part du système lymphatique, elles peuvent seules, par hérédité, passer aux enfants. Chez plusieurs enfants, en effet, malgré les meilleures conditions relativement à l'air, à la lumière, etc., au milieu desquelles on les place, malgré les matériaux les plus purs fournis à l'élaboration du poumon, à l'hématose, ce qui doit empêcher la viciation des liquides, on voit des engorgements dans les ganglions lymphatiques de diverses parties du corps, et quelquefois dans un très-petit nombre de ces ganglions, attester seuls l'état morbide qui leur a été transmis par leurs parents.

L'aspect, les symptômes offerts par ces enfants entièrement semblables à ceux qu'offrent les enfants devenant actuellement scrofuleux sous l'influence des circonstances dont nous avons parlé, on les observe aussi dans d'autres cas ; par exemple, on voit chez des enfants nés de parents non scrofuleux, le séjour même peu prolongé dans une habitation humide, le décubitus sur une terre mouillée, l'immersion brusque du corps dans l'eau froide, pendant qu'il existait une transpiration ou fébrile ou normale, déterminer des engorgements dans les ganglions lymphatiques, des altérations dans les sécrétions, et plus tard, des abcès froids, des gonflements chroniques dans les os, des tumeurs blanches, etc.; et tout cela a lieu, quoique ces enfants vivent avec l'air le plus renouvelé, la lumière la plus vive, et la nourriture la plus saine. Il semble aussi alors que l'acte sécrétoire et excrétoire, l'espèce d'acte de dépuration qui s'opère habituellement à la surface du corps, ayant été arrêté ou perverti par l'influence du froid humide, les matériaux viciés qu'aucun autre organe sécrétoire n'expulse, sont soumis à l'action du système lymphatique, lequel, en proie ainsi, tout-à-coup, à un travail extraordinaire, à un travail anormal, surtout dans ses ganglions, se laisse plus ou moins congestionner, engorger, selon les prédispositions natives ou acquises.

On voit encore des enfants appartenant à des parents sains, chez lesquels la soustraction subite, par une cause quelconque, d'écoulement, de flux de diverses sortes, existant surtout à la tête, est suivie parfois également d'engorgements des ganglions lymphatiques du col principalement, d'écoulements muqueux, de gonflement des os, etc., et ces phénomènes peuvent s'expliquer de la même manière, en admettant que, quelle que soit la cause de ces écoulements et de ces flux, ils constituent un phénomène en général favorable à la santé et comme une sorte de dépuration de l'économie. Alors l'obstacle apporté à ces phénomènes de dépuration a fait naître, chez ces enfants, des accidents semblables à

ceux que présentent les scrofuleux, c'est-
à-dire un travail morbide dans le système
lymphatique, semblable à celui qui s'y effec-
tuait, lorsque les résidus excrémentiels de la
transpiration liquide ou vaporeuse ne pouvaient être expulsés par la peau et ne pouvaient
trouver, par d'autres appareils sécréteurs et
excréteurs, une voie naturelle d'évacuation.

Quoi qu'il en soit, les scrofules éclatent en
éruptions cutanées plutôt chez certains scrofuleux que chez d'autres, ce qui dépend de
l'irritabilité, de l'activité habituelle organique
du tissu cutané. Au reste, et c'est toujours la
conclusion à laquelle je veux arriver, dans la
diathèse scrofuleuse, comme dans la diathèse
syphilitique, comme dans toutes les diathèses
possibles, la cause qui produit la diathèse
doit porter nécessairement son action sur le
système nerveux qui préside à la vie de
nutrition; et par conséquent, en répétant le
raisonnement émis précédemment, il est clair
que les éruptions cutanées doivent paraître
également sous l'influence d'une fluxion à
laquelle il faut encore donner le nom de
fluxion par diathèse.

Qu'est-ce que la diathèse cancéreuse?

Ici plus que partout ailleurs tout est dans
la plus profonde obscurité, et j'ai, dans ces

généralités, fort peu de chose à dire là dessus. Plusieurs auteurs ont établi, et l'on peut en effet établir une diathèse cancéreuse, quoique les avis aient différé et diffèrent encore à ce sujet. Il y en a qui ont joué sur les mots *diathèse* et *cachexie*, en se livrant à des discussions à l'infini.

Ou il y a dans l'économie une disposition morbide, d'après laquelle la fluxion à la peau prend plutôt le caractère cancéreux qu'un autre, ou il n'y a pas de semblable disposition. Si elle existe, des causes occasionnelles venant à agir, elle peut aussi bien produire, sans changer de nature, vingt affections cancéreuses qu'une seule. L'absorption du pus d'un ulcère cancéreux ne fera qu'augmenter cette disposition. Que le corps soit, dans ce cas, plus fortement imprégné de cette disposition, de ce vice, cela n'est pas douteux. Qu'il y ait réaction sur toute l'économie, altération particulière du teint, amaigrissement, débilité universelle, fièvre hectique, etc., cela est encore très-juste; mais appeler cet état avancé *cachexie*, et avoir recours ainsi à un autre terme pour désigner la dernière scène d'un drame dû à l'influence de la diathèse, c'est exprimer simplement par une différence de mots une différence de degrés. Alors il suffit de s'entendre, et l'on pourrait, si l'on voulait, appeler *cachexie* l'agonie d'un certain nombre de maladies.

Quelques anciens croyaient donner à ce mot une acception plus positive et indépendante, lorsqu'ils désignaient ainsi une altération, une viciation des humeurs. L'embarras était de dire en quoi consistait cette altération. Cela ne serait pas plus facile à démontrer, relativement aux solides.

On a bien remarqué et écrit que presque toujours le cancer se développe dans l'âge mûr ou dans la vieillesse, que les femmes en étaient principalement atteintes à l'âge critique; qu'on l'observe surtout chez les gens à tempérament nerveux, à dispositions mélancoliques, à idiosyncrasie bilieuse (quoique dans les pays froids et humides, comme Lyon par exemple, on l'observe tout aussi souvent pour le moins chez les gens à tempérament lymphatique ou lymphatique sanguin et peu nerveux); qu'il peut se transmettre héréditairement; qu'il n'est pas contagieux; que les causes externes ne paraissent avoir d'efficacité pour le faire naître, qu'en développant la disposition à cette maladie existant antérieurement; que les affections morales tristes paraissaient favoriser cette disposition; mais voilà tout, et, hors de ces données très-vagues, tout est problème inextricable.

Ce n'est pas que les hypothèses aient manqué. Quoi qu'il en soit de ces hypothèses; qu'on admette la diathèse cancéreuse dans tous les cas ou dans une partie des cas seulement où un tissu malade, la peau comme un autre, prend le caractère cancéreux; quelle que soit l'opinion qu'on se forme sur la nature des causes propres à engendrer la diathèse cancéreuse, sur le rapport établi par quelques-uns entre les scrofules et le cancer, etc., etc., il me suffit de constater ici que, sous l'influence de cette disposition, le système nerveux offre une tendance à des mouvements fluxionnaires vers la peau, qui, sous la forme principalement de petites tumeurs (tubercules) et d'ulcères, tendent à revêtir plus ou moins promptement le caractère funeste du cancer, sans l'intervention d'aucune cause externe, et que par conséquent il peut y avoir des éruptions cutanées dues à la fluxion par *diathèse cancéreuse.*

Qu'est-ce que la diathèse scorbutique?

Ici on saisit mieux que dans les diathèses précédentes, je ne dis pas la nature de l'altération, mais l'enchaînement entre la manière d'agir des causes et les effets qu'elles produisent. Les causes sous l'influence desquelles on a généralement remarqué que le scorbut se manifestait, sont certainement de nature à débiliter l'organisation ; mais il paraît que le premier et le principal effet de ces causes est d'altérer la composition du sang, ce qui porte secondairement une atteinte profonde à l'innervation, de la part surtout du système nerveux de la vie organique, de la vie de nutrition ; car la portion du système nerveux consacré aux fonctions intellectuelles, à l'exercice des organes des sens, paraît généralement peu affectée. Il ne faudrait pas affirmer cependant que c'est toujours par une altération du sang que commence l'action des causes du scorbut. Elles sont certainement de nature aussi à agir primitivement comme dépressives des forces du système nerveux, et l'altération du sang peut n'être que secondaire.

En effet, quelles sont ces causes ? En résumant tout ce qui a été dit de plus raisonnable là dessus (car je répète que ce n'est pas une histoire complète des diathèses que j'ai à tracer ici), l'on s'accorde généralement à regarder comme causes du scorbut l'humidité de l'air, les affections tristes de l'âme, la trop longue privation de végétaux frais, l'usage d'eaux corrompues, d'aliments de mauvaise nature, une alimentation point variée, trop exclusive, etc. Ce sont là les causes qui déterminent le scorbut, lorsqu'un grand nombre d'individus en sont affectés à la fois, en quelque sorte d'une manière épidémique, comme dans les cas où on l'a observé régnant dans les vaisseaux, dans les camps, dans les grands hôpitaux ; mais bien d'autres causes débilitantes, comme une alimentation insuffisante, les fatigues excessives du corps, les excès de tous les genres, toute maladie grave ou longue, les fièvres intermittentes, les fortes hémorrhagies qui sont ainsi cause et effet de la maladie, les pertes abondantes, etc., peuvent le déterminer d'une manière isolée, sporadiquement en quelque sorte, et c'est dans ces cas surtout qu'on observe la maladie de la peau, qui paraît généralement se rattacher à un véritable scorbut, le *morbus maculosus* de Werloff.

Or, l'existence d'une ou de plusieurs, ou de l'ensemble même des causes précédentes, peut bien se présenter sans que le scorbut en résulte, et simplement avec la production des autres effets que déterminent bien plus fréquemment les causes débilitantes. Il y a là quelque condition de développement que nous ne saurions apprécier, à cause de l'ignorance profonde où nous sommes sur le vrai mécanisme de la nutrition. Quant à la nature de l'altération que présente le sang dans le scorbut, il n'y a rien que de très-vague là dessus, et je ne m'en occuperai pas.

Ce qu'il me suffit de constater ici, en considérant, comme je dois principalement le faire, la diathèse scorbutique dans ses rapports avec les maladies de la peau, c'est non pas seulement, ce qui a déjà été remarqué par les auteurs, une différence entre ce qu'on appelle le *scorbut froid*, c'est-à-dire le scorbut sans réaction, ou du moins avec une réaction faible, peu sensible, et le scorbut avec symptômes de réaction, ce qu'on a appelé *scorbut chaud;* mais encore, ce qui n'a pas été suffisamment apprécié, l'influence des conditions organiques où se trouvait le malade, antérieurement à l'invasion du scorbut, sur la manifestation de symptômes de réaction, à la peau comme ailleurs. Or, de quelques faits dont j'ai été témoin, je serais porté à conclure que, lorsque les causes capables de produire le scorbut agiront sur des individus très-irritables, sujets auparavant à des mouvements fluxionnaires à forme quelconque sur le tissu cutané, les taches sanguines qui se présenteront sur ce tissu, lors même qu'il n'y aurait pas de fièvre, à plus forte raison quand il y aura de la fièvre, se rattacheront généralement à de véritables phénomènes de réaction, de *fluxion*, et plus particulièrement à la *maladie tachetée hémorrhagique de Werloff*. Dans les autres cas, les taches sanguines pourront généralement être regardées comme des extravasations partielles du sang, analogues à celles qui ont lieu dans les autres tissus, et que l'on peut rapporter au défaut de cohésion des solides, à la fluidité, au défaut de plasticité du sang caractérisant, en général, le scorbut.

SIXIÈME CATÉGORIE.

FLUXION IDIOPATHIQUE.

Les éruptions cutanées peuvent tenir à une disposition morbide propre à la peau seulement, inhérente à ce tissu, sans liaison avec aucune condition morbide se rattachant à ce qui se passe dans le reste de l'économie. Elles peuvent ainsi constituer ce qu'on appelle une maladie *idiopathique*. Si, par exemple, un individu a été pendant très-longtemps affecté d'une dartre tenant à l'une des conditions morbides internes que nous avons examinées dans les catégories précédentes, la peau de cet individu ayant acquis l'habitude de cette fluxion, il pourra par la génération transmettre cette dernière disposition seulement à ses enfants, indépendamment des conditions morbides internes auxquelles la dartre se rattachait chez lui ; ceux-ci seront ainsi à un âge quelconque, souvent même dans l'enfance, affectés d'une dartre qui ne paraîtra née sous l'influence d'aucune cause appréciable, qui se développera au milieu des apparences de la meilleure santé, dont l'amélioration ou la disparition momentanée sous l'influence d'un traitement simplement local ne sera suivie d'aucun trouble dans la santé et qui ne sera par conséquent chez ces enfants qu'une maladie uniquement locale, une maladie due à la *fluxion idiopathique*. On pourrait dire alors avec quelque apparence de raison qu'il existe un *vice dartreux*, pourvu qu'on n'entende par là qu'une disposition morbide tout-à-fait locale.

C'est encore ainsi qu'une éruption cutanée, née d'abord sous l'influence d'une cause externe ou interne connue, peut, si cette éruption dure longtemps, malgré la cessation de la cause ou des conditions morbides qui l'avaient déterminée et l'entretenaient, persévérer comme une habitude acquise à la peau, et devenir une maladie cutanée idiopathique sans liaison avec aucune autre espèce de dérangement dans l'économie ; on voit , par exemple, fréquemment la gale , résultat d'abord d'une cause externe , de l'irritation déterminée par un insecte, lorsqu'on l'a gardée trop longtemps sans la traiter , ou lorsqu'on l'a exaspérée par des remèdes plus ou moins violents qui ont pu détruire les insectes, sans détruire ou en augmentant au contraire l'irritation due primitivement à leur présence , on voit , dis-je , fréquemment cette gale laisser à la peau une habitude de fluxion permanente ou intermittente, à forme vésiculeuse ou puro-vésiculeuse ou papuleuse, etc., sans liaison d'ailleurs avec aucune autre circonstance morbide dans l'organisation , et qui peut véritablement finir par devenir une dartre idiopathique.

La même chose arrive , si une éruption cutanée ayant duré longtemps, a déterminé une telle altération des tissus, un tel changement organique dans la partie affectée, que cette partie tend , par le seul fait de cette altération profonde , à persévérer dans son affection , à conserver l'impulsion vicieuse imprimée aux propriétés de la vie nutritive, à vivre en quelque sorte d'une vie anormale , avec des lois qui lui sont propres, comparable en cela jusqu'à un certain point à un parasite qui aurait été implanté dans la peau.

Lorsque la peau est le tissu proportionnellement le plus irritable chez un individu, toutes les causes d'excitation qui agissent d'une manière plus ou moins constante, réitérée sur l'organisation, portent principalement ou uniquement leur action sur ce tissu, et celui-ci finit par contracter et par conserver une habitude opiniâtre de la fluxion, qui sous une forme quelconque, vésiculeuse ou puro - vésiculeuse , ou papuleuse , ou squammeuse, etc., devient encore une dartre idiopathique, ne se rattachant à aucune disposition, à aucune circonstance dans l'organisation, autre que l'irritabilité de la peau elle-même, irritabilité qui a fait de ce tissu l'unique siége de la fluxion.

Il est encore certaines maladies de la peau qui naissent spontanément dans ce tissu, sans se rattacher ni à aucune cause externe, ni à aucune condition morbide interne , qui quelquefois, après avoir acquis un certain degré d'intensité ou après être restées assez longtemps stationnaires, disparaissent , comme elles avaient paru, sans cause connue ; qui d'autres fois durent toute la vie. Tels sont les cas de beaucoup de verrues et d'autre végétations, de certains *acnés* chez les jeunes gens et les adultes, les cas de quelques dartres rongeantes, de la plupart des ichtyoses, de certains *nævus* vasculaires héréditaires, etc. Le *favus* quand il a été contracté par contagion, quoique provenant primitivement alors d'une cause externe, peut être ensuite considéré, ainsi que nous l'avons déjà dit, lorsque le germe contagieux déposé dans la peau a suscité la réaction à forme spéciale qui caractérise cette maladie, comme une maladie propre uniquement à la peau, une maladie cutanée idiopathique; ce qui n'empêche pas d'ailleurs que le *favus* ne puisse, de même que la teigne muqueuse, naître sous l'influence de diverses conditions morbides internes, comme nous le verrons en traçant l'histoire de cette maladie.

Enfin, toutes les fois qu'après avoir attentivement examiné toutes les circonstances antécédentes et actuelles offertes par le malade, on ne pourra rattacher l'éruption cutanée à aucun des ordres de considérations dans lesquelles nous sommes entrés, en parcourant les diverses catégories de *fluxion* auxquelles cette éruption peut appartenir, il faudra la regarder comme une maladie tout-à-fait propre à la peau seulement, si elle n'est pas entretenue d'ailleurs par une simple cause externe, comme une maladie rentrant dans la catégorie de la *fluxion idiopathique* dont il est question maintenant. Mais, disons-le hautement, la plupart des cas simples que nous venons de poser, comme appartenant uniquement à la *fluxion idiopathique*, se réalisent bien plus rarement qu'on ne serait d'abord porté à le penser dans la pratique médicale, et il ne faut pas trop se hâter, faute d'un examen suffisant, de proclamer, comme on le fait si souvent, qu'une maladie de la peau est survenue SANS CAUSE CONNUE; car de là résultent dans le traitement des tâtonnements souvent funestes au malade. Il s'agit ici de modifier uniquement la peau en proie à un mode vicieux de nutrition.

Soumettez un individu affecté d'une éruption cutanée, d'une dartre véritablement idiopathique, à des saignées, à un traitement antiphlogistique, à des révulsifs purgatifs ou autres, à tout ce qu'on appelle altérants, fondants, dépuratifs, et vous n'obtiendrez aucun résultat curatif pour la maladie de la peau. Cependant pour les cas difficiles où, après des recherches exactes, on resterait encore dans l'incertitude si l'éruption cutanée, au lieu d'être véritablement idiopathique, ne tiendrait pas à quelque état général difficile à apprécier de l'organisation, on peut essayer, après avoir employé ou tout en employant le traitement local ordinaire, de faire usage, comme dans les éruptions cutanées par *fluxion excentrique*, de saignées, de dérivatifs laxatifs, purgatifs, diurétiques, de sucs d'herbes fraîches, de boissons amères, etc.; mais, en général, il faudra s'adresser uniquement à la peau, et l'on pourra réussir de l'une des trois manières suivantes :

1° Basez-vous prémièrement sur de simples considérations physiologico-pathologiques; cherchez à régulariser, ou plutôt à activer fortement, à exagérer en quelque sorte les fonctions perspiratoires de la peau, la transpiration, à épuiser dans cette exagération l'activité vitale vicieusement concentrée dans une seule portion, quelquefois très-peu étendue du tissu cutané où elle produit la dartre, à échanger ainsi un mode pathologique contre l'exagération plus ou moins longtemps entretenue d'un mode physiologique, d'une fonction naturelle ; or, vous pourrez obtenir souvent ce résultat avec des bains et douches de vapeur simple, ou émolliente, ou aromatique, avec des bains et douches de vapeur sulfureuse, et ceux-ci seront généralement plus efficaces, à moins qu'il n'y ait beaucoup d'irritation à la peau, comme unissant à leurs vertus excitantes sudorifiques leurs vertus spéciales sur les maladies de ce tissu; avec l'usage surtout des eaux minérales naturelles, sulfureuses, thermales, ainsi que de la plupart des eaux salines thermales administrées à l'extérieur.

2° Coupez, extirpez, brûlez, détruisez complètement toute la partie de la peau affectée, si cela est possible, et, comme la maladie de la peau est locale, idiopathique, vous n'avez pas à craindre qu'une affection analogue se reproduise ailleurs. Or, c'est ce que vous pourrez obtenir pour quelques cas de dartre rongeante, de tubercules dégénérés, de verrues, de végétations, de favus, de dartres peu étendues, convenablement circonscrites; et alors il faudra choisir, selon les cas, si c'est à la cautérisation qu'on a recours, des caustiques tels que la teinture caustique d'iode, le nitrate acide de mercure, le nitrate d'argent, le beurre d'antimoine, la potasse caustique, la potasse de Vienne, les poudres ou pommades arsénicales, mais surtout la pâte caustique de Canquoin, etc.

3° Si l'empirisme, l'observation, l'expérience vous ont fourni quelques substances qui paraissent avoir une action spéciale, favorable sur les maladies de la peau, il faut en faire usage en lotions, en bains, en frictions, en applications. Parmi les médicaments appliqués de cette manière, le plus fréquemment employé et le plus généralement indiqué, lorsque d'ailleurs l'éruption cutanée ne s'accompagne pas de trop d'irritation, d'inflammation, c'est le soufre; mais, selon les cas particuliers, bien d'autres substances montrent une action favorable sur les maladies cutanées : telles sont l'iode et encore mieux l'iodure de soufre, diverses préparations mercurielles, le goudron, la suie, le charbon végétal, les sulfures et sous-carbonate de potasse, de soude, etc., etc.

L'expérience paraissant apprendre aussi que certaines substances, quoique prises à l'intérieur, avaient une action assez énergique dans quelques cas sur les maladies de la peau, vous pouvez également en faire usage de cette manière, mais avec la plus grande réserve, et après avoir bien examiné la susceptibilité des organes, car ces substances sont très-violentes et peuvent devenir de véritables poisons ; tels sont les préparations d'or, les antimoniaux et notamment le sulfure d'antimoine, la teinture de cantharides, les arsénicaux et notamment l'acide arsénieux, les arséniates de soude, de potasse, de fer, etc. Toutes ces substances, mais surtout les précédentes qui en applications extérieures sont d'un usage bien plus fréquent et souvent très-avantageux, agissent probablement en opposant à un mode pathologique un autre mode pathologique différent, mais, comme l'expérience le prouve, capable de modifier favorablement le premier, ou bien, si l'on veut, capable de substituer au premier mode pathologique un autre mode pathologique plus facile à guérir spontanément ou par les ressources de l'art, en offrant ainsi l'exemple de ce que M. Trousseau appelle *médication irritante substitutive*.

C'est pour remplir le même but qu'on a recours quelquefois, et que j'ai recours moi-même, dans presque tous les cas de dartres dès l'origine idiopathiques ou réduites à n'être plus qu'idiopathiques, à l'application de vésicatoires sur la dartre même, après avoir d'ailleurs convenablement fait tomber les croûtes ou les écailles, s'il y en a; mais j'ai donné à cette méthode une très-grande efficacité à laquelle j'ai dû des cures remarquables et fréquentes, en pansant les surfaces dénudées par les vésicatoires avec une pommade caustique composée d'axonge et d'une dose plus ou moins forte de nitrate d'argent. Par tous ces différents moyens on imite en quelque sorte la nature, qui nous montre des phénomènes semblables d'une éruption nouvellement survenue sur une partie de la surface de la peau où existait déjà une éruption plus ou moins ancienne, améliorant ou guérissant complètement cette dernière. Ainsi l'on connaît les faits de petite vérole, de rougeole, d'érysipèle, etc., où ces éruptions cutanées survenues sur les portions de la peau affectées antérieurement de dartres plus ou moins anciennes, ont singulièrement amélioré et quelquefois radicalement guéri ces dartres.

SEPTIÈME CATÉGORIE.

FLUXION COMPLEXE.

Lorsqu'une éruption cutanée s'est développée sous l'influence de l'une des causes ou conditions morbides dont il vient d'être question, il est fréquent, quand cette éruption dure longtemps surtout, de voir d'autres causes, d'autres conditions morbides venir

joindre leur influence à celle des précédentes,
pour entretenir, exaspérer, prolonger cette
maladie. Souvent cette complication n'est
que le résultat des remèdes contraires,
intempestifs, pris par le malade. Ainsi, un
individu ayant la peau irritable est atteint
d'une éruption cutanée à forme quelconque
à la suite d'une révolution morale. Il prend
pour guérir cette éruption des remèdes
toniques ou purgatifs ou autres plus ou
moins violents. Ces remèdes ne réussissant
pas, il n'en résulte qu'une irritation ou inflammation gastro-intestinale, dont la réaction
sur la peau tend à augmenter ou à faire persévérer la maladie cutanée. Des hémorrhoïdes
ou autres flux habituels auxquels le malade
était sujet venant à se déranger, à diminuer
ou à cesser même par l'effet de la perturbation
due aux médications précédentes, il y a
déplacement de la fluxion habituelle qui
s'ajoute à celle dont les voies gastriques ou
la peau sont déjà le siége, ce qui tend
encore à exaspérer ou à prolonger indéfiniment l'éruption cutanée. Enfin cet individu
exerce un état dans lequel la surface ou quelques parties de la surface du corps sont constamment exposées à l'action d'une cause irritante, d'une forte chaleur, par exemple ; il

est verrier, boulanger, forgeur, etc.; et la peau chez lui qui était faite à l'action de cette cause irritante externe, quand elle était dans l'état normal, ne peut plus supporter cette action sans en être lésée depuis qu'elle est malade.

Il y a ainsi chez cet individu plusieurs causes ou conditions morbides, dont l'une, la révolution morale, a donné primitivement lieu à l'éruption cutanée, et a peut-être laissé dans le système nerveux, dans l'ensemble de l'organisation, une irritabilité anormale qui n'est pas encore guérie; dont les autres, l'irritation ou inflammation gastro-intestinale, la suppresion du flux hémorrhoïdal ou de tout autre flux habituel ou de toute autre fluxion à forme quelconque également habituelle, et enfin l'action irritante du feu, sont venues successivement apporter leur influence pour entretenir l'éruption cutanée. Il y a donc dans ce fait à la fois:

1° *Fluxion excentrique*, effet de la révolution morale; 2° *fluxion réfléchie*, effet sympathique de l'irritation ou inflammation gastro-intestinale; 3° *fluxion déplacée*, effet du dérangement, de la suppression du flux hémorrhoïdal, etc.; 4° *fluxion par cause externe*, effet de l'action irritante du feu.

Le plus simple examen de cette combinaison de causes ou conditions morbides indique facilement que pour guérir l'éruption cutanée, il faut : 1° faire cesser momentanément l'action irritante de la cause externe, du feu ; 2° rétablir le flux hémorrhoïdal ; 3° guérir l'irritation ou inflammation gastro-intestinale ; 4° combattre l'irritabilité générale du système nerveux.

Il faut du reste que les moyens thérapeutiques par lesquels on cherche à remplir chaque indication, à détruire chaque condition morbide, ne tendent pas à donner plus d'intensité aux autres conditions morbides existant encore dans l'organisation. Ainsi, par exemple, des sangsues à l'anus, des bains de siége qui peuvent rétablir le flux hémorrhoïdal, non seulement ne sont pas contraires à l'irritation ou inflammation gastro-intestinale, mais peuvent même la soulager ou la guérir, tandis que des purgatifs aloétiques ou autres, exaspéreraient cette dernière, tout en tendant à rétablir le premier flux, ou encore, par le fait de cette exaspération même, empêcheraient plutôt le rétablissement du flux hémorrhoïdal que dans d'autres circonstances ils effectuent facilement.

Second exemple : Une femme, pour s'être

mouillée, pour avoir reçu l'action d'un froid intense et subit, au moment où elle avait ses règles, éprouve un dérangement, une diminution, une suppression de ce flux si essentiel, chez le plus grand nombre de femmes, à la santé. Pendant quelque temps elle présente des indispositions tantôt d'un côté, tantôt d'un autre, sans que la fluxion, ainsi mobile, s'établisse d'une manière permanente sur aucun organe. Sur ces entrefaites cette femme contracte la gale, qui offre bientôt des phénomènes intenses de réaction, parce que la fluxion, mobile jusqu'alors, appelée sur la peau, s'y est définitivement fixée. Pendant qu'on traite cette gale, qui persévère tant que le flux menstruel n'est pas rétabli, cette femme contracte une maladie vénérienne. On lui administre alors un traitement interne mercuriel qui, trouvant l'organisation mal disposée, ne fait qu'enflammer les voies gastriques, sans exercer aucune action sur le mal vénérien. Les voies gastriques enflammées réagissent sur la peau, et entretiennent de leur côté sympathiquement l'éruption cutanée. La syphilis primitive, non modifiée convenablement ou mal éteinte, devient constitutionnelle, et la fluxion diathésique qu'elle engendre à son tour se porte de préférence à la peau qui est déjà, depuis plus ou moins de temps, le théâtre permanent d'une direction vicieuse des forces de la vie. Cette fluxion diathésique peut ajouter à l'éruption qui existe déjà une éruption à forme spéciale, une syphilide; mais souvent elle ne fait que compliquer l'éruption qui existe déjà, en lui donnant plus d'intensité et quelquefois un aspect particulier.

Enfin, cette femme exerce un état dans lequel quelques parties affectées de la peau sont habituellement exposées à l'action de causes irritantes : elle est blanchisseuse, cuisinière, etc., ou bien cet état qui lui convenait auparavant est devenu, dans les nouvelles circonstances où elle se trouve, contraire à la guérison d'une ou de quelques-unes des conditions morbides qui se sont développées dans l'organisation ; elle ne fait pas assez d'exercice, elle est placée dans des conditions hygiéniques devenues actuellement mauvaises pour elle, etc.

Cependant, les insectes de la gale qui sont la première cause, externe, contagieuse de l'éruption cutanée, ont pu, sous l'influence des premiers remèdes externes, être entièrement détruits; mais l'éruption cutanée persévère, devient une dartre, sous forme, par exemple, d'éruption *érythémato-vésiculeuse groupée* (eczema), entretenue par l'action combinée des diverses conditions morbides cutanées dont nous avons parlé.

C'est là une éruption cutanée par *fluxion complexe* assez compliquée. Ce fait se rapporte à la fois à plusieurs catégories de *fluxion;* en les énumérant d'après leur ordre d'apparition, ou plutôt d'influence, relativement à l'éruption cutanée, nous trouvons :

1° *Fluxion par cause externe*, par effet de la gale communiquée ;

2° *Fluxion déplacée*, par effet du dérangement, de la diminution, de la suppression des menstrues, car l'état fluxionnaire mobile qui s'était développé dans l'organisation à la suite de cet accident, ne s'est établi définitivement sur la peau qu'après l'appel fait à la fluxion sur ce tissu par la cause contagieuse de la gale ;

3° *Fluxion réfléchie*, par effet de l'inflammation gastrique ou gastro-intestinale, suite de l'administration du traitement mercuriel, réagissant sympathiquement sur la peau ;

4° *Fluxion par diathèse*, par effet des mouvements fluxionnaires que la diathèse syphilitique fait naître dans l'économie et qui, se portant ordinairement de préférence sur certains tissus, quand ce sont surtout les plus irritables ou les plus soumis actuellement à des causes d'irritation, ont dû, dans ce cas ci, se porter de préférence à la peau;

5° Enfin encore *fluxion par cause externe*, effet de l'état exercé par la malade, quelques parties affectées de la peau se trouvant souvent exposées à l'action d'une cause externe plus ou moins irritante. Cette dernière cause agit seule maintenant comme cause externe, et peut ainsi contribuer à entretenir l'éruption cutanée; car la première cause externe à laquelle a été due primitivement cette éruption, c'est-à-dire, la présence sur la peau des insectes de la gale, est supposée actuellement détruite sous l'influence des premières médications locales.

Les indications à remplir sont encore ici faciles à saisir. Il faut s'adresser, 1° à la *fluxion par cause externe*, c'est-à-dire faire cesser, si cela est possible, l'action de la cause externe qui tient à l'état exercé par la malade, et soumettre celle-ci à des conditions hygiéniques plus en rapport avec la maladie; 2° à la *fluxion réfléchie*, en guérissant l'inflammation des voies gastriques; 3° à la *fluxion déplacée*, en cherchant à ramener, ou à régulariser les menstrues; 4° à la *fluxion par dia-*

thèse, en cherchant à détruire entièrement, par un traitement antisyphilitique convenablement administré, la diathèse syphilitique. C'est de cette manière du moins qu'une analyse médicale rationnelle doit porter le médecin à agir; car bien que la *fluxion déplacée*, c'est-à-dire, le dérangement menstruel soit venu agir avant la *fluxion réfléchie*, c'est-à-dire, avant la réaction sympathique de l'inflammation gastro-intestinale, il est évident que cette inflammation s'opposerait au succès d'une partie de la médication qui doit ramener les menstrues ou empêcherait directement elle-même le rétablissement de ce flux par l'influence fâcheuse qu'une affection semblable des voies gastriques peut et doit exercer sur les fonctions de l'utérus. Quant à la diathèse syphilitique, il ne faut la traiter qu'en dernier lieu, car il faut mettre auparavant l'organisme dans un état tel qu'il puisse supporter et recevoir convenablement le traitement spécial, toujours plus ou moins irritant, qui doit la guérir.

Il est entendu d'ailleurs que, pendant qu'on cherche ainsi à remplir les diverses indications qui se présentent, à éliminer successivement les diverses conditions morbides, selon leur influence relative sur l'éruption cutanée, selon même l'influence réciproque de ces conditions les unes sur les autres , toujours relativement à cette éruption, il est entendu, dis-je, qu'on peut adresser à cette dernière un traitement local ou antiphlogistique, ou plus ou moins excitant spécial, selon les conditions qu'elle présente ; mais ce traitement local dont il n'a été question jusqu'à présent que d'une manière générale, dont il sera question plus tard avec plus de détail, ce traitement ne présentera seul une véritable et décisive efficacité que lorsque l'éruption cutanée , débarrassée de toutes les causes externes ou internes, de toutes les conditions morbides qui tendraient à l'exaspérer, à l'entretenir, se trouvera réduite à une éruption par *fluxion idiopathi-que;* et, comme nous l'avons déjà dit , c'est à ramener une éruption quelconque à cette catégorie de *fluxion* que doivent tendre tous les efforts de l'art, si toutefois la peau affectée renferme en elle des conditions qui puissent faire persévérer l'éruption cutanée à cet état de *fluxion idiopathique*, lorsque toutes les autres conditions morbides ont cessé d'exister.

Ces deux exemples que je viens de citer, analogues à beaucoup d'autres faits de maladies cutanées, de dartres qui se présentent fréquemment dans la pratique médicale, lorsque ces maladies, ces dartres pour lesquelles on est consulté, sont un peu anciennes, suffiront pour offrir en général le tableau de la manière dont se combinent diverses causes ou conditions morbides, contribuant ainsi plus ou moins puissamment à entretenir des maladies cutanées, et pour donner également une idée de la direction qu'il faut imprimer au traitement. Ceci nous dispensera aussi de citer plus tard des observations relatives à la catégorie de la fluxion déplacée, observations qui n'apprendraient rien de plus au jeune praticien sur la conduite qu'il doit tenir dans de semblables circonstances. L'essentiel en effet pour lui est de bien saisir d'abord les indications simples que présentent les éruptions cutanées appartenant aux autres catégories de fluxion. Aussi sont-ce des observations assez nombreuses, relatives à ces catégories que nous nous attacherons à lui présenter. Il lui sera facile ensuite, après avoir, par une analyse médicale exacte, découvert les diverses conditions morbides qui entrent dans la production d'une éruption cutanée, de déduire de là l'ordre dans lequel doivent être satisfaites les indications offertes par ces conditions morbides, selon le rôle qu'elles jouent les unes relativement aux autres, mais toujours en dernier ressort, relativement à la maladie de la peau.

Tous les développements dans lesquels nous sommes entrés précédemment, en présentant le tableau médical de chaque catégorie, pourront souvent nous dispenser, dans l'histoire que nous allons maintenant tracer de chaque ordre d'éruptions cutanées, de présenter de nouveau avec détail, pour chaque éruption, toutes les circonstances étiologiques qui lui sont applicables, lorsqu'elle appartient à telle ou à telle autre catégorie. Nous renverrons ainsi quelquefois à l'histoire générale de cette dernière en ne signalant, parmi ces circonstances étiologiques, que celles plus particulièrement relatives à l'éruption cutanée dont il sera question.

Chapitre Deuxième.

CLASSIFICATION DERMATOGRAPHIQUE DES MALADIES DE LA PEAU.

PREMIER ORDRE.

ÉRUPTIONS ÉRYTHÉMATEUSES.

Le phénomène le plus général qui se montre dans toute éruption cutanée, c'est l'afflux du sang dans le tissu de la peau; c'est la rougeur inflammatoire, rougeur active qui disparaît sous la pression du doigt, pour reparaître bientôt après, ce qui distingue cette rougeur des taches, des colorations plus ou moins rouges dues, soit à un véritable épanchement de sang dans le tissu de la peau ou dans le tissu cellulaire sous-cutané, comme dans certaines pétéchies, dans les ecchymoses, etc., soit à une altération de la couche colorante de la peau comme cela a lieu dans les taches (pigmentaires) de naissance. Or, la rougeur inflammatoire à la peau peut constituer à elle seule toute la maladie cutanée. C'est alors l'*érythème* proprement dit. L'histoire topographique et médicale de l'érythème, telle que nous allons la tracer, comprendra l'histoire générale de toutes les éruptions à forme érythémateuse, en dehors desquelles cependant nous plaçons la rougeole, la roséole et la scarlatine dont nous ferons la description à part.

L'érythème peut se montrer à peu près sur toutes les parties de la surface de la peau; certaines variétés de forme paraissent affecter de préférence certaines régions; il occupe un espace tantôt très-circonscrit, tantôt très-étendu.

L'érythème peut s'accompagner de plus ou moins de gonflement du tissu cutané, et il peut, avec ou sans gonflement, offrir différentes formes; être arrondi, irrégulier, nettement ou irrégulièrement circonscrit, à petites ou à grandes plaques, disposé par zônes, par bandes, par cercles concentriques, être comme pointillé, etc.; il peut être léger ou intense, tenir à une cause externe ou interne, etc.

De là, comme à l'ordinaire, diverses variétés qu'on a créées; ainsi : *érythème fugace*, lorsque les taches érythémateuses paraissent, disparaissent, se succèdent avec rapidité;

Érythème lisse (*læve*), lorsque une partie œdématiée est uniformément colorée et d'un rouge luisant;

Érythème papuleux, si les parties rouges sont élevées en forme de papules;

Érythème marginé, si les bords des taches érythémateuses, sont rudes, inégaux, proéminents;

Érythème tuberculeux, si les parties rouges s'élèvent, se gonflent, s'arrondissent en forme de tubercules;

Érythème noueux, si le gonflement inégal, dur, arrondi, comprend tout le tissu de la peau et même le tissu cellulaire sous-cutané. Cette variété se montre plus particulièrement aux membres; elle est précédée et s'accompagne parfois de quelques symptômes généraux qui annoncent une affection plus ou moins grave de l'économie; mais j'ai vu plusieurs fois cette variété n'être ni précédée ni accompagnée d'aucun de ces symptômes généraux; or, la même chose peut arriver à d'autres formes érythémateuses, et je ne vois pas par conséquent que cette variété d'érythème noueux ait l'importance que quelques auteurs ont voulu lui donner. On peut remarquer aussi, ce qui n'a pas non plus d'ailleurs d'importance pratique, que les nodosités prennent parfois, vers la fin, une teinte bleuâtre, et qu'elles laissent, en se résolvant, quelques jours après elles, des taches bleues ou jaunâtres, comme si la peau avait été meurtrie.

Érythème annulaire, si les rougeurs sont disposées en cercles à centre net.

Érythème intertrigo, celui qui est produit par le frottement réitéré de deux surfaces contiguës, surtout chez les enfants nouveaunés ou chez les individus très-gras.

Érythème paratrimma, celui que détermine une pression forte et constante sur une partie de la surface du corps.

Érythème à puncturá, celui qui provient de la piqûre d'une aiguille ou d'un insecte, etc.

Il n'y a certainement pas de raison pour ne pas créer encore cent autres variétés, selon qu'il y aura telle autre variation ou modification dans la forme, l'aspect, la couleur, la cause, etc.; mais la création, la description, l'exposé de ce qu'on appelle diagnostic différentiel de toutes ces prétendues variétés, en un mot, le tableau graphique, tracé comme on a coutume de le faire, de toutes ces variétés, est chose tout-à-fait inutile, et je renvoie pour cela aux considérations auxquelles je me suis livré dans les prolégomènes, relativement aux divisions et sous-divisions établies avec tant de complaisance et si peu de logique, surtout par les dermatologues anglais. On aura beau tracer d'avance, pour les variétés en question comme pour tant d'autres, des tableaux minutieux, on ne leur donnera jamais une importance, ni médicale ni dermatographique, qu'elles ne peuvent avoir, et cela ne dispensera jamais, quand on voudra donner une idée exacte de l'éruption qu'on a actuellement sous les yeux, de faire une description courte et précise de cette éruption, d'en indiquer les causes, d'en établir les complications, de tracer, en un mot, un tableau qui ne pourrait jamais être compris dans une dénomination convenue d'avance.

L'érythème, quelquefois sans douleur, sans sensation aucune, s'accompagne d'autres fois de picotements, de démangeaisons, de cuissons; il peut être ou ne pas être précédé, accompagné de symptômes généraux, tels que frissons, malaise, céphalalgie, fièvre, etc., selon les causes, les conditions morbides internes auxquelles il se rattache. L'érythème a une marche aiguë ou chronique.

Quand il est aigu, il dure de une à deux semaines, à moins que, sous l'influence d'une condition interne ou externe, survenue spontanément ou par l'effet de l'art, il ne disparaisse brusquement à une époque plus ou moins rapprochée de son apparition, en offrant alors ce qu'on appelle une terminaison par *délitescence*. Hors de là, il se termine par résolution avec ou sans desquammation, mais presque toujours avec une desquammation légère, comme furfuracée.

Quand il est chronique, il peut se prolonger indéfiniment par l'apparition successive de nouvelles taches érythémateuses, pendant que les précédentes disparaissent, ou par la durée et l'extension de la première ou des premières plaques érythémateuses, comme dans une variété qu'avait déjà signalée Biett, sous le nom d'*érythème excentrique*, et que j'ai observée quelquefois; variété dans laquelle effectivement la tache érythémateuse gagne du centre à la circonférence, en laissant après elle la peau blanche et lisse comme dans une cicatrice superficielle.

L'érythème peut encore se prolonger indéfiniment lorsqu'il est dû au frottement continuel de deux surfaces contiguës, chez les enfants et les personnes grasses, là surtout où les surfaces sont habituellement humides, comme aux aines, aux aisselles, sous les ma-

melles, etc.; l'épiderme est alors macéré, soulevé, enlevé, et les souffrances sont plus
grandes, comme également quand l'érythème
est déterminé par le passage continuel sur
une surface irritable de certains écoulements,
de certaines exhalations ou sécrétions âcres,
irritantes.

L'érythème se développe dans tous les
temps, surtout au printemps et dans les chaleurs de l'été; il affecte également tous les
âges et les deux sexes indifféremment; il peut
se présenter, comme bien d'autres maladies,
au reste, d'une manière intermittente ou périodique. On l'a vu régner épidémiquement.
Il est endémique dans certaines contrées.

Son pronostic est généralement peu grave;
il se déduit de ce qui précède et surtout du
genre des causes qui l'ont produit ou qui
l'entretiennent.

Tout ce qui est relatif à l'étiologie de l'érythème se trouve compris dans la classification
médicale des maladies de la peau, telle que
nous l'avons établie. Tous les genres de causes,
dans cette classification, viennent en effet se
ranger selon leur manière d'agir directe ou
indirecte, plus ou moins lointaine, occasionnelle, déterminante, etc.

Ainsi, 1° l'érythème peut être dû à la

fluxion par cause externe, première catégorie où viennent se ranger toutes les causes externes : action d'une trop forte chaleur, d'un froid trop intense, contact trop réitéré ou continu de liquides irritants, provenant de sécrétions ou d'exhalations morbides ou même normales, telles que l'urine, des selles diarrhéiques, certaines flueurs blanches, les suppurations fournies par certains ulcères, etc.; contact de corps solides ou liquides âcres, irritants, comme les acides, les alcalis, certains sels, certains caustiques, des substances vénéneuses; coups, contusions, frottement réitéré de deux surfaces, forte pression sur une partie, piqûres d'insectes, etc.

2° L'érythème peut être dû à la *fluxion réfléchie*, surtout à l'occasion et comme phénomène sympathique de l'irritation, de l'inflammation des muqueuses, notamment de la muqueuse gastro-intestinale. Dans cette seconde catégorie viennent se ranger, mais d'une manière lointaine et indirecte, toutes les circonstances qui ont pu donner lieu à la maladie interne dont l'érythème n'est que la réflexion sympathique. Aussi aucune de ces circonstances ne doit être ici énumérée; car la véritable cause de l'éruption cutanée est la maladie interne elle-même; c'est là la cause réelle et directe qui fournit la véritable indication à remplir, et qu'il faut *détruire pour guérir l'éruption cutanée*, tout en faisant cesser d'ailleurs la cause qui a produit la première maladie, si son action continue encore.

3° L'érythème peut être dû à la *fluxion déplacée*. Dans cette troisième catégorie viennent encore se ranger les causes, les circonstances sous l'influence desquelles se sont supprimées soit la maladie, soit le flux fonctionnel dont la suppression a été suivie de l'affection cutanée. Ainsi l'action d'un froid subit qui a arrêté, empêché les menstrues ou les sueurs partielles ou générales ; une révolution morale qui a supprimé un épistaxis, des hémorrhoïdes, etc., peuvent être les causes qui, favorisées par une prédisposition de la peau, par une irritabilité congéniale ou acquise de ce tissu, ont indirectement déterminé l'apparition de l'éruptiou cutanée. Mais, quelles que soient les causes qui aient amené la suppression de cette maladie ou de ce flux fonctionnel, causes souvent difficiles à apprécier, c'est cette suppression même qui doit fixer l'attention, car c'est dans cette considération que se trouve l'indication à remplir.

4° L'érythème peut être dû à la *fluxion excentrique*. Dans cette quatrième catégorie viennent se ranger toutes les causes dont l'action sur le système nerveux , sur l'ensemble de l'organisation, a fait naître dans cette organisation des mouvements fluxionnaires qui, tantôt après avoir menacé différents points, différents organes, sans en affecter précisément aucun, et après avoir ainsi occasionné différents symptômes précurseurs, vont se porter ensuite à la peau, et qui , tantôt, sans avoir causé préalablement aucun désordre appréciable dans l'économie, s'épuisent brusquement ou plus où moins lentement sur ce tissu. Tels sont les écarts de régime, l'usage de mets trop succulents, d'aliments échauffants, poivrés, épicés, de substances ayant quelques propriétés âcres, introduisant dans le sang un principe d'irritation pour le système nerveux, l'usage des viandes salées, l'usage pour certaines personnes du café, l'abus des boissons vineuses, alcooliques, la privation du sommeil, les marches forcées et les grandes fatigues corporelles, l'application trop soutenue à l'étude, l'état trop sédentaire et le défaut d'exercice, les passions, les chagrins domestiques, les révolutions morales brusques, et aussi l'action de circonstances en apparence opposées à quelques-unes des causes précédentes, par exemple, au lieu d'une nourriture trop abondante et succulente, une nourriture insuffisante et débilitante, capable d'appauvrir le sang. Cette circonstance en effet, ainsi que toutes celles qui agissent dans le même sens, habitation dans un lieu bas, humide, mal aéré, malpropreté, misère, etc., amènent en définitive, comme nous l'avons précédemment développé, le même résultat dans l'économie, c'est-à-dire, un désordre général, un état de malaise du système nerveux qui nuit à l'équilibre des fonctions, détermine des concentrations vitales vicieuses, des mouvements fluxionnaires, et ceux-ci, dans le cas actuel, se sont portés à la peau pour y engendrer l'érythème, tout comme dans des circonstances semblables et avec d'autres prédispositions de la peau, ils peuvent donner lieu à d'autres formes d'éruptions cutanées. C'est dans les cas surtout d'érythème par *fluxion excentrique* que l'on remarque les symptômes précurseurs généraux tels que frissons, malaise, inappétence, lassitudes, céphalalgie, fièvre, etc., annonçant l'influence exercée par la cause de l'érythème sur l'ensemble de l'économie.

5° L'érythème peut être dû, mais bien rarement, à la *fluxion par diathèse;* les causes de l'érythème sont ici celles qui déterminent la syphilis, les scrofules, le cancer, le scorbut.

6° L'érythème peut être dû à la *fluxion idiopathique*, ce qui est plus rare que pour les autres formes d'éruptions cutanées; on doit le ranger dans cette catégorie, lorsqu'on n'a pu le rattacher à aucune des causes externes ou internes, des circonstances, des conditions morbides examinées dans les catégories précédentes, ce qui le fait nécessairement rentrer dans l'un des cas que nous avons examinés, en parlant de la catégorie de la fluxion idiopathique. Les causes peuvent être difficiles à apprécier, mais cette difficulté n'exige, le plus souvent, pour être vaincue, que des recherches analytiques bien faites. En se fondant sur l'impossibilité de trouver les causes, impossibilité bien plus rare qu'on ne pense, il ne faut pas trop se hâter d'affirmer que les causes sont tout-à-fait inconnues.

7° Enfin l'érythème peut être dû à la *fluxion complexe*, c'est-à-dire à la combinaison de plusieurs des conditions précédentes autres que la fluxion idiopathique, il faut alors savoir analytiquement faire la part de chacune.

L'érythème est sur les confins de l'érysipèle. Il en diffère en général par la gravité, l'intensité inflammatoires qui sont plus grandes dans l'érysipèle. Celui-ci, pour peu qu'il soit intense, offre dans son cours et sur la fin un soulèvement de l'épiderme par une sérosité jaunâtre plus ou moins trouble, dont la dessication laisse même de minces croûtes jaunâtres en forme de squammes. Il est encore bien plus loin de l'érythème, quand il passe à l'état phlegmoneux, à l'état gangréneux ; quand il offre, ce qui arrive très-souvent, une marche en quelque sorte serpigineuse. C'est ainsi qu'il tourne autour du visage, autour du cuir chevelu, autour d'un membre. Enfin, il présente dans son cours une marche plus régulière, des symptômes précurseurs et des symptômes concomitants plus fréquents, et il ne se développe jamais sous l'influence d'une cause simplement externe, laquelle peut agir tout au plus comme cause occasionnelle. L'érythème se distingue de la rougeole, de la scarlatine, et se rapproche de la roséole, comme nous allons le voir en décrivant ces trois espèces d'éruptions. L'érythème se distingue des éruptions vésiculeuses, papuleuses, tuberculeuses, squammeuses, par l'absence des vésicules ou des croûtes qui les remplacent, des tubercules, des papules, des squammes ou écailles, car le *furfur* des éruptions squammeuses ou furfuracées, ne ressemble pas à la desquammation fugitive, passagère, qui termine souvent les érythèmes ;

ceux-ci ne sauraient se confondre avec l'urticaire, comme on le verra dans la description de cette dernière éruption. On distingue aussi les érythèmes des taches ou *macules*, comme nous l'avons dit au commencement, en ce que celles-ci ne disparaissent pas sous la pression du doigt.

Traitement. — Ici comme dans l'histoire de tous les ordres ou de toutes les espèces d'éruptions que nous aurons à tracer, nous divisons le traitement en traitement local et traitement non local. En effet : premièrement, la division du traitement en local et en général, nous paraît mauvaise, en ce que le traitement peut ne pas être local, sans pour cela être général ; secondement, la division du traitement en interne et externe, n'est pas meilleure, car le traitement peut ne pas être externe, c'est-à-dire, adressé directement à l'éruption cutanée, local en un mot, sans pour cela être interne. Ainsi un vésicatoire, un cautère, etc., appliqués loin du lieu où siége l'éruption cutanée, pour la combattre, ne constitue pas un traitement interne et cependant ce n'est pas non plus un traitement externe, dans le sens que l'on attache ordinairement à ce mot, quand il s'agit d'éruptions cutanées, c'est-à-dire, un traitement appliqué directement à l'éruption ; c'est donc simplement un traitement faisant partie de ce qu'on doit appeler traitement non local.

Le traitement des érythèmes peut donc être local ou non local, ou l'un et l'autre à la fois.

Le traitement local consiste en lotions adoucissantes, calmantes avec des décoctions de racines de guimauve, de feuilles de mauve, de son, de feuilles de morelle, de jusquiame, de têtes de pavots et d'autres décoctions analogues ; en lotions avec un mélange d'eau et d'un acide, notamment l'acide sulfurique, si les démangeaisons sont fortes ; en applications de cataplasmes émollients, en bains adoucissants, locaux et généraux ; en applications de crème fraîche, de cérat, de poudres absorbantes telles que celles de lycopode, si les surfaces sont humides, dépouillées de leur épiderme ; plus tard et lorsqu'on a pour but d'obtenir ou de hâter la résolution de l'érythème, en lotions avec l'eau froide, l'eau vinaigrée, l'eau végéto-minérale, l'eau alumineuse, l'eau salée, l'eau sulfureuse de Barèges ; en applications de cataplasmes résolutifs, de cérat de Goulard, etc. Ce seul traitement local suffit dans beaucoup de cas, et il en est même où il est à peine utile de l'employer. Il suffit surtout lorsque l'érythème est dû :

1° A la *fluxion par cause externe* : dans les autres cas, il faut joindre à ce traitement local, si on juge toutefois convenable de faire usage de ce dernier, un traitement non local variable selon que l'érythème est dû à l'une ou l'autre des autres catégories de fluxion, savoir ;

2° A la *fluxion réfléchie* : il faut traiter l'organe intérieur malade qui cause sympathiquement l'éruption cutanée ;

3° A la *fluxion déplacée* : on peut chercher à ramener la fluxion dans son premier siége, si cela est possible, et si d'ailleurs cela n'a aucun danger. On doit par exemple chercher à obtenir ce résultat, lorsque ce sont les hémorrhoïdes, les règles, les sueurs supprimées, qui ont donné lieu à la maladie de la peau. Mais si l'érythème avait constitué un phénomène *critique* relativement à une affection grave, ou si l'organe primitivement affecté présente plus d'importance que la peau, à cause du désordre que son affection peut introduire dans l'économie, il faut chercher simplement à éteindre l'éruption par un traitement local, ou lui adresser généralement le traitement qu'on aurait adressé à l'affection que cet érythème a remplacée.

4° A la *fluxion excentrique*. Il faut s'en

prendre à l'état général de l'économie qui a déterminé la maladie de la peau. Ainsi, s'il y a pléthore, saignées et régime sévère; si le sang paraît avoir été altéré, échauffé, rendu trop stimulant par l'usage de viandes salées, d'aliments excitants, une nourriture trop succulente, des boissons spiritueuses, etc., saignées encore, boissons adoucissantes, diète lactée, régime doux, surtout végétal, etc. Si c'est le système nerveux qui a été directement excité par une révolution morale, par des chagrins domestiques, par des travaux forcés, par une application trop grande à l'étude, etc., usage de calmants, d'antispasmodiques, de grands bains, d'évacuations sanguines même, s'il y a une forte disposition à l'inflammation, de boissons adoucissantes, d'un régime doux; diète complète d'ailleurs dans tous les cas, s'il y a de la fièvre. Si le même état d'irritabilité, de malaise du système nerveux qui a déterminé le mouvement fluxionnaire à la peau, est né, ce qui est généralement rare pour les éruptions érythémateuses, à l'occasion de l'action sur l'économie de causes capables de débiliter, d'appauvrir le sang, comme la mauvaise nourriture, une habitation malsaine, humide, mal aérée, des conditions hygiéniques défavorables, il faut corriger cet état par des toniques, des ferrugineux, les antiscorbutiques, par un régime analeptique, enfin par l'établissement de toutes les conditions hygiéniques favorables. Si l'érythème est dû à une habitude invétérée acquise par l'organisation, à la suite d'excitations réitérées qui ont eu lieu à la peau par des causes externes, par la gale par exemple, il faut agir également sur l'ensemble de cette organisation par des antiphlogistiques, des calmants, par un régime convenable. Il faut aussi chercher à combattre le mouvement vital vicieux excentrique, à rompre l'habitude de fluxion dirigée vers la peau, par l'usage d'une dérivation, d'une révulsion lente, douce, réitérée, selon l'état des organes, sur les voies gastriques, les voies urinaires; par l'usage de laxatifs, de purgatifs, des sels neutres surtout, des eaux minérales salines naturelles ou artificielles, par l'usage des diurétiques, du petit-lait nitré, etc.

5° A la *fluxion par diathèse*. Lorsque l'érythème paraîtra effectivement se rapporter à l'influence d'une diathèse, ce qui n'est pas commun, on le traitera comme il sera dit au chapitre des éruptions cutanées par *fluxion diathésique*.

6° A la *fluxion idiopathique*. Ici si l'érythème est aigu, il cédera au traitement local simple ou disparaîtra de lui-même ; s'il est chronique, après avoir épuisé ce traitement local simple, on pourra essayer, comme s'il s'agissait de la fluxion excentrique, dans l'incertitude où l'on pourrait rester encore si l'érythème est dû ou non à des conditions générales morbides cachées, les saignées, les purgatifs, les diurétiques, les sucs d'herbes, les boissons amères ou non, dites dépuratives, etc. En cas d'insuccès, on traitera l'érythème, suivant les considérations émises dans les généralités de la catégorie de la fluxion idiopathique, en s'adressant uniquement à la peau. Mais en général l'érythème se montre rarement à l'état aigu ou à l'état chronique, comme *idiopathique*, bien plus rarement que la plupart des autres éruptions. Il est beaucoup moins grave, moins tenace ; il n'exige à peu près jamais ces médications externes, perturbatrices, violentes qu'on est quelquefois obligé d'adresser aux autres éruptions ; encore moins tout l'appareil des médications empiriques perturbatrices internes auxquelles on a recours, quand on ne peut saisir d'indication positive à remplir, et, en quelque sorte, en désespoir de cause, comme les mercuriaux, les antimoniaux, la teinture de cantharides, les préparations d'arsenic, etc.

7° A la *fluxion complexe*. On cherchera à détruire successivement les diverses conditions morbides qui paraissent avoir contribué à produire l'éruption cutanée ou qui contribuent actuellement à l'entretenir.

EXEMPLES ET OBSERVATIONS.

1° Les érythèmes provenant de *causes externes*, appartenant par conséquent à la première catégorie de *fluxion par cause externe* sont trop communs et n'offrent rien d'assez important, d'assez difficile à apprécier pour qu'il soit utile d'en citer ici des observations. Ces érythèmes n'offrent aucune espèce de gravité et disparaissent aussitôt que la cause externe cesse d'agir, ou du moins parcourent alors des phases très-simples qui aboutissent à une prompte terminaison. Mais si, pendant l'existence de ces érythèmes, nés d'abord uniquement sous l'influence d'une cause externe, une condition morbide capable de les entretenir vient à se développer, ils rentrent alors dans les catégories suivantes.

2° Érythèmes par *fluxion réfléchie*.

On voit assez souvent une éruption érythémateuse survenir sympathiquement lors de l'irritation, de l'inflammation aiguë ou chronique d'un organe interne, surtout des muqueuses. C'est ainsi que les congestions cérébrales, l'inflammation des méninges s'accompagnent parfois d'érythèmes sur le front et diverses parties du visage, en même temps souvent que les yeux sont injectés. C'est ainsi que l'irritation des gencives dans la dentition s'accompagne de taches érythémateuses sur les joues; la bronchite, d'une éruption semblable sur la poitrine, entre les deux épaules; la gastro-entérite, d'érythèmes à diverses formes sur diverses parties du corps ; l'inflammation des muqueuses utérine, vésicale, vaginale, urétrale, d'érythèmes se montrant principalement au pubis, vers l'anus, au périnée, en dedans des cuisses, etc. Toutes ces éruptions suivent en général les diverses phases présentées par les maladies internes dont elles ne sont que la réflexion, que l'image, et disparaissent quand ces maladies diminuent d'intensité, ou seulement quand ces dernières disparaissent entièrement elles-mêmes; il arrive parfois qu'elles survivent à ces maladies, mais elles ne tardent pas à cesser complètement. Il me suffira de citer quatre observations d'érythème par fluxion réfléchie; je prendrai la première dans l'ouvrage de M. Rayer (1); c'est un exemple très-clair et très-simple d'érythème se rapportant à cette catégorie de fluxion.

PREMIÈRE OBSERVATION.

Erythème symptomatique des fesses et des cuisses ; cæco-colite.

La fille de M..., âgée de seize mois, éprouva, dans les premiers jours du mois de novembre 1824, tous les symptômes d'une cæco-colite aiguë ; selles liquides, fréquentes, glaireuses et parfois sanguinolentes, douleur facilement provoquée dans le colon par la pression; peu ou point de douleur dans les régions occupées par les autres viscères de l'abdomen ; gaz distendant le gros intestin et fréquemment expulsés, fièvre, diminution de l'appétit, langue presque naturelle. A la même époque, plusieurs taches rouges d'un demi-pouce à deux pouces de diamètre, ovales ou irrégulières, fortement empreintes, non proéminentes, se montrèrent sur la partie supérieure des cuisses, vers les régions trochantériennes, inguinales et ischiatiques. Le tissu cellulaire sous-cutané ne participait point à l'inflammation de la peau. Les accidents cédèrent dans l'espace de douze jours, à l'application de sangsues à l'anus, à l'emploi des bains tièdes et des cataplasmes émollients, aux injections dans le rectum d'une petite quantité de décoction de guimauve et de têtes de pavot, et au régime antiphlo-

(1) Rayer, *Traité des maladies de la peau*, 2ᵉ édit., t. 1, p. 133.

gistique. Un mois après, nouvelle atteinte de cœco-
colite, nouveau développement des taches de l'érythème.
Même régime, même traitement, même succès. Depuis
lors, chez cette enfant, l'inflammation du gros intestin
s'est renouvelée à plusieurs reprises et à des époques
plus ou moins éloignées, et a toujours été accompagnée
de taches érythématheuses symptomatiques sur les
fesses et sur les cuisses. La diète et le traitement antiphlogistique ont été constamment employés pour prévenir ou combattre cette double inflammation qui, après
plusieurs paroxysmes et plusieurs rechutes, a complètement cédé. Depuis le mois de mars 1825, l'enfant
s'est bien développé et a joui sans interruption d'une
bonne santé.

On voit que le médecin s'est occupé de
traiter uniquement l'affection interne, et
effectivement il n'y avait que cela à faire ;
car évidemment l'érythème n'était que la
réflexion sympathique de cette affection.

DEUXIÈME OBSERVATION.

M. P. de Lyon, marchand de charbon, éprouva, à la
suite d'une indigestion, une violente irritation de l'estomac; il y eut soif ardente, langue très-rouge et pointillée sur les bords, envies de vomir, douleur à
l'épigastre. En même temps apparurent des plaques
rouges, disparaissant momentanément sous l'impression
du doigt, les unes circulaires, légèrement bosselées, de
la grandeur d'une pièce de dix sols, sur la partie antérieure de la poitrine, sur la face, à la partie interne des

bras ; les autres irrégulières, sans élévation sensible, situées entre les précédentes. Cette éruption était le siége d'une cuisson assez forte, sans démangeaisons; le malade affecté évidemment d'une gastrite fut soumis à l'application de sangsues à l'anus et sur l'épigastre, à la diète, à des boissons adoucissantes, à quelques lavements émollients ; pendant quelques jours l'affection interne resta au même degré, et l'éruption perdit peu en intensité inflammatoire. Mais celle-ci diminua rapidement aussitôt que la gastrite fut un peu amendée, et se termina complètement par une très-légère desquammation, deux ou trois jours avant la cessation de cette dernière.

TROISIÈME OBSERVATION.

B. avait eu une blennorrhagie, trois mois auparavant, dont il était guéri, si ce n'est qu'il lui restait un suintement, une goutte, et de temps en temps quelques élancements dans le canal de l'urètre. A la suite d'un excès de boissons excitantes, il éprouva, non une augmentation de l'écoulement, mais une inflammation considérable dans le canal qui devint engorgé, dessinant un cordon induré, surtout vers le périnée, et offrait une couleur rouge foncé vers le méat urinaire. Les envies d'uriner étaient fréquentes et le jet d'urine plus fin qu'à l'ordinaire. Trois ou quatre jours après, apparut une éruption érythémateuse, à forme papuleuse, répandue çà et là par petites plaques sur le scrotum, au périnée, à la partie interne et supérieure des cuisses. Le malade, qui n'offrait d'ailleurs aucune autre maladie apparente, ni dans l'estomac ni ailleurs, fut soumis à une saignée du bras, à un régime sévère, à des boissons adoucissantes. Au bout de douze jours, l'inflammation urétrale se dissipa; en même temps l'érythème, dont l'intensité avait diminué proportionnellement à la diminution de l'inflammation urétrale, disparut entièrement.

QUATRIÈME OBSERVATION.

Un paysan du village de Feyzin, près de Lyon, dont le père avait été affecté d'asthme, fut atteint de fréquentes angines, à l'âge de la puberté. A 25 ans, les angines cessèrent, mais il lui survint périodiquement, tous les printemps et les automnes, une toux avec légère expectoration qui durait environ un mois et le laissait ensuite bien portant jusqu'à la saison suivante où la toux reparaissait. Il vint me consulter au mois de mai 1837, mais moins pour la toux dont il était alors atteint que pour une éruption accompagnant cette toux, depuis le commencement à peu près, et qui s'était déjà montrée plusieurs fois en même temps que la toux à d'autres époques. Je reconnus d'abord, par l'auscultation et par les symptômes qui s'offraient, une bronchite légère. Les matières expectorées étaient muqueuses, peu épaisses; mais il y avait entre les épaules un assez grand nombre de taches éparses, généralement arrondies, un peu proéminentes, d'une couleur rouge violacé, disparaissant momentanément sous l'impression du doigt; quelques-unes, déjà pâles, flétries, étaient près de disparaître, tandis que d'autres, d'un rouge assez vif, commençaient à se montrer. Le malade me dit que toutes les fois que cette éruption s'était montrée conjointement avec la toux, elle avait ordinairement de quelques jours suivi l'apparition et précédé la disparition de cette dernière. Cet érythème était évidemment un phénomène sympathique de la bronchite.

Le malade jusqu'alors n'avait pris pour tout traitement, pendant l'existence de la toux et de l'éruption,
que des tisanes adoucissantes, et il laissait ainsi passer
le mal. Je lui conseillai de s'appliquer désormais 12 à
15 sangsues à l'anus, quelques jours avant l'époque où
ces phénomènes morbides avaient coutume de se présenter. Il l'a fait et a prévenu de cette manière, jusqu'à
présent, le retour de la toux et aussi de l'éruption cutanée. Il y a sans doute chez cet homme une disposition
constitutionnelle à la fluxion qui, tôt ou tard, se renou-
vellera et se portera sur d'autres organes. Mais je ne
veux montrer dans cette observation que l'application
des considérations dont il s'agit sur la *fluxion réfléchie*.

La maladie interne qui produit ainsi sympathiquement l'éruption érythémateuse, n'est
pas toujours aussi évidente ; mais il faut
savoir la reconnaître , l'apprécier. Tout
traitement actif, local , dans ces cas, adressé
directement à l'éruption cutanée, est inutile
ou dangereux ; il faut se contenter généralement de simples applications adoucissantes,
pour calmer la cuisson et la démangeaison
quand elles existent à un très-haut degré.

3° Erythèmes par *fluxion déplacée*.

Les érythèmes remplaçant un mouvement fluxionnaire plus ou moins habituel,
tel que hémorrhoïdes, épistaxis, migraine,
rhumatisme, flueurs blanches, sueurs abondantes, plus ou moins fétides des pieds, etc.;

ou bien paraissant à l'époque à laquelle avait coutume de paraître toute autre maladie et en remplacement en quelque sorte de cette maladie, comme ophthalmie, coryza, angine, diarrhée, névralgie quelconque, etc.; ou bien jouant à l'égard d'une maladie plus ou moins ancienne le rôle de phénomène *critique* servant de terminaison à cette maladie, de pareils érythèmes, dis-je, se présentent aussi assez fréquemment.

PREMIÈRE OBSERVATION.

P... est né de parents hémorrhoïdaires, lui-même a eu les hémorrhoïdes, à l'âge de 26 ans; ces hémorrhoïdes fournissaient beaucoup de sang, toutes les fois qu'il allait à la selle; elles apparaissaient à l'extérieur sous forme de petites tumeurs semi-sphériques violettes, de la grosseur d'un gros pois. Elles se présentaient à peu près tous les mois et incommodaient beaucoup le malade. Celui-ci pour s'en débarrasser fit des lotions sur ces petites tumeurs avec de l'eau très-froide, puis de l'eau blanche et de l'eau vinaigrée. Les petites tumeurs se flétrirent, l'écoulement hémorrhoïdal disparut; alors se manifestèrent quelques coliques; mais bientôt à l'époque où les hémorrhoïdes avaient coutume de se présenter de nouveau, le malade éprouva de la chaleur, une cuisson assez forte à la peau des avant-bras, du col et du visage; des plaques érythémateuses d'un à deux pouces de diamètre, avec une légère tuméfaction de la peau, envahirent ensuite ces diverses parties. Des taches irrégulières, rouges, sans aucune tuméfaction apparaissaient aussi çà et là répandues sur la peau, entre les plaques. Ces plaques et ces taches étaient d'ailleurs séparées par d'assez larges intervalles, où la peau était saine ; aucun mouvement de fièvre n'accompagnait cette éruption.

Je prescrivis un régime doux, l'usage de bains, de tisanes adoucissantes ; cette éruption dura huit à dix jours, elle se termina par une légère desquammation ; elle dura à peu près le temps qu'avait coutume de durer le flux hémorrhoïdal. Un mois après, une éruption semblable se présenta de nouveau, occupant cette fois la partie antérieure de la poitrine. Bien convaincu que cette éruption ne faisait en quelque sorte que remplacer le flux hémorrhoïdal, je cherchai à ramener celui-ci. J'appliquai d'abord des sangsues à l'anus ; je fis donner de petits lavements d'aloès ; l'éruption ne dura cette fois que cinq jours et fut moins intense ; mais les hémorrhoïdes ne se présentèrent pas. Ce ne fut qu'un mois après que le flux hémorrhoïdal reparut et il a continué de paraître de temps en temps, depuis lors. L'éruption érythémateuse n'a plus été observée.

DEUXIÈME OBSERVATION.

Mad. S... était sujette, depuis son jeune âge, à un rhumatisme articulaire qu'elle avait contracté pour avoir couché assez longtemps dans un lieu humide. Ce rhumatisme se renouvelait surtout en automne, pendant les froids humides et au printemps. Il occupait assez ordinairement les articulations des membres supérieurs. Dans l'automne de 1840, Mad. S... fut fortement effrayée par les inondations de Lyon ; à la fin du mois de novembre, il lui survint de l'oppression et des palpitations de cœur; elle vint me consulter à cette époque, et j'appris d'elle les circonstances que je viens de rapporter. Je présumai, comme c'était à cette époque surtout que son rhumatisme se déclarait, que la révolution morale éprouvée par cette dame avait appelé la fluxion rhumatismale sur le cœur; je lui ordonnai des tisanes légèrement sudorifiques et des bains de vapeur. Quelques douleurs reparurent vaguement, et les palpitations cessèrent au bout de douze à quinze jours. A la fin du mois de décembre, époque où elle reprenait aussi assez souvent son rhumatisme, il se présenta en effet quelques douleurs vagues; mais bientôt les douleurs cessèrent, et aussitôt apparurent sur la peau, vis-à-vis des articulations ordinairement douloureuses, et en même temps sur le dos, de larges taches érythémateuses de forme irrégulière, s'accompagnant d'une forte cuisson, avec un gonflement peu considérable du tégument.

Cette dame étant alors de nouveau venue me consulter, je présumai que la fluxion rhumatismale, qui s'était déplacée d'abord pour se porter sur le cœur, sous l'influence d'une révolution morale, avait été remplacée cette fois par un mouvement fluxionnaire dirigé sur la peau, à cause de l'appel à la fluxion fait en quelque sorte sur ce tissu par les bains de vapeur que la malade avait pris un mois auparavant. Je lui prescrivis une petite saignée du bras, des tisanes adoucissantes; les premières taches pâlirent, et pendant que les unes disparaissaient entièrement, d'autres de même nature paraissaient sur les parties de la peau voisines. L'éruption dura en tout 18 jours. Le printemps suivant, la malade reprit son rhumatisme ordinaire, et depuis lors aucune autre éruption cutanée ne s'est montrée.

TROISIÈME OBSERVATION.

Mlle R... portait sur la joue gauche une tache rouge un peu foncé, large comme le creux de la main, sans aucun gonflement à la peau ; cette tache qui existait depuis un an, avec diverses vicissitudes d'augmentation et de diminuti on d'intensité, avait offert depuis trois mois, vers son centre, une sorte d'usure, sans ulcère, sans perte appréciable de substance, mais seulement avec une légère desquammation furfuracée ; de sorte qu'il y avait dans cette partie comme une cicatrice blanchâtre unie, sans dépression, et cette cicatrice semblait aller en s'étendant en haut seulement vers la circonférence de la tache. C'était bien là un érythème que l'on pouvait appeler chronique. Cette éruption avait résisté jusqu'alors à un grand nombre de médications rationnelles ou empiriques employées par divers praticiens habiles. Apprenant qu'il n'y avait jamais eu dans la famille de Mlle R... aucune disposition dartreuse, aucune diathèse ; qu'elle-même n'avait jamais eu antérieurement aucune maladie de la peau, ni aucune autre maladie grave ; qu'elle avait seulement éprouvé des maux de tête assez violents pendant un mois avant l'apparition de l'éruption cutanée, maux de tête que cette apparition avait fait cesser ; ne remarquant, du reste, rien d'altéré dans la santé, dans les fonctions de Mlle R..., qui était bien réglée, et, frappé de la ténacité d'une semblable maladie à cet âge, avec aussi peu de dispositions morbides antérieures, je finis par apprendre, en interrogeant soigneusement la malade, une chose qu'elle avait constamment cachée à ses parents : c'est que, sujette depuis plusieurs années à

une sueur assez abondante et quelquefois un peu fétide
des pieds , elle avait voulu s'en débarrasser, et avait
pris pour cela plusieurs bains de pieds avec de l'eau
froide vinaigrée. Cette sueur avait en effet fini par disparaître , et c'est alors que s'étaient manifestées les
céphalalgies auxquelles avait succédé la maladie du
visage.

Il me parut évident que c'était là un exemple bien
caractérisé d'éruption cutanée par *fluxion déplacée*, et
je conçus alors pourquoi tant de médications employées n'avaient été suivies d'aucun succès; et en effet,
quand c'est à la suppression de la transpiration habituelle d'une partie quelconque du corps qu'une maladie
de la peau est due, il est difficile d'amener la guérison,
si on ne cherche pas à rétablir cette transpiration arrêtée,
à moins que par un autre déplacement de fluxion, effet
d'une médication fortement perturbatrice, d'une médication drastique, par exemple, ou fortement excitante
des voies gastriques, on ne procure au malade quelque
maladie interne au lieu de la maladie de la peau.

La malade fut soumise à l'emploi des moyens suivants : exposer tous les jours les pieds, le matin et le
soir à la vapeur d'une forte infusion d'espèces aromatiques et de fleurs de sureau dans un mélange, parties
égales, de vin et d'eau-de-vie. Tous les soirs, en se couchant, envelopper les pieds avec du coton cardé et du
taffetas ciré; appliquer tous les 8 jours, 3 sangues aux
jambes au dessus des malléoles; laisser couler le sang
demi-heure à une heure; tisane de saponaire, régime
doux; lotion sur l'éruption du visage avec une décoction
de racine de guimauve et de son; porter des chaussons
de flanelle, et mettre dans ces chaussons de la moutarde

sèche. Un mois après, les pieds, depuis longtemps presque toujours froids, reprirent de la chaleur; mais les sueurs ne se rétablirent que très-lentement et ne reprirent pas leur odeur antérieure fétide. Cependant dès le premier mois l'éruption du visage pâlit; la peau, devint plus souple; il se forma une légère desquammation furfuracée, et deux mois après, tout était rentré dans l'état normal, si ce n'est la partie de la tache érythémateuse où une véritable cicatrice blanche, polie, sans dépression, s'était formée. Cette partie demeura dans le même état.

4° Érythèmes par *fluxion excentrique.*

Les praticiens ont l'occasion de voir bien souvent des érythèmes dus à des causes qui agissent brusquement ou plus ou moins lentement sur le système nerveux, sur le sang, sur l'ensemble de l'économie, comme des révolutions morales, l'abus de boissons excitantes, l'usage des viandes salées, d'aliments échauffants, le défaut d'exercice avec une alimentation abondante, l'ébranlement général organique qui accompagne la transition des saisons, de l'hiver au printemps surtout, l'âge de la puberté, une croissance trop rapide, la pléthore due à diverses causes, etc. ; aussi il suffira de rapporter un très-petit nombre d'observations. Les indications sont faciles à saisir dans tous ces cas. Au reste, les érythèmes sont encore ici généralement peu opiniâtres, une même éruption ne se prolonge pas indéfiniment pendant des années, comme d'autres éruptions cutanées. S'ils sont chroniques, c'est plutôt par l'apparition, par le renouvellement successif de plusieurs érythèmes, que par le prolongement de la même éruption.

PREMIÈRE OBSERVATION.

Madame veuve N.. , de la Guillotière, âgée de 48 ans, s'était très-bien portée depuis sa dernière couche, qui avait eu lieu dix ans auparavant. Depuis quelques mois les règles se dérangeaient, paraissaient moins souvent et étaient beaucoup moins abondantes. Elle se trouvait mal à son aise, lourde, lasse, affectée parfois d'étourdissements, de palpitations, de douleurs vagues dans les membres ; après le repas surtout, le sang se portait au visage, elle ne pouvait se baisser sans être étourdie et sans perdre la vue ; sa langue était normale, les digestions se faisaient régulièrement, son pouls était fort, plein. J'adressai à cet état, qui était plutôt une indisposition qu'une maladie, quelques bains émollients, un régime doux. Quelques jours après, Mme N... m'envoie chercher pour une éruption qui venait presque subitement de se manifester chez elle. Je trouve en effet un grand nombre de plaques rouges aux bras, aux jambes, au col, sur la poitrine, de forme irrégulière, grandes, quelques-unes, comme le creux de la main, avec un léger gonflement de la peau, sans démangeaison, avec légère cuisson seulement. Mme N... disait se sentir le corps moins lourd et soulagé.

Il était évident que Mme N... était fatiguée par le sang, à l'âge critique; que c'était là la seule cause des indispositions qu'elle éprouvait depuis quelques jours. Elle consentit alors à se laisser saigner, ce qu'elle n'avait pas voulu auparavant. Je lui prescrivis en même temps la tisane d'orge, un régime sévère. L'intensité de la rougeur, de la cuisson des plaques érythémateuses, alla en augmentant jusqu'au cinquième jour; elle décrut ensuite, et du huitième au dixième jour, l'éruption se termina par une légère desquammation; les indispositions antérieures ne reparurent pas.

Cette observation n'a pas besoin de commentaire, c'est à la pléthore sanguine de l'âge critique qu'était dû l'érythème; c'est à l'état général pléthorique de l'économie qu'il fallait s'adresser pour le guérir, comme nous l'avons fait.

DEUXIÈME OBSERVATION.

P..., d'un village des environs de Lyon, s'était bien porté jusqu'à 19 ans, époque où il vint à Lyon pour se placer dans un magasin d'épiceries. Cinq à six mois après, il vint me consulter. Il portait sur le visage, sur les cuisses, les avant-bras, des plaques circulaires, un peu élevées, inégales et comme rugueuses à leur circonférence, d'une rougeur un peu sombre, disparaissant momentanément sous l'impression du doigt. Il me raconta que, depuis deux mois déjà, tous les huit à dix jours il se trouvait affecté, après vingt-quatre à trente-six heures de malaise général, de soif vive, de céphalalgie, de frissons, par une éruption semblable qui durait six à sept jours, et disparaissait ensuite en *farinant*. Ses fonctions s'exécutaient bien d'ailleurs; sa langue était bonne, et il n'y avait pas le moindre mouvement fébrile. En cherchant à remonter à la cause de ces symptômes, j'appris que ce jeune homme, accoutumé chez lui à un régime assez doux, se nourrissait presque tous les jours, depuis qu'il était à Lyon, avec de la viande de porc fraîche ou salée. Je regardai ce nouveau régime comme la véritable et seule cause du mal. Je lui ordonnai en conséquence pour tout remède la cessation de ce régime et quelques verres de tisane d'orge. L'éruption n'a plus reparu depuis lors.

Il est évident que l'usage des viandes salées, avait porté l'irritation non pas plus sur les voies gastriques que sur tout autre organe en particulier, mais sur l'ensemble du système, ce qui avait déterminé le mouvement fluxionnaire à la peau, sous forme d'érythème.

TROISIÈME OBSERVATION,

Tirée de M. Rayer (ouvrage cité, t. I, p. 144).

Érythème chronique de la main et de l'avant-bras.

M. F..., âgé d'environ 46 ans, très-vif et habituellement livré à de fortes contentions d'esprit, après quelques jours d'un travail forcé, vit se développer assez promptement, sur le dos de la main gauche et l'avant-bras du même côté, d'assez larges plaques rouges qui se réunirent et prirent bientôt une teinte violacée. Comme il était sujet à cette éruption, qui ne se manifestait pas toujours dans le même point, il se mit à l'usage des boissons délayantes, prit du petit-lait, des bains de pieds, quelques bains généraux, fit des lotions calmantes, suivit un régime adoucissant, et suspendit ses travaux; traitement très-rationnel et qu'il employait ordinairement en pareil cas. Mais après trois semaines, la maladie, qui se dissipait constamment au bout de douze à quinze jours, avait acquis beaucoup d'intensité. Je fus consulté à cette époque. L'éruption s'étendait depuis les premières phalanges jusque près du coude; elle était légèrement élevée, d'une couleur presque lie de vin, et accompagnée d'une grande démangeaison que le malade avait beaucoup de peine à ne pas satisfaire; la surface était rugueuse, molle, et offrait plusieurs îlots de téguments sains. Je fis appliquer tout autour quelques sangsues, et dans le milieu, sur les places où la peau était intacte. Ce dégorgement sanguin n'apporta qu'un léger amendement. Des lotions calmantes, astringentes et opiacées avaient été faites inutilement. Je conseillai au malade, comme préparatoires, deux bains entiers de vapeur, puis les douches hydro-sulfurées dirigées sur le siége du mal. Elles changèrent promptement l'aspect de l'éruption, au point que, dès la seconde, l'exanthème était moins élevé, moins rugueux et beaucoup plus pâle, et qu'après dix jours de traitement il avait entièrement disparu.

Dans cette observation, c'est le travail forcé de l'esprit qui, en irritant l'ensemble du système nerveux, a déterminé le mouve-

ment fluxionnaire à la peau déjà disposée
antérieurement à la fluxion. Le traitement
général calmant employé par le malade
aurait probablement réussi, s'il l'avait fait
précéder d'une saignée. Les bains de vapeur
et les douches hydro-sulfurées ont produit
le même effet, en épuisant dans les transpirations la tendance à la fluxion déterminée par la cause que nous venons de
signaler.

5° Érythèmes par *fluxion diathésique*.

Il n'y a guères que la diathèse syphilitique qui produise des taches comparables à
l'érythème ; mais tout ce qui regarde ces
taches, comme tout ce qui est relatif aux
autres formes d'éruptions cutanées, nées sous
l'influence des quatre diathèses que nous
avons admises, est renvoyé au chapitre des
éruptions cutanées par fluxion diathésique.
Les rapports connus, simples et positifs, exposés dans ce chapitre entre les diverses
diathèses et les formes d'éruptions cutanées
auxquelles elles donnent lieu, nous dispen-
seront de faire aucune citation d'observation
particulière, dont l'utilité serait nulle pour
le but que nous nous proposons.

6° Érythèmes par *fluxion idiopathique*.

Rarement un érythème aigu ou chronique

doit être rapporté à cette catégorie de *fluxion*.
L'examen attentif de toutes les circonstances
sur lesquelles j'ai appelé précédemment l'attention, le fera en général rapporter à l'une
des catégories précédentes. Ce n'est guères
que lorsqu'il constitue une disposition dartreuse héréditaire qu'il peut être une maladie
tout-à-fait propre à la peau, indépendamment de ce qui se passe ailleurs dans l'économie, une maladie idiopathique; car l'altération d'organisation du tissu cutané, formant
ce qu'on appelle érythème, n'est pas profonde,
grave; de sorte que, même après un érythème
plusieurs fois réitéré ou longtemps stationnaire sur une même partie, entretenu par
l'une des conditions morbides précédentes,
il ne reste pas dans le tissu cutané, quand cette
condition morbide a cessé, une disposition
vicieuse, un changement organique assez
considérable pour avoir une tendance à persévérer, à se prolonger *idiopathiquement*,
comme une affection propre à la peau seulement. Or, cette disposition vicieuse, ce profond changement organique, sont une des
principales circonstances qui font qu'une dartre née d'abord et longtemps entretenue par
l'une des conditions précédentes, persévère
ensuite, indépendamment de cette condition

et vit en quelque sorte à part, de sa propre vie. Voici un exemple d'érythème par fluxion idiopathique.

OBSERVATION.

Marguerite D...., ouvrière en soie, fut, pendant une grande partie de son enfance, affectée d'humeurs de *rache* à la tête. A 10 ans, cette rache fit place à une éruption de petits boutons sur une grande partie de la surface du corps, qui lui causaient beaucoup de démangeaison et qu'elle comparait à la gale (c'était probablement une éruption papulo-prurigineuse, ce qu'on appelle *prurigo*). Pour cette nouvelle éruption, on lui fit faire un grand nombre d'applications, de frictions avec des substances, des pommades très-fortes, et il faut remarquer que, lors même que ces applications faisaient momentanément disparaître ou diminuer beaucoup l'éruption, mademoiselle D... n'éprouvait aucune sorte de dérangement dans sa santé. On lui fit prendre aussi des bains hydro-sulfureux, des dépuratifs, des purgatifs même drastiques et toujours sans succès. Cette éruption s'amenda à l'époque où les règles parurent et finit même par disparaître complètement; mais bientôt après, la malade se vit affectée aux jambes de plaques rouges avec gonflement. Cette indisposition durait déjà depuis deux mois, et comme elle gênait la malade pour marcher et pour travailler, celle-ci vint me consulter.

Je remarquai à chaque jambe 6 à 8 plaques ovalaires, d'un pouce à-peu-près de diamètre longitudinal, d'un rouge livide, disparaissant en grande partie sous la pression du doigt, avec tuméfaction de la peau et du tissu cellulaire sous-cutané, assez dures, rénitentes, s'accompagnant d'une chaleur parfois assez forte, mais généralement plutôt de gêne que de douleur. Ces plaques étaient nouvelles, avaient remplacé depuis peu de jours d'autres plaques dont on voyait les traces marquées par des taches légèrement ridées, jaunâtres, comme marbrées. Il y avait eu déjà depuis deux mois, à ce que disait la malade, trois apparitions successives de plaques semblables. Cette forme d'érythème était celle à laquelle on a donné le nom d'*érythème noueux* (erythema nodosum).

Marguerite D..., d'un tempérament sanguin, était très-bien portante d'ailleurs ; elle ne suivait pas un régime échauffant et n'était soumise à aucune circonstance hygiénique défavorable. En apprenant tous les détails sur ses antécédents que je viens de déclarer, j'appris aussi qu'elle avait toujours vu son père affecté jusqu'à sa mort de dartres sur le dos des mains , qui avaient résisté à tous les moyens de l'art. Il me fut aisé de reconnaître chez Marguerite D.... la suite d'une disposition dartreuse héréditaire qui s'était manifestée déjà, depuis sa tendre enfance par la mauvaise *rache* jusqu'à dix ans, puis par l'éruption papulo-prurigineuse éparse jusqu'à l'âge de la puberté. Je conçus dès lors la difficulté qu'il y aurait à guérir cette éruption, et , dans le cas où on parviendrait à la guérir, la difficulté d'empêcher cette éruption ou une éruption analogue de se montrer tôt ou tard ailleurs. J'essayai cependant des saignées générales, des sangsues réitérées aux cuisses, des bains entiers, du petit-lait nitré, des tisanes dépuratives, des laxatifs ou purgatifs avec des sels neutres , sans obtenir de résultats satisfaisants ; je fis également usage d'un grand nombre de pommades différentes plus ou moins excitantes, et de lotions sulfureuses, iodurées, etc. Je vis ainsi pendant plusieurs mois les plaques d'érythème ne paraître s'amender ou cesser dans quelques points que pour reparaître dans d'autres. Au mois de juin, j'envoyai la malade aux eaux d'Aix en Savoie qui, administrées à l'extérieur, amenèrent après un mois de leur usage, une disparition presque complète de l'éruption. Mais au mois d'octobre suivant, cette dernière se montra de nouveau, et quelques plaques parurent aussi sur les avant-bras.

La malade exerçait un état qui ne lui permettait que très-peu d'exercice, ce qui me parut une circonstance défavorable à l'emploi d'un traitement quelconque. Je lui conseillai de changer d'état, d'aller à la campagne, de se faire appliquer un cautère au bras; d'exercer une pression égale, pas trop forte, sur les jambes malades par l'usage de chaussettes de toile, et de ne prendre aucune autre espèce de remède. Elle mit le cautère et les chaussettes de toile, mais elle ne voulut pas changer d'état. Quelques mois après je la revis; le cautère suppurait assez; l'érythème aux jambes était devenu moins vif, offrait moins de tuméfaction dans les plaques qui paraissaient de temps en temps, et moins de gêne; mais les règles ayant un peu diminué en quantité, quoiqu'elles vînssent régulièrement, la malade avait de temps à autre des céphalalgies, et les bras offraient plus souvent des taches érythémateuses. J'attribuai cela au mouvement fluxionnaire ascensionnel déterminé par le cautère.

Je conseillai à la malade l'usage des eaux ferrugineuses de Charbonnières près de Lyon; car sa fortune et sa position l'avaient toujours empêchée de se rendre aux eaux sulfureuses fortes des Pyrénées, d'Allevard, d'Enghien, qui allaient très-bien à sa forte constitution, et qui, par leur action spéciale sur la peau, sont les plus efficaces dans les cas semblables de fluxion idiopathique. Cependant les eaux de Charbonnières firent du bien à la malade, ramenèrent les règles même plus abondantes qu'auparavant, firent disparaître les taches érythémateuses des bras, mais laissèrent celles des jambes à peu près dans le même état. Voyant bien que j'avais à faire à une disposition morbide constitutionnelle inhérente au tissu de la peau, je ne voulus pas essayer les remèdes empiriques violents, tels que les préparations mercurielles, antimoniales, cantharidées, arsénicales, etc., de peur de donner à Mlle D... une maladie grave, en voulant la guérir d'une éruption alors fort supportable, en supposant même qu'on pût jamais avec de semblables moyens guérir cette éruption.

Éruptions érythémateuses qui méritent une description à part.

ROUGEOLE.

(RUBEOLA, MORBILLI, FEBRIS MORBILLOSA, ETC. (1).

La rougeole se manifeste par de petites taches rouges, très-légèrement élevées au-dessus du niveau de la peau, de forme à peu près circulaire, assez semblables à des piqûres de puce; elles augmentent ensuite de dimension, se réunissent dans plusieurs points

(1) *Dermatoses exanthémateuses* (Alibert).

et forment comme des croissants ou des segments de cercle entre lesquels la peau conserve sa couleur naturelle. Ces taches disparaissent momentanément sous une forte pression du doigt, et s'accompagnent généralement de démangeaison, de chaleur, de cuisson. Leur apparition a été précédée de symptômes généraux qui annonçaient l'influence exercée d'abord sur l'ensemble de l'organisation par la cause de cette maladie. Ces symptômes sont : un mouvement fébrile caractérisé par des alternatives de frisson et de chaleur, un malaise général, de l'abattement, de la somnolescence. Des symptômes de trouble dans les voies gastriques se manifestent aussi par la rougeur plus ou moins pointillée de la langue au bout et sur les bords, par la soif, l'inappétence, les nausées ou même le vomissement, quelquefois par des douleurs à l'épigastre.

Mais bientôt les muqueuses des yeux, du nez, de la gorge, des bronches, deviennent le siége d'une fluxion qui domine dans le tableau des phénomènes morbides ; ce qui s'annonce par la rougeur, le larmoiement des yeux, les éternuments fréquents, et des mucosités abondantes que fournissent les fosses nasales, par une sensation de chaleur, de sécheresse, de pression à la gorge, par une toux assez forte arrivant par crises, par de l'oppression, et, lorsque le cas est grave, comme dans certaines épidémies de rougeole, par des phénomènes cérébraux qui deviennent facilement des convulsions chez les enfants très-jeunes. Ces phénomènes se soutiennent au même degré ou vont en augmentant d'intensité jusqu'à l'apparition des taches dont nous venons de parler, qui a lieu ordinairement le quatrième jour après la manifestation des symptômes généraux précurseurs. Ce n'est que quand l'éruption est bien établie qu'ils s'amendent ou cessent en partie seulement. Les symptômes qui persistent le plus, qui survivent même assez longtemps à l'éruption, sont la toux et l'oppression.

Cependant l'éruption, qui a paru d'abord le plus ordinairement sur la face, puis sur le cou, la poitrine, le tronc, les membres, et qui est allée en augmentant d'intensité jusqu'au quatrième ou cinquième jour, à dater de son apparition, commence alors à perdre de la vivacité de sa rougeur, passe bientôt à la teinte jaunâtre, avec une apparence de desquammation furfuracée. La peau n'a plus, dans les parties en desquammation, sa souplesse, sa douceur ordinaires; elle est sèche

et rugueuse. Quelquefois il y a de la démangeaison, quelquefois aussi la desquammation
est nulle. Au reste, même dans les rougeoles
ordinaires, il y a bien des variétés en plus, ou
en moins d'intensité et de durée de toutes les
circonstances précédentes.

Le tableau précédemment tracé est celui
qui s'offre dans la majorité des cas ; mais la
rougeole, par sa durée, par l'ordre d'apparition des symptômes qui la caractérisent, par
sa gravité, peut se placer plus ou moins loin,
dans un sens favorable ou funeste, du tableau
précédent. Ainsi, quelquefois il y a à peine
ou il n'y a pas du tout de symptômes généraux précurseurs ; d'autres fois ils sont d'une
intensité tellement grande que les jours du
malade sont compromis avant même l'apparition de l'éruption, et celle-ci peut être re-
tardée ou même entièrement empêchée par
cette même intensité de symptômes annonçant l'affection grave de quelque organe important, affection qui paralyse en quelque
sorte les mouvements excentriques, les efforts
critiques, *dépurateurs* de l'organisation.

L'éruption peut être très-légère, partielle,
quoique les symptômes généraux précurseurs
aient eu de l'intensité. Elle est parfois très-
irrégulière, relativement à l'époque de son

apparition, qui a lieu dès le troisième jour, ou seulement le sixième ou huitième jour au plus tard, à partir de la manifestation des symptômes généraux. La couleur de l'éruption peut tirer sur le livide, le noir, et il peut y avoir des pétéchies, ce qui est généralement de mauvais augure, et coïncide avec quelque affection grave interne.

Quelques auteurs, ayant remarqué que parfois, dans des épidémies de rougeole, ou lorsque cette maladie a envahi une famille, un pensionnat, etc., quelques individus présentaient des symptômes généraux semblables aux symptômes précurseurs de la rougeole, sans présenter ensuite aucune trace de cette éruption, ont donné à la manifestation de ces symptômes généraux seulement le nom de *rougeole sans éruption (febris morbillosa)* ; mais c'est là un vice de langage, car il n'y a pas de rougeole s'il n'y a pas d'éruption. Au reste, une éruption très-incomplète et très-légère peut aussi avoir été confondue avec une absence complète d'éruption.

L'influence que la rougeole exerce sur le tissu cutané, en mettant fortement en jeu son irritabilité, en y appelant la fluxion, réveille parfois des dispositions morbides antérieurement manifestées par ce tissu, et y fait naître passagèrement divers genres d'éruptions. Quelquefois on a vu cette maladie favoriser la résolution d'une éruption, d'une dartre existant depuis plus ou moins de temps. Mais ce qui mérite de fixer l'attention au plus haut point dans l'histoire de la rougeole, comme dans l'histoire au reste des éruptions analogues, scarlatine, petite-vérole, etc., ce sont les phénomènes morbides qui parfois se développent, vers la fin de l'éruption surtout, persévèrent, demeurent stationnaires ou s'agrandissent et poursuivent les malades une partie de leur vie ou toute leur vie, sous le nom vulgaire de *dépôts de rougeole*. Ces phénomènes sont quelquefois des phlegmasies chroniques, avec écoulements muqueux ou muco-purulents, plus ou moins abondants, des muqueuses des yeux, du nez, de l'oreille, des bronches, des intestins, quelquefois aussi des muqueuses du vagin, chez la femme, du canal de l'urètre, chez l'homme. D'autres fois ce sont des phlegmasies sourdes établies dans le parenchyme même des organes, ou des engorgements lymphatiques, des affections tuberculeuses, des névroses, des hydropisies, etc.

Ce qui donne lieu à toutes ces affections morbides consécutives, c'est toute cause qui vient plus ou moins brusquement, vers la fin de la rougeole, apporter un trouble dans l'organisation, au moment où l'on dirait que cette dernière se livre plus que jamais à des efforts *dépurateurs* s'effectuant sur la peau, phénomènes d'exhalations, de sécrétions, dont il est difficile d'apprécier la nature, et probablement rendus nécessaires, indispensables, par l'influence qu'exerce sur toute l'organisation la cause infectante de la rougeole. Les circonstances qui, en empêchant, en troublant l'accomplissement entier de ces efforts dépurateurs, amènent les affections dont nous venons de parler, sont surtout et avant tout les refroidissements, puis les indigestions, l'excitation intempestive des voies gastriques, les révolutions morales, etc. Ce sont les individus d'un tempérament lymphatique qui courent le plus de chances fâcheuses, étant exposés, vers l'époque citée de la rougeole, à ces diverses causes de trouble. Quelquefois aussi la rougeole ne fait que mettre en mouvement, et transformer en une véritable maladie, une disposition morbide constitutionnelle existant déjà depuis plus ou moins longtemps.

La rougeole, comme nous l'avons déjà dit dans les prolégomènes, appartient évidemment à la catégorie des éruptions par *fluxion excentrique.* Elle est, en effet, le résultat de l'action, sur l'ensemble de l'organisme, d'un principe contagieux, infectant, qui détermine de la part de cet organisme des mouvements et comme des efforts excentriques par lesquels il semble épuiser sur la peau, en grande partie, l'état morbide où ce principe l'a placé.

On ne prend la rougeole qu'une fois dans sa vie, ou du moins il est rare qu'on la prenne deux fois. Quelquefois on ne la prend pas du tout. Elle attaque principalement les enfants, plus rarement les adultes, presque jamais les vieillards. Elle règne sporadiquement ou épidémiquement. A diverses époques on a vu régner de graves épidémies de rougeole, de l'histoire desquelles je ne dois pas m'occuper ici. La rougeole est essentiellement contagieuse par les miasmes qui s'exhalent du corps de l'individu affecté. Son pronostic se déduit aisément de ce qui précède.

Le diagnostic différentiel de la rougeole est facile à établir. Les symptômes précurseurs, la disposition, la grandeur, la couleur des taches, des plaques, ne permettent guères de la confondre avec la scarlatine, comme on le verra dans la description de celle-ci qui se termine par desquammation à larges écailles, tandis que la desquammation est furfuracée dans la rougeole. Nous dirons aussi ce qui la distingue de la *roséole* proprement dite.

Traitement. — La rougeole, lorsqu'elle suit une marche simple, régulière, sans complications fâcheuses, n'exige que l'emploi de soins hygiéniques, la diète, quand il existe un mouvement fébrile; une nourriture légère, principalement chez les enfants, lorsque l'éruption est établie et que le mouvement fébrile est passé; l'usage de simples boissons adoucissantes, pectorales, telles que des infusions de fleurs de violette, de bourrache, de bouillon-blanc, de capillaire, etc., et l'attention de ne point laisser le corps exposé au froid, au froid humide surtout, pendant le cours de l'éruption et au moment de la desquammation. Même quand tout paraît terminé, il ne faut pas trop se hâter, dans la mauvaise saison, de laisser le malade, qui jusque là avait été environné d'une température douce, s'exposer tout d'un coup à l'influence d'une température froide.

Lorsque les symptômes précurseurs généraux sont trop violents, c'est par un traitement antiphlogistique plus ou moins actif que l'on tempère cette violence. Ainsi, saignée du bras d'abord, si l'individu est fortement sanguin; ensuite sangsues à l'anus, à l'épigastre, si les voies gastriques sont enflammées; au cou, derrière les apophyses mastoïdes, si le cerveau est menacé; à chaque côté du larynx, s'il y a laryngite ou menace du croup; vis-à-vis les amygdales, s'il y a angine; sur le point douloureux, s'il y a pleurésie ou pleuro-pneumonie, etc. Il faut appliquer des sinapismes aux membres inférieurs, envelopper les pieds s'ils sont froids, avec du coton cardé et du taffetas ciré; administrer des potions pectorales généralement sans opium, à moins qu'il n'y ait une très-grande irritabilité de système nerveux.

Si l'éruption rubéolique ne s'effectue pas d'une manière convenable, c'est ordinairement parce que les forces de l'organisation sont en quelque sorte enchaînées par la gravité de quelque affection interne, dans la poitrine, les voies gastriques, le cerveau. Il faut s'attacher à combattre activement cette affection, dont la diminution ou la destruction est immédiatement suivie de l'apparition franche et convenable de l'éruption rubéolique.

Quelquefois c'est l'influence du froid qui empêche le complet développement de l'éruption cutanée ou qui la fait disparaître en tout ou en partie au commencement de son apparition. Dans ce cas là il faut tenir chaudement le malade dans son lit, lui appliquer des frictions sèches, des linges chauds sur tout le corps; lui donner des boissons chaudes, légèrement diaphorétiques. Ces moyens sont préférables à l'emploi du bain chaud qui doit être surtout mis en usage, lorsqu'il y a trop de sécheresse, de tension nerveuse à la peau.

Si une toux opiniâtre, avec ou sans quintes, accompagne l'éruption, il faut faire usage de loochs, de potions pectorales, de vésicatoires sur le sternum, sur les côtés de la poitrine, au bras, lorsque la fièvre n'existe d'ailleurs qu'à un faible degré. Si la couleur de l'éruption est pâle, livide, le pouls petit, les symptômes généraux alarmants, pourvu que ces symptômes ne soient pas le résultat d'une violente inflammation intérieure, et qu'ils ne soient dus qu'à un état de prostration générale, à une sorte d'état d'affaissement, de sidération du système nerveux, il faut administrer les toniques, les antispasmodiques, le quiquina, le camphre, etc.; mais il vaut mieux encore dans l'incertitude d'un diagnostic, relativement aux affections intérieures, quelquefois très-difficile à établir, il vaut mieux avoir recours aux rubéfiants sur la peau, aux frictions sèches, à l'application de corps chauds, de vésicatoires sur ce tissu, que l'on s'est bien trouvé, dans quelques cas extrêmes, d'envelopper dans des peaux de mouton récemment écorchés. C'est encore à ces derniers moyens qu'il faudrait avoir recours, si, sous l'influence d'une cause quelconque, l'éruption s'était terminée brusquement par délitescence, était *rentrée*, comme l'on dit, ce qui est ordinairement précédé, accompagné ou suivi d'accidents plus ou moins graves.

Au reste les complications quelles qu'elles soient, doivent être combattues par les traitements indiqués dans les traités de pathologie, en faisant en sorte que ces traitements nuisent le moins possible au mouvement fluxionnaire qui doit nécessairement s'établir sur la peau.

Quant aux diverses affections signalées, que la rougeole peut laisser après elle, dans les circonstances dont nous avons parlé, il faut les combattre vigoureusement dès le commencement, si l'on ne veut pas s'exposer à les voir persévérer indéfiniment sous le nom vulgaire de *dépôts* de rougeole. Comme c'est l'influence du froid, du froid humide qui, vers la fin de la rougeole, détermine souvent l'apparition de tous ces phénomènes morbides, il faut s'attacher surtout à régulariser les fonctions de la peau. Des bains de vapeur, plutôt que des bains chauds ordinaires, des frictions sèches ou excitantes aromatiques, l'usage de la flanelle appliquée immédiatement sur la peau ; si le malade peut se déplacer, l'habitation dans un lieu sec, à température douce, voilà les moyens généraux à employer d'abord.

Maintenant, il ne faut pas oublier que la rougeole, chez les enfants surtout, et particulièrement chez les enfants lymphatiques, réveille toutes les dispositions, s'il en existait et si elles ne s'étaient pas fait jour encore, aux sécrétions appelées vulgairement *dépuratoires,* qui s'établissent à cet âge sur le cuir chevelu, sur la peau, sur les muqueuses ; et que lorsque ces dispositions n'existaient pas, une rougeole mal terminée peut en quelque sorte les créer et les faire s'épuiser sur l'un des organes précédents ou sur d'autres. Il résulte de là une sorte de vice, de diathèse à laquelle il faut une voie de décharge. Or, l'expérience prouve que ces sortes de diathèses sont combattues avantageusement en établissant des sécrétions artificielles sur la peau, en exagérant l'activité sécrétoire des voies gastriques, des voies urinaires, en cherchant à produire un effet mal défini, qu'on appellera *altérant*, si l'on veut, et tout cela par le moyen de vésicatoires, de sétons, de cautères, de tisanes sudorifiques, de tisanes dites dépuratives avec la douce-amère, la saponaire, la bardane, le cresson, les fleurs de scabieuse, de pensée, de houblon, etc.; par le moyen des sirops laxatifs, dépuratifs, antiscorbutiques, de chicorée, de fleurs de pêcher, de Portal, de Cuisinier, etc.; par le moyen des diurétiques ordinaires. Si les enfants sont fortement lymphatiques, tendant aux scrofules, il ne faut pas oublier les ferrugineux, les préparations d'iode; s'ils sont principalement sanguins et si les symptômes d'irritation dominent, c'est aux évacuations sanguines, à la diète lactée qu'il faut avoir recours; si ce sont des enfants délicats, nerveux, c'est des bains, des calmants, des antispasmodiques qu'il faut faire usage, conjointement d'ailleurs, selon les circonstances concomitantes, avec quelques-uns des moyens dont nous venons de parler. Il est évident que je ne dois pas entrer ici dans les détails du traitement de chaque symptôme. Dans le traitement du reste de cette maladie, comme de toutes les maladies analogues, il ne faut pas

perdre de vue les indications particulières
fournies par les constitutions médicales qui
règnent et qu'il faut attentivement étudier.
Quant à la prophylaxie de cette maladie elle
consiste uniquement dans l'isolement.

ROSÉOLE.

(FIÈVRE ROUGE, FAUSSE ROUGEOLE, ETC. (1).

La *roséole*, que quelques-uns ont appelée
fausse rougeole et qui en effet ressemble quelquefois beaucoup à la rougeole, pour la forme
extérieure du moins, n'est, à proprement
parler, qu'un simple érythème composé de
petites taches roses ou d'un rouge clair, de
forme variable, presque toujours arrondies
ou légèrement irrégulières, parfois semi-
lunaires ou même annulaires, ayant généralement de 4 à 6 lignes à un pouce de
diamètre, sans saillie sensible à la peau,
occupant tantôt une grande partie de la
surface du corps, tantôt quelques régions seulement, comme la face, le cou, la poitrine, les
bras, laissant toujours entre elles des intervalles plus ou moins grands où la peau est à

_____

(1) *Dermatoses exanthémateuses* (Alibert).

l'état normal, paraissant parfois après quelques symptômes précurseurs, ayant une durée très-variable de 24 heures à 3, à 5, à 6 jours, dans quelques cas même se prolongeant en quelque sorte d'une manière chronique par des réapparitions successives d'une courte durée, et se terminant enfin par résolution, avec une légère desquammation.

La roséole peut affecter tous les âges, mais elle se montre surtout chez les très-jeunes enfants, de six mois à la première dentition. Les deux sexes en sont également atteints, surtout les femmes dont la peau est fine, délicate. On l'observe dans toutes les saisons, principalement en été et en automne. On l'a vue régner épidémiquement.

Que penser encore ici de la manie sempiternelle de divisions et de subdivisions de Willan. Je demande ce que signifient les variétés de cet auteur, *roseola œstiva*, *autumnalis*, *infantilis*, *annullata*, *variolosa*, *vaccina*, *miliaris*, sans compter les variétés que d'autres ont ajoutées encore, *febrilis*, *rhumatica*, *cholerica*, etc.

Il faut certainement prendre les choses bien peu au sérieux en médecine, pour faire ainsi une nouvelle variété, de la coïncidence d'une nouvelle circonstance quelconque avec l'apparition de cette éruption érythémateuse appelée *roséole*. On pourrait ajouter ainsi des roséoles du matin, du soir, du jour, de la nuit, des temps chauds, des temps froids, des tempéraments sanguins, bilieux, lymphatiques, etc.

La division d'Alibert en roséole idiopathique et en roséole symptomatique, quoique certainement plus médicale, est cependant encore incomplète et inexacte. Tout ce qu'il y a de plus raisonnable à dire là dessus, ce nous semble, c'est que la roséole peut être intense ou légère, fébrile ou apyrétique, avec ou sans symptômes précurseurs; mais il n'est pas nécessaire pour cela de créer et de décrire d'avance des variétés qui n'offrent rien de fixe, de caractéristique, de constant. Que la roséole, quand elle paraît en été (*roseola œstiva* de Willan), offre des symptômes généralement assez intenses, cela se conçoit très-bien; car la même chose arrive à beaucoup d'autres éruptions qui se rattachent, comme cette roséole, dans la plupart des cas alors, à des irritations gastro-intestinales; mais il est certain aussi que la roséole se montre parfois, dans toutes les autres saisons, à peu près avec les mêmes caractères. Ces caractères et ces symptômes se rapportent généralement à une irritation ou inflammation gastro - intestinale avec réflexion sur le cerveau.

D'abord, alternatives de frisson et de chaleur, lassitude générale, céphalalgie, somnolescence et quelqnefois agitation, délire, apparence même de mouvements convulsifs; peau sèche, brûlante, soif, inappétence, langue rouge, muqueuse, sécheresse au pharynx, gêne de la déglutition, ventre tendu, constipation ou diarrhée. C'est ordinairement 3 à 6 jours après le développement des premiers symptômes que paraît l'éruption, d'abord sur la face, le cou, et bientôt assez rapidement sur le reste du corps. Les taches irrégulièrement circulaires, plus larges et plus écartées les unes des autres que celles de la rougeole, sont plutôt rose foncé que rouge intense; elles s'accompagnent le plus souvent de fortes démangeaisons. Les symptômes généraux cessent en partie à cette apparition; la fièvre continue ou quelquefois elle est nulle. L'éruption dure ordinairement de 4 à 5 jours, plutôt moins que plus; elle se termine par résolution, sans apparence bien sensible de desquammation. Elle peut se terminer quelquefois beaucoup plus tôt par une sorte de délitescence et reparaître ensuite.

Lorsque la roséole affecte cette forme et

surtout lorsque les taches, ayant à peu près le même aspect, sont plus rapprochées les unes des autres, il est difficile certainement au début, par l'inspection seule de cette forme, de distinguer cette éruption de la rougeole ; il n'y a de différence d'abord que dans la nature des symptômes précurseurs qui ont la forme catarrhale bien plus marquée dans la rougeole que dans cette roséole, comme on peut le voir dans le tableau que nous venons de tracer de la rougeole. A une époque plus avancée, il n'est quelquefois pas plus facile d'établir une ligne de démarcation bien positive entre la forme roséole et la forme rougeole, même entre la forme roséole et la forme scarlatine avec laquelle on pourrait aussi quelquefois la confondre. Cependant indépendamment des symptômes généraux précurseurs et concomitants qui ne sont pas généralement les mêmes, indépendamment de la propriété de contagion qui n'appartient qu'aux deux dernières éruptions, les taches de la rougeole, presque toujours de forme semi-lunaire, sont petites et d'un rouge assez intense ; la scarlatine de son côté se manifeste par de larges plaques framboisées et quelquefois toute la surface de la peau est barbouillée comme de lie de vin ; tandis que les taches de la roséole, irrégulièrement circulaires, sont d'un rose plus ou moins foncé, plus nettement circonscrites, plus larges que celles de la rougeole, plus petites que celles de la scarlatine.

Au surplus, comme nous l'avons déjà dit, excepté la forme que nous venons de décrire et qui mérite à peu près seule le nom de roséole, tout le reste doit se rapporter au tableau que nous avons précédemment tracé de l'érythème. Ainsi ce qu'on a appelé *roséole annulaire* n'est pas autre chose que l'érythème annulaire. Puisque Willan a fait des variétés de roséole des rougeurs qui accompagnent quelquefois l'éruption variolique, inoculée surtout, ainsi que la vaccine, il n'y aurait qu'à faire aussi des variétés de roséole des taches érythémateuses qui accompagnent souvent tant d'autres éruptions. On appellera toutes ces taches *érythèmes roséoliques*, si l'on veut, mais ce sont de simples érythèmes qui doivent rentrer dans la description générale de l'érythème. Toutes ces variétés peuvent au reste différer beaucoup de forme, disparaître au bout de 24 heures au plus tard, reparaître ensuite à plusieurs reprises, être précédées ou non de quelques symptômes précurseurs, accompagnées ou non d'un mouvement fébrile, se montrer chez les enfants ou les grandes personnes, en automne ou dans toute autre saison, etc., etc., l'essentiel est de connaître leur étiologie et par suite le traitement qui leur convient. Or :

1° La roséole proprement dite ne peut être le résultat de l'action d'une cause simplement externe et ne peut appartenir par conséquent à la *fluxion par cause externe;* mais elle peut être due :

2° A la *fluxion réfléchie* ; l'irritation de la bouche dans la dentition; l'irritation ou l'inflammation muqueuse gastro-intestinale provenant de diverses causes et quelquefois de l'ingestion du baume de copahu, pour arrêter une blennorhagie, en déterminent en effet assez souvent le développement sympathique.

3° A la *fluxion déplacée*; c'est ce qui arrive surtout à la suite de la suppression plus ou moins brusque des épistaxis, des sueurs partielles ou générales, à la suite et parfois comme phénomène critique d'accès de fièvre légère, du rhumatisme, etc.

4° A la *fluxion excentrique;* c'est ce qui arrive surtout à la suite de révolutions morales, de fortes fatigues physiques ou morales, de l'échauffement du sang et de l'excitation du système nerveux, déterminés par l'usage de viandes salées, de boissons excitantes, à la suite de l'ébranlement général que produit une croissance trop rapide, etc.

5° A la *fluxion par diathèse*; c'est ce qui arrive quelquefois dans la diathèse syphilitique, pour ce qu'on appelle *roséole syphilitique*.

6° La roséole ne doit que très-rarement être rangée dans la catégorie de la *fluxion idiopathique*, c'est-à-dire qu'elle ne se montre guère sans pouvoir être rattachée à l'une des conditions morbides précédentes.

7° La roséole appartient bien plus souvent simplement à l'une ou l'autre des catégories précédentes qu'à la catégorie de la *fluxion complexe*, où plusieurs des conditions morbides précédentes combinent leur action pour produire l'éruption cutanée.

Le traitement se déduit facilement de ce qui précède. D'abord le traitement local est nul ou simplement émollient, comme à la période d'irritation des éruptions érythémateuses en général. Le traitement non local consiste à combattre, comme nous l'avons dit en parlant de l'érythème, les diverses conditions morbides sous l'influence desquelles la roséole s'est manifestée. Mais en général la roséole étant une maladie peu grave, se terminant en peu de jours d'une manière complète, peu capable d'exercer à son tour une réaction sur l'intérieur de l'économie, tout le traitement se réduit au repos, à des boissons adoucissantes, à la soustraction des surfaces affectées à un air trop froid, à la diète ou à un régime convenable, et quelquefois, dans la forme que nous avons signalée comme méritant plus particulièrement le nom de roséole, à quelques déplétions sanguines, si la fièvre est intense ou le tempérament fortement sanguin. Ce n'est vraiment que lorsque l'éruption roséolique tend à reparaître d'une manière plus ou moins réitérée par la persistance de la condition morbide qui l'a déterminée, qu'il faut s'attacher sérieusement à la combattre par des moyens plus ou moins actifs.

SCARLATINE.

(FEBRIS SCARLATINA , ROSSALIA , PURPUREA SCARLATINA , FEBRIS ANGINOSA , ETC. (1).

Les symptômes précurseurs de la scarlatine sont généralement assez semblables à ceux de la rougeole, quant aux voies gastriques, avec une tendance cependant bien plus fréquente à l'inflammation souvent très-intense du pharynx. Mais relativement à l'ophthalmie,

(1) *Dermatoses exanthémateuses* (Alibert).

au coryza, à la toux, qui forment le tableau à peu près constant des prodromes de la rougeole, on ne les observe guères, si ce n'est parfois la toux dans les prodromes de la scarlatine. Généralement aussi il y a dans ceux-ci plus d'accidents nerveux, plus de fréquence du pouls, plus d'agitation ou d'assoupissement, plus de symptômes de congestion cérébrale, en un mot, plus de gravité dans l'allure de tous les phénomènes morbides. Parfois cependant l'apparition de la scarlatine n'est précédée que de malaises, de frissons, d'un mouvement de fièvre peu considérable, d'une soif légère. C'est le second, le troisième jour ou même parfois bien plus tard après la manifestation des symptômes généraux précurseurs, que l'on voit paraître l'éruption. Ces symptômes sont, dans les cas les plus ordinaires, car il y a beaucoup de variétés sous ce rapport, alternatives de frissons et de chaleur, nausées, douleurs dans les lombes, lassitudes générales, peau brûlante, pieds froids, pouls très-fréquent, respiration pénible, langue rouge, gorge douloureuse, soif plus ou moins forte, agitation. L'éruption se manifeste par des taches sans élévation, plus étendues et d'un rouge plus vif que celles de la rougeole, se montrant d'abord au visage, au cou, puis à la poitrine, au ventre, sur tout le tronc, aux bras, aux extrémités inférieures. Ces taches s'agrandissent, prennent une teinte écarlate, une forme irrégulière, comme pointillée, dentelée vers le contour. La face, les pieds, les mains, sont en général gonflés; la peau est tendue, sèche, brûlante, assez souvent avec cuisson ou démangeaison. Les plaques écarlate sont quelquefois tellement nombreuses, et la peau dans les intervalles tellement colorée, qu'il semble que toute la surface ait été barbouillée de suc de framboise ou de lie de vin; les symptômes généraux s'amendent bien à l'apparition de l'éruption, mais beaucoup moins en général que dans la rougeole. Ce n'est que du cinquième au huitième jour que la vivacité de la couleur, le gonflement cessent, et que l'épiderme se détache par larges et minces écailles.

Quelquefois la scarlatine s'accompagne de symptômes tellement graves d'inflammation des amygdales, du pharynx, que ce phénomène est ce qui domine dans le tableau et a fait donner à la scarlatine le nom de scarlatine *angineuse*. Dans ces cas les surfaces muqueuses enflammées se couvrent de sécrétions, d'exsudations particulières, grisâtres, couenneuses, qui ne laissent pas à leur chute d'ulcération et qu'on confondait autrefois trop souvent avec les produits de la gangrène. Les douleurs, la suffocation sont fréquemment très-marquées; l'inflammation s'étend plus facilement aux organes pectoraux, et les accidents cérébraux se manifestent avec plus d'intensité : c'est alors surtout, quand ces derniers accidents ont une grande intensité, que la scarlatine prend un caractère de *malignité*. Ici comme dans la rougeole l'éruption peut se faire difficilement, incomplètement, être livide, noirâtre, avec pouls, petit, misérable, avec accidents de *malignité*, et les mêmes considérations émises, sous ce rapport, en parlant de la rougeole, doivent s'appliquer à la scarlatine. Ce qu'on a appelé improprement *scarlatine sans éruption* n'a été vu que dans quelques épidémies où, après les symptômes précurseurs, après tout l'appareil symptomatologique semblant annoncer l'influence sur le corps de certains individus de la cause de scarlatine, il n'y avait presque pas d'éruption à la peau, ou seulement de la démangeaison et une desquammation très-légère.

C'est, comme nous venons de le dire, du cinquième au huitième jour qu'arrive ce qu'on peut appeler la troisième période, c'est-à-dire la période de desquammation. La première période, en effet, est celle de l'apparition et du développement des symptômes précurseurs; la seconde est celle de l'apparition et du développement de l'éruption. Quant à ce que quelques-uns ont appelé *période d'incubation*, il est évident qu'on ne saurait ériger en période ce qui ne se manifeste par aucun signe perceptible, et ce dont on n'a par conséquent aucune sorte d'idée exacte. Il est impossible du reste de fixer le nombre d'heures ou de jours qui se sont écoulés entre le moment où le principe de la scarlatine a envahi par *contagion*, ou même par *infection*, l'organisme, et l'époque de la première manifestation des symptômes précurseurs. Quoi qu'il en soit, la période de desquammation de la scarlatine se présente à l'époque que nous venons d'assigner, à partir du moment de l'apparition de l'éruption, à moins que les complications plus ou moins fâcheuses que nous avons indiquées ne viennent masquer, défigurer, troubler, enrayer la marche de l'éruption. C'est à cette époque que l'on voit, dans les cas ordinaires, s'amender, cesser tous les symptômes généraux, le mouvement fébrile, qui avaient précédé et accompagné l'éruption. Cette desquammation s'effectue parfois par le détachement de petites lamelles furfuracées dans quelques points, mais généralement partout ailleurs par de larges et minces pellicules squammeuses qui se détachent comme des lambeaux d'épiderme. Cette période se prolonge ordinairement de dix à quinze à vingt jours, et, dans quelques cas, il s'opère, des exfoliations successives qui la font se prolonger jusqu'au trentième ou quarantième jour.

Cette période est fort importante à observer ; car c'est pendant son existence qu'on voit survenir, surtout en hiver, par l'influence du froid ou du froid humide auquel le corps a été trop tôt exposé, ces phénomènes souvent si funestes, l'anasarque, l'ascite, l'hydrothorax, l'hydrocéphale. C'est là l'accident le plus fréquent et le plus à craindre après la scarlatine, qui peut d'ailleurs être aussi suivie, mais moins fréquemment, il semble, que la rougeole, d'affections plus ou moins opiniâtres des diverses muqueuses, des ganglions lymphatiques, du tissu cellulaire, du parenchyme même des organes, etc.

Il y a des scarlatines qui se compliquent d'une éruption d'abondantes petites vésicules, comme la miliaire. Rarement la scarlatine se complique d'autres genres d'éruptions.

La cause de la scarlatine est inconnue comme celle de la rougeole. Cette maladie est aussi contagieuse par les miasmes qui s'exhalent du corps d'un individu affecté. La scarlatine appartient, au même titre que la rougeole, à la catégorie des éruptions cutanées par *fluxion excentrique*. On l'observe dans toutes les saisons, principalement en automne, après des pluies abondantes, suivies d'une transition brusque de la température vers la chaleur. C'est l'enfance, mais surtout la seconde enfance, qui en est de préférence affectée. Elle règne le plus souvent d'une manière épidémique, et n'attaque presque jamais deux fois un même individu.

Quant au diagnostic différentiel, il est aisé, d'après le tableau qui vient d'en être tracé, et d'après ce que nous avons dit au diagnostic différentiel de la roséole, de distinguer la scarlatine de cette dernière éruption et de la rougeole, à plus forte raison de tous les autres genres d'éruptions. Son pronostic se déduit assez facilement de ce qui précède pour que nous ne soyons pas obligé de nous arrêter sur ce point.

Traitement. — La scarlatine simple, comme la rougeole vulgaire, n'exige que l'emploi des moyens les plus simples : tenir le malade à

l'abri du contact de l'air froid, ou froid
humide, pour favoriser l'issue de l'éruption
et prévenir sa rétrocession; ne pas cependant le tenir renfermé dans des apparte-
ments trop chauds, dans un lit trop couvert,
sans aucune espèce de renouvellement d'air,
surtout au moment de la plus forte inflammation de la peau; satisfaire la soif par des
tisanes adoucissantes, faites avec des décoctions légères d'orge, de gramen, de jujubes,
des infusions de fleurs de mauve, de violette,
de bouillon-blanc, acidulées avec des sirops
d'orange, de groseille, etc.; administrer ces
boissons chaudes, ainsi que toutes les autres
tisanes pectorales, béchiques, s'il y a une
toux bronchique; prescrire la diète, quand
il y a un mouvement de fièvre; et ne laisser
guères le malade sortir en hiver, dans les
temps froids et humides, avant le vingt-
cinquième ou le trentième jour à partir de
la fin de la période de desquammation; voilà
tout ce qu'il y a à faire dans les cas sans
gravité, sans complications. Dans les cas
graves, d'abord quand il y a angine intense,
saignée générale, si la plénitude sanguine est
fortement prononcée; et après cela ou bien
sans cela, si cette plénitude sanguine n'existe
pas, saignées révulsives vers les pieds, puis

dérivatives aux côtés du cou; sinapismes et coton cardé aux extrémités inférieures; inspirations de vapeurs adoucissantes, gargarismes adoucissants, puis détersifs; cataplasmes émollients et embrocations huileuses calmantes autour du cou.

Lorsqu'il s'agit d'une angine couenneuse, avoir recours aux mêmes évacuations sanguines, si les symptômes sont franchement inflammatoires; s'en abstenir dans le cas contraire et ne faire usage que des autres moyens; mais c'est ici le cas surtout d'appliquer les médications locales, la plupart recommandées principalement par M. Bretonneau, c'est-à-dire toucher les surfaces affectées avec un pinceau de charpie imbibé d'un mélange d'acide hydrochlorique et de miel (1 partie d'acide sur 3 à 4 de miel), ou d'une solution de chlorure de soude (1 de chlorure en poids sur 6 d'eau), ou d'une solution de nitrate d'argent (1 de nitrate pour 6 d'eau distillée), ou d'un mélange, parties égales de calomel bien pulvérisé et de miel, ou d'un mélange d'alun pulvérisé et d'eau formant une pâte molle. On peut parfois insuffler sur les surfaces affectées quelques-unes de ces substances finement pulvérisées, par exemple le calomel et l'alun, en faisant gargariser ensuite le malade avec un gargarisme adoucissant. On peut aussi faire entrer la plupart de ces substances dans des gargarismes. Les insufflations se répètent quatre à cinq fois par jour avec 4 grammes environ chaque fois de poudre, et les gargarismes doivent également être répétés plusieurs fois dans le jour.

Quant à la méthode des lotions, des aspersions avec de l'eau froide, au moment de la forte inflammation, de la forte chaleur à la peau, employés avec quelques succès en Angleterre, on conçoit qu'elle peut être effectivement utile dans quelques cas; mais elle est fortement repoussée par les préjugés en France, où un accident arrivé dans ces circonstances à un malade serait immédiatement mis, dans la pratique en ville, sur le compte de l'imprudence du médecin. Heureusement que les malades y guérissent par des méthodes aussi efficaces, sans être aussi effrayantes pour le public. Il faut être également très-réservé en France sur l'emploi des méthodes si fréquemment purgatives des auteurs anglais; il ne faut pas oublier qu'il s'agit tout simplement ici de combattre des phénomènes presque toujours essentiellement inflammatoires.

Si l'éruption a de la peine à s'effectuer, il faut s'en prendre généralement encore aux inflammations internes qu'il faut également, par un traitement antiphlogistique, chercher à détruire.

Si elle disparaît, quand elle commençait à s'effectuer ou à une époque avancée de son cours, il faut pour la rappeler employer des moyens semblables à ceux que nous avons signalés, en parlant de la rougeole : applications de linges chauds, frictions sèches, sinapismes, coton cardé, vésicatoires aux extrémités inférieures, boissons chaudes, etc.

Dans les cas les plus graves, lorsqu'il y a prostration générale, affaissement du système nerveux, petitesse extrême du pouls, coma, délire, symptômes de malignité, engorgement considérable, accumulation de *matières pultacées* dans l'arrière-gorge, on peut être fort embarrassé; il faut, dans ces cas, user sobrement de déplétions sanguines, et souvent ne pas en user du tout. On peut avoir recours à de petites doses d'ipécacuanha, de tartre stibié, qui font expulser les matières accumulées dans la gorge, et souvent remontent en quelque sorte la machine par la secousse qu'elles lui impriment. On emploie d'ailleurs, si l'état du malade le permet, des fumigations vinaigrées, des gargarismes toniques détersifs avec le quinquina, le chlorure de chaux ; l'insufflation ou l'application dans la gorge des topiques dont nous venons de parler; des rubéfiants, des vésicants à la peau. On a aussi recommandé dans ces cas l'usage du calomel en augmentant progressivement la dose, de 2 à 12 grains.

Pour les affections qui peuvent être la suite de la scarlatine, lorsque, à la période de desquammation, le malade a été trop tôt soumis à l'influence du froid ou du froid humide, d'abord pour les affections autres que l'anasarque, l'hydropisie, il faut les traiter en leur appliquant les mêmes considérations et les mêmes médications dont il a été question dans les affections analogues après la rougeole. Pour l'anasarque, il faut la combattre par les diurétiques et les sudorifiques, sans négliger le traitement des diverses inflammations qui peuvent compliquer cet état.

On a beaucoup vanté les propriétés de la belladona pour prévenir le développement de la scarlatine. Hanhemann, et après lui plusieurs médecins allemands disent avoir préservé un grand nombre d'individus de la scarlatine dans des épidémies qui menaçaient d'envahir une nombreuse population. D'autres médecins n'accordent pas à la belladona cette grande vertu, et je suis disposé à partager leur avis, si je devais m'en rapporter aux résultats peu avantageux que m'a procurés ce remède dans deux circonstances où, à trois à quatre ans de distance, la scarlatine avait envahi une grande partie de la population de la Guillotière et des villages voisins où je voyais beaucoup de malades.

Quoi qu'il en soit, c'est en teinture qu'on administre alors ordinairement la belladona. La dose est proportionnelle à l'âge ; mais pour les enfants de 10 à 12 ans, elle est généralement de 8 à 12 gouttes par jour, dont on continue l'administration pendant quinze jours environ.

Il n'est pas douteux que l'*isolement* serait un meilleur préservatif ; mais ce n'est pas encore un moyen bien sûr, quand, dans les grandes épidémies, la scarlatine, comme la rougeole, règne parfois véritablement par *infection*.

Chapitre Troisième.

CLASSIFICATION DERMATOGRAPHIQUE
DES MALADIES DE LA PEAU.

DEUXIÈME ORDRE.

ÉRUPTIONS VÉSICULEUSES OU PURO-VÉSICULEUSES.

La circonstance physique, l'*élément* anatomique qui, comme nous l'avons dit dans les prolégomènes, fait le caractère fondamental de cet ordre d'éruptions, c'est le soulèvement de l'épiderme par une sérosité plus ou moins trouble, sanguinolente, purulente, amassée entre le tissu réticulaire enflammé ou non et l'épiderme soulevé; c'est là ce que l'on a appelé *vésicule* (1). Mais il y a dans l'arrange-

(1) On a dit que l'épiderme n'était pas seul soulevé pour former la vésicule, et qu'il y avait aussi soulèvement du corps muqueux composé de la couche albide superficielle, de la couche colorée et de la couche profonde de M. Gaultier. Comme tout cela est fort obscur, très-problématique, et que cela ne fait absolument rien d'ailleurs à la valeur relative, à la valeur comme élément de classification dermatographique de ce qu'on est convenu d'appeler *vésicule*, nous ne nous y arrêterons pas.

ment, le mode de développement, la dimension, l'aspect général des vésicules, etc., quelques formes différentes qui se rapportent aux espèces créées par les auteurs, dont nous pouvons donner en peu de mots une idée exacte suffisante, sans faire usage de termes grecs, latins, arabes, au contraire en ne nous servant que de termes clairs, simples, convenus, qui désignent les *éléments* anatomiques eux-mêmes, et qui peuvent peindre fidèlement, par leur réunion méthodique dans une dénomination générale, toutes les circonstances extérieures diverses, relatives aux différentes formes dont il est question. C'est ainsi que les éruptions vésiculeuses se manifestent :

1° Par de larges vésicules à forme semi-sphérique ou plus ou moins aplatie, renfermant une sérosité plus ou moins trouble, séro-purulente ou séro-sanguinolente et apparaissant sur des taches circulaires érythémateuses, parfois très-légèrement, d'autres fois fortement enflammées. Elles sont irrégulièrement éparses, en très-petit nombre sur diverses parties du corps, notamment sur les membres inférieurs. A la rupture des vésicules, qui s'opère ordinairement peu de jours après leur formation, il se forme des croûtes tantôt minces, légères, brunâtres, tantôt plus épaisses,

prenant la forme conique, et sous ces croûtes
s'effectue bientôt une cicatrice qui apparaît
légèrement livide à leur chute, ou bien il
existe une excoriation en général peu profonde, dont la cicatrice plus longue à se former offre une marque plus indélébile. C'est
là ce que les auteurs ont appelé *rupia* (1);
ce que j'appelle éruption *vésiculeuse éparse à
grosses vésicules*, sans établir aucune variété;
car ici comme ailleurs, relativement à ce que
l'on a appelé *variétés*, il suffit de donner une
description graphique courte et précise de
l'éruption que l'on a sous les yeux, et c'est
en la classant ensuite médicalement et traçant
son histoire médicale, qu'on a le tableau d'une
véritable maladie.

2° Par de très-petites vésicules ordinairement très-rapprochées, agglomérées, naissant
sur un fond sans altération de couleur, ou plutôt presque toujours plus ou moins rouge,
érythémateux, se desséchant quelquefois
bientôt pour donner lieu à une légère desquammation qui termine la maladie, d'autres
fois s'entr'ouvrant, se rompant presque aussitôt après leur apparition, pour laisser exha-
ler, pendant plus ou moins longtemps, une

______

(1) Phlysacia (Alibert).

sérosité jaunâtre, plus ou moins âcre, légèrement visqueuse, formant par sa dessication des croûtes superficielles ou des écailles très-minces, s'accompagnant alors le plus souvent d'une rougeur inflammatoire intense, et produisant de fortes cuissons, des douleurs insupportables, une violente démangeaison. Le plus simple degré de cette éruption, à marche aiguë, dure de une à trois semaines; le plus haut degré de la même éruption, à marche chronique, qui constitue surtout ce que Alibert appelait *dartre squammeuse humide*, peut durer très-longtemps, avec des exacerbations plus ou moins fortes par intervalles. Alors la peau est extrêmement enflammée, quelquefois presque sèche, le plus souvent humide, dans quelques cas comme gercée et ordinairement couverte en partie seulement de ces petites croûtes minces jaunâtres ou brun grisâtre, ressemblant à des écailles.

Tout cela se rapporte à ce que les auteurs ont appelé *eczéma* (1), ce que j'appelle éruption *vésiculeuse* ou *érythémato-vésiculeuse agglomérée*. En ajoutant une description graphique courte et précise du cas que l'on a

____

(1) Autrefois, *dartre squammeuse humide*; maintenant genre des *dermatoses eczémateuses* d'Alibert.

sous les yeux ; en le classant ensuite *médicalement* et traçant son histoire médicale, on a
un tableau exact de la maladie cutanée que
l'on veut peindre.

3° Par des vésicules à forme mieux dessinée,
ordinairement globuleuses, séparées, distinctes, d'une grandeur supérieure à celle des
vésicules confondues, agglomérées, de la variété précédente; paraissant sur un fond
rouge, érythémateux, souvent légèrement tuméfié, siége de prurit, de cuisson, d'élancements, même avant l'apparition des vésicules,
qui sont arrangées en groupes ordinairement
circulaires, ovalaires ou même annulaires;
laissant assez souvent entre elles des intervalles où la peau est saine; d'autres fois arrangées en groupes plus irréguliers et épars
même sur une plus ou moins grande étendue
de la surface de la peau. Cette éruption est
ordinairement aiguë et dure de un à quatre
septénaires; elle peut être chronique et se
prolonger indéfiniment. Elle se distingue
aussi dans tous les cas par l'apparition, la formation successive des vésicules, dont les unes
paraissent quand les autres sont en voie de
guérison ; tandis que dans la variété précédente, l'apparition de toutes les vésicules est
beaucoup plus simultanée. Dans ses progrès

ultérieurs et sa terminaison, cette éruption offre ou une simple desquammation de l'épiderme soulevé, et alors la durée de la maladie est courte, ou à la rupture de la vésicule, des ulcérations superficielles qui se recouvrent de croûtes larges, minces, jaunâtres, brunâtres, en forme d'écailles, à la chute desquelles la cicatrice reste quelquefois longtemps sensible, violette brunâtre; d'autres fois, à la chute des croûtes, les ulcérations non cicatrisées ne tardent pas à se recouvrir de croûtes semblables, et la maladie se prolonge plus ou moins longtemps. C'est cette variété que les auteurs ont appelée *herpès* (1), que j'appelle simplement comme précédemment en dénommant les principales circonstances qui la constituent, éruption *vésiculeuse* ou *érythématovésiculeuse groupée*. En ajoutant ensuite les principales circonstances graphiques qui caractérisent l'éruption, en la classant médicalement et traçant son histoire médicale, on donne le tableau exact de la maladie que l'on veut peindre.

4° Par des vésicules purulentes ou des puro-vésicules (pustules des auteurs) très-petites et rapprochées, agglomérées, naissant

____

(1) *Olophlyctide*, dermatoses eczémateuses (Alibert).

sur un fond rouge, tuméfié, quelquefois comme érysipélateux. A la rupture de ces vésicules, qui a lieu quelquefois presque immédiatement après leur apparition, il se forme des croûtes généralement épaisses, jaunâtres ou verdâtres, humides, comme gommeuses, ou bien noirâtres, plus sèches, inégales, raboteuses, avec ou sans gerçures. Cette éruption se présente par plaques, ou circulaires ou irrégulières, plus ou moins étendues; elle dure de deux à six septénaires, ou se prolonge indéfiniment à l'état chronique. Elle se montre jusqu'à la fin avec des croûtes, et celles-ci, à leur première chute, laissent à découvert une peau rouge, qui revient bientôt à l'état normal; ou bien à ces premières croûtes succèdent d'autres croûtes fournies par la surface cutanée érythémateuse, humide, luisante, sans formation préalable, appréciable de nouvelles vésicules.

C'est là ce que les auteurs appellent *impetigo* (1), et que j'appelle tout simplement éruption *puro-vésiculeuse agglomérée;* ou, s'il y a en même temps rougeur inflammatoire, éruption *érythémato-puro-vésiculeuse agglomérée;* ou s'il y a en même temps rougeur et croûtes,

______

(1) Autrefois *dartre crustacée*, maintenant *mélitagre*, dermatoses dartreuses (Alibert).

érythémato-puro-vésiculo-crustacéc agglomérée, comme au reste cela doit se faire pour toutes les autres éruptions dans les cas analogues.

5° Enfin, par des vésicules purulentes de dimension plus considérable, éparses çà et là sur la peau, naissant chacune sur un cercle enflammé plus ou moins tuméfié qu'elles recouvrent, s'ouvrant quelquefois assez promptement, quelquefois plus tard, pour donner lieu, par la concrétion de la matière purulente exhalée, à des croûtĕs circulaires, brunâtres, plus ou moins épaisses, assez adhérentes, qui, après quelques jours d'existence, laissent à leur chute une tache brunâtre, bientôt suivie du retour à la couleur normale de la peau, sans cicatrice sensible, ou bien d'une ulcération peu profonde en général, à moins que l'éruption ne soit syphilitique, ulcération qui peut durer plus ou moins longtemps, se recouvrir de nouvelles croûtes, reparaître de nouveau à la chute de ces dernières, et ainsi de suite, dans les cas où l'éruption offre la marche chronique. C'est là ce que les auteurs appellent *ecthyma* (1), ce que j'appelle simplement éruption *puro-vésiculeuse éparse à grosses vésicules*.

(1) *Phlysacia*, dermatoses eczémateuses (Alibert).

Ce sont ces deux dernières variétés surtout qui donnent lieu à la forme crustacée la plus fréquente, la plus permanente, à tel point qu'on ne voit quelquefois que cet état crustacé depuis le commencement jusqu'à la fin de l'éruption ; qu'on n'aperçoit, à toutes les époques, que la croûte formant le seul caractère physique de la maladie, ce qui, soit dit en passant, pourrait servir à justifier Plenk d'avoir créé sa classe des *croûtes* et Alibert sa *dartre crustacée*.

Nous ne ferons que rappeler ici une division, tout-à-fait insignifiante d'ailleurs, des puro-vésicules ou pustules, en pustules *phlysaciées*, c'est-à-dire grandes et enflammées, et en pustules *psydraciées*, c'est-à-dire petites et non enflammées à leur base. La manière dont nous avons considéré le classement des diverses éruptions vésiculeuses, rend pour nous cette division tout-à-fait inutile et sans but pratique ; nous ne ferons aucun usage des termes que les auteurs avaient créés déjà depuis longtemps en .l'établissant, et nous n'en parlerons plus.

En considérant maintenant les traits généraux offerts par l'ensemble des éruptions vésiculeuses, nous pouvons tracer leur histoire générale. Nous mettrons en dehors de cette histoire, comme nous l'avons dit dans les prolégomènes, les éruptions appartenant à cet ordre qui méritent qu'on trace leur histoire à part : ce sont le *pemphigus*, le *zona*, la *gale*, la *variole*, la *vaccine*, la *miliaire*, et les *teignes*.

Les éruptions vésiculeuses ont une marche en général chronique. Il n'y a guères que l'éruption vésiculeuse groupée (*herpès*), qui se présente presque toujours avec la marche aiguë.

Les éruptions vésiculeuses sont précédées, accompagnées ou non de symptômes généraux, tels que frissons, malaise, céphalalgie, lassitudes, inappétence, soif, pouls fébrile, etc., selon que les causes qui les ont engendrées, ont porté ou n'ont pas porté directement leur action sur l'intérieur de l'économie, soit sur son ensemble, soit sur un ou plusieurs organes seulement. Si la cause est externe, ce n'est que lorsque l'éruption est très-enflammée, que des symptômes généraux se présentent pendant son cours. Les vésicules sont le plus souvent précédées d'une rougeur inflammatoire érythémateuse, dans le lieu où elles doivent paraître. C'est dans l'*éruption vésiculeuse éparse à grosses vésicules* (rupia), que cette rougeur préliminaire se présente le moins fréquemment. Quand les éruptions vésiculeuses sont aiguës, elles durent de deux à trois septénaires; quand elles sont chroniques, elles se prolongent indéfiniment, non pas par la durée d'existence des mêmes vésicules, mais par la formation successive de nouvelles générations de vésicules. Les vésicules peuvent persévérer plusieurs jours, sans se rompre, c'est ce qui arrive souvent dans l'*éruption vésiculeuse éparse à grosses vésicules* (rupia), dans l'*éruption vésiculeuse groupée* (herpès), dans l'*éruption puro-vésiculeuse à grosses vésicules* (ecthyma). Au contraire, on a quelquefois à peine le temps d'en constater l'existence dans les éruptions *vésiculeuse* et *puro-vésiculeuse agglomérée* (eczema et impetigo).

Quand la marche de l'éruption est aiguë, quelquefois le liquide intra-vésiculaire s'absorbe; l'épiderme soulevé s'affaisse, se dessèche, tombe sans former précisément de croûte; ou bien le liquide par sa dessiccation, à la rupture de la vésicule, produit une croûte légère, mince, jaunâtre ou brunâtre, en forme d'écaille; d'autres fois une croûte plus molle, plus épaisse, également jaunâtre ou brunâtre. Dans les deux cas, à la chute de la croûte qui ne se fait pas longtemps attendre, la guérison arrive sans aucune cicatrice sensible, ou seulement avec une tache brunâtre très-légère qui ne tarde pas à disparaître. C'est ainsi que la maladie se termine, et il est rare qu'il se présente de véritables ulcérations ; ce ne sont tout au plus que des ulcérations légères ou des excoriations passagères qui se recouvrent bientôt de croûtes peu persistantes, dont la chute laisse la partie très-bien guérie.

Quand la marche de l'éruption est chronique, il peut y avoir, après la rupture des vésicules, des ulcérations plus ou moins tenaces, comme cela a lieu quelquefois dans l'*éruption vésiculeuse éparse à grosses vésicules* (rupia), et dans l'*éruption puro-vésiculeuse éparse à grosses vésicules* (ecthyma), et alors il peut rester des cicatrices sensibles ou superficielles ou plus ou moins déprimées. Ordinairement il se forme, dans les deux cas précédents, des croûtes épaisses, brunâtres, adhérentes, persistantes, qui s'élèvent à quelques lignes et plus de la surface de la peau, en prenant même la forme conique. Ces croûtes peuvent être remplacées par d'autres semblables, lorsqu'elles se détachent, et ainsi de suite, tout le temps que dure la maladie. Il reste à la fin, après l'éruption, plutôt une tache brunâtre qu'une cicatrice visible et cette tache disparaît bientôt.

Dans les autres cas, il se forme ou des croûtes minces, généralement sèches, jaunâtres, brunâtres, ou des croûtes plus épaisses, plus molles, mêlées d'une humeur visqueuse qui s'exhale de la partie enflammée, comme cela a lieu principalement pour *l'éruption puro-vésiculeuse agglomérée* (impetigo). Ces croûtes persistent plus ou moins longtemps, ou en se détachant, laissent à découvert une surface rouge, d'où suinte bientôt de nouveau cette humeur visqueuse qui reforme les mêmes croûtes.

Les éruptions vésiculeuses peuvent siéger à peu près indifféremment sur toutes les parties du corps. Cependant il est certaines formes de ces éruptions qui semblent se montrer plus souvent sur certaines parties, comme l'*éruption vésiculeuse groupée* (herpès) sur le prépuce, les lèvres, le cou ; les *éruptions vésiculeuse* et *puro-vésiculeuse éparses* (rupia et ecthyma), sur les membres, le tronc ; l'*éruption puro-vésiculeuse agglomérée* (impetigo) sur le menton, les diverses parties de la face, le cuir chevelu et parfois sur les autres parties du corps ; l'*éruption vésiculeuse agglomérée* (eczema), sur les parties qui sont garnies de poils, où les follicules sont plus nombreux : le pubis, les aines, le scrotum, les aisselles, etc.

Dans les éruptions vésiculeuses les phénomènes morbides paraissent se passer, comme pour les éruptions érythémateuses, dans le réseau vasculaire sous-épidermique ; mais dans les premières, l'affection, l'altération de tissu paraissent généralement plus graves, plus profondes, sans qu'on sache précisément quels sont les tissus élémentaires affectés. La forme vésiculeuse agglomérée (*eczema*) semble souvent intéresser les follicules sébacés.

Les éruptions vésiculeuses se développent dans tous les temps, surtout au renouvellement du printemps, pendant les froids humides de l'automne, époques où elles s'exaspèrent très-fréquemment ; elles affectent également tous les âges et les deux sexes. Dans des circonstances où les enfants sont soumis à un mauvais allaitement, placés dans une habitation humide, malsaine, au milieu de la misère, de la malpropreté, on voit plus particulièrement chez eux les formes, tendant à prendre un mauvais aspect, des *éruptions vésiculeuses* et *puro-vésiculeuses éparses à grosses vésicules* (rupia et impetigo).

La même chose s'observe assez souvent chez les vieillards épuisés par des excès de tous les genres, par de longues maladies.

Tous les tempéraments peuvent être atteints indifféremment de toutes les formes d'éruptions vésiculeuses; cependant on observe plus particulièrement *l'éruption puro-vésiculeuse agglomérée* (impetigo), chez les tempéraments lymphatiques.

Les éruptions vésiculeuses dont il vient d'être question, ne sont pas contagieuses. Cependant Biett disait avoir vu plusieurs fois l'*éruption vésiculeuse agglomérée* (eczema) se transmettre par le contact des surfaces affectées dans le coït. J'ai été témoin moi-même de trois faits où je crois pouvoir affirmer que la chose s'est ainsi passée.

De toutes les éruptions vésiculeuses il n'y a guères que l'*éruption vésiculeuse groupée* (herpès) qui se présente quelquefois d'une manière intermittente, périodique.

Les éruptions vésiculeuses se distinguent des éruptions érythémateuses en ce que dans celles-ci il n'y a que rougeur, quelquefois avec desquammation légère, mais sans soulèvement de l'épiderme, sous forme de vésicules, avec un liquide intra-vésiculaire dont la dessiccation forme des croûtes. Quand ces éruptions sont encore à l'état de vésicules, on ne peut les confondre avec les éruptions tuberculeuses, papuleuses, squammeuses; quand elles sont à l'état de croûtes, si les croûtes sont minces, elles peuvent ressembler plus ou moins aux écailles, au *furfur* des éruptions squammeuses. Si on ne distingue nulle part la présence de quelques vésicules, on peut s'éclairer encore en général par l'humidité provenant de la sécrétion ou de l'exhalation particulière aux éruptions vésiculeuses, ce qui donne lieu, par la dessication de la matière sécrétée ou exhalée, aux croûtes, tandis que la surface enflammée qui produit les écailles ou le furfur, dans les éruptions squammeuses, est généralement sèche.

Au reste il n'importe nullement de s'attacher minutieusement, dans ces cas, à établir à quel genre d'éruption on a précisément à faire ; s'il y a rougeur et apparence de croûtes, on dit *éruption érythémato-crustacée* ; si c'est plutôt une apparence d'écailles ou de furfur, on dit éruption *érythémato-squammeuse* ou *érythémato-furfuracée*, en ajoutant d'ailleurs les circonstances d'humidité ou de sécheresse des surfaces sous-jacentes à la croûte, à l'écaille, au furfur, et l'énumération des autres circonstances physiques actuelles qui

donnent une suffisante image topographique
de la maladie cutanée.

Il faut se comporter d'une manière analogue dans tous les cas où il peut y avoir
incertitude sur la véritable classe à laquelle
appartient l'éruption qu'on a actuellement
sous les yeux, quand il s'agit, bien entendu,
de toutes ces espèces et variétés en si grand
nombre et tout-à-fait insignifiantes, créées
par les auteurs; car pour les espèces qui
méritent d'être décrites, que nous avons
décrites ou que nous décrirons à part, il faut
attacher une bien autre importance à établir
leur diagnostic différentiel. Il est évident,
par exemple, que s'il est utile, indispensable de distinguer attentivement la gale des
éruptions vésiculeuses et papuleuses qui lui
ressemblent jusqu'à un certain point ou
qui la compliquent, ce que nous ferons
quand nous tracerons l'histoire de la gale,
il est puéril d'attacher la même importance
à distinguer le rupia de l'ecthyma, l'eczema
de l'impetigo, de l'herpès, de ce qu'on appelle
lichen, psoriasis, pythiriasis, etc.

Quant à la distinction, également indispensable, essentielle, à établir entre les éruptions puro-vésiculeuses, selon qu'elles sont
dues ou non à l'existence d'une diathèse,

notamment de la diathèse syphilitique, le tableau descriptif des éruptions par fluxion diathésique, tracé dans un chapitre à part, suffira pour empêcher de commettre sous ce rapport aucune erreur.

Les causes sont externes ou internes, mais beaucoup plus souvent internes. Ici, comme dans les éruptions érythémateuses, comme dans les autres ordres, tout ce qui regarde les causes, ainsi que le rapport des éruptions avec ce qui se passe dans le reste de l'économie, se trouve compris dans notre classification médicale des maladies de la peau. Tous les genres de causes, dans cette classification, occupent leur véritable place, relativement à leur manière d'agir, directe ou plus ou moins indirecte, lointaine, sur l'éruption cutanée.

Ainsi : 1° Les éruptions vésiculeuses peuvent être dues quelquefois à la *fluxion par cause externe*, première catégorie où viennent se ranger toutes les causes externes. Il n'y a guères que l'éruption vésiculeuse éparse à grosses vésicules (*ecthyma*), l'éruption vésiculeuse agglomérée (*eczéma*), et l'éruption vésiculeuse groupée (*herpès*), qui puissent naître sous l'influence d'une cause simplement externe. C'est ainsi que des frictions avec certains corps irritants, avec le tartre stibié, par exemple, font naître la première, et que l'action d'une forte chaleur, d'un froid intense, de frottements réitérés, donne lieu aux deux autres. C'est ainsi, également que ces dernières paraissent sur les mains, les bras, chez les gens qui, par leur état, ont ces parties plus ou moins continuellement exposées au contact de corps âcres, irritants, d'une forte chaleur, etc., comme chez les boulangers, les épiciers, les cordonniers, les teinturiers, les ouvriers des fabriques de tabac, etc. Ces dernières éruptions se développent aussi à la suite de l'action irritante exercée sur la peau par certains insectes, les poux de la tête, les poux du corps, l'*acarus scabiei*, par les frictions mercurielles, etc., etc....

Dans tous ces cas l'éruption vésiculeuse n'est précédée d'aucun symptôme précurseur, n'offre aucun prodrome; ce n'est que lors qu'elle est très-enflammée qu'elle peut réagir, à une époque quelconque de son cours, sur l'économie et déterminer des symptômes sympathiques plus ou moins intenses.

Les causes externes produisent en général bien plus fréquemment et plus facilement les éruptions érythémateuses que les éruptions vésiculeuses et les autres ordres d'éruptions.

2° Les éruptions vésiculeuses peuvent être

dues à la *fluxion réfléchie*, et c'est ce qui arrive très-souvent. Ce sont les affections des muqueuses qui les déterminent principalement. Quand ces affections sont aiguës, elles donnent lieu sympathiquement de préférence à la forme *vésiculeuse groupée* (herpès) ; c'est ainsi que dans les catarrhes aigus pulmonaires l'on voit paraître quelquefois cette forme éruptive à la partie antérieure de la poitrine, entre les deux épaules, aux lèvres (*herpès labialis*); que, dans les gastro-entérites aiguës, on la voit se montrer sympathiquement, répandue par groupes çà et là sur le tronc et même sur les membres (*herpès phlycténoïdes*).

Quand les affections des muqueuses sont chroniques, les éruptions vésiculeuses nées sympathiquement sous leur influence sont bien plus fréquentes, plus variées dans leurs formes, et naissent à une époque plus ou moins avancée de l'existence de ces affections. Elles ne disparaissent quelquefois qu'avec ces dernières, en les suivant dans leurs exacerbations. D'autres fois elles disparaissent quelque temps avant les affections internes. On ne doit rien négliger pour reconnaître et constater ces dernières, dont les symptômes sont parfois très-peu saillants. Il faut faire pour cela une étude attentive de la manière dont s'accomplissent les fonctions du malade. Combien d'éruptions vésiculeuses graves, invétérées, sont déterminées, entretenues par des phlegmasies chroniques, plus ou moins latentes, des voies gastriques!

3° Les éruptions vésiculeuses peuvent être dues à la *fluxion déplacée*. Dans cette catégorie viennent se ranger les causes, les circonstances sous l'influence desquelles se sont plus ou moins brusquement éteints, ont été plus ou moins brusquement supprimés, soit une fluxion plus ou moins ancienne, plus ou moins habituelle, siégeant auparavant dans un organe quelconque, soit un flux fonctionnel, comme la transpiration, par exemple, fluxion ou flux dont l'extinction ou la suppression a été suivie de l'affection cutanée. Sans doute il y a dans ce cas une cause connue ou inconnue qui a fait que la fluxion, en se déplaçant, s'est portée de préférence à la peau, et on peut, on doit l'exprimer, si on la connaît; mais ici la première, la principale circonstance influente, relativement à l'existence de l'éruption cutanée, c'est la suppression de la fluxion ou du flux fonctionnel en question; c'est là, en effet, la circonstance qui doit surtout fixer l'attention; car c'est dans cette considération que se trouve généralement l'indication essentielle à remplir.

4° Les éruptions vésiculeuses sont dues très-fréquemment à la *fluxion excentrique*. Ici s'appliquent parfaitement, et à plus juste titre encore, toutes les considérations émises et toutes les causes énumérées lorsque nous avons parlé de la *fluxion excentrique* en général, et des éruptions érythémateuses dues au même genre de fluxion. Il y a dans cette catégorie des maladies cutanées très-tenaces qu'il est extrêmement difficile et quelquefois impossible de détruire; et c'est par des éruptions vésiculeuses ou puro-vésiculeuses chroniques, que se manifeste souvent la disposition morbide générale, héréditaire, que nous avons appelée *vice dartreux*.

5° Les éruptions vésiculeuses peuvent être dues à la *fluxion par diathèse ;* il n'y a guères que la diathèse syphilitique et la diathèse scrofuleuse qui puissent les produire. La diathèse syphilitique donne principalement lieu à l'*éruption puro-vésiculeuse éparse à grosses vésicules* (ecthyma); parfois à l'*éruption vésiculeuse éparse à grosses vésicules* (rupia); parfois aussi à l'*éruption puro-vésiculeuse agglomérée* (impetigo); mais cette dernière forme est plus souvent affectée par la diathèse scrofuleuse.

6° Les éruptions vésiculeuses appartiennent quelquefois à la *fluxion idiopathique;* mais le plus souvent, lorsqu'elles ne sont pas dues à une cause externe (*fluxion par cause externe*), ou à l'effet sympathique déterminé par l'affection d'un organe interne (*fluxion réfléchie*), ou au déplacement d'une fluxion antérieurement existante, plus ou moins habituelle (*fluxion déplacée*), ou enfin à l'existence d'une diathèse (*fluxion par diathèse*), elles sont la traduction d'un état général morbide de l'organisation, la satisfaction en quelque sorte d'un besoin de décharge fluxionnaire de cette organisation, de sorte que celle-ci n'offre actuellement les apparences de l'équilibre des fonctions constituant la santé, qu'à la condition de l'existence de cette fluxion; et dans ce cas, si l'on cherche à guérir l'éruption cutanée, l'on voit le mouvement fluxionnaire se porter ailleurs, et la santé être plus ou moins compromise.

Cependant, les éruptions vésiculeuses peuvent être réellement dues à la fluxion idiopathique, dans les cas où elles seraient uniquement le résultat d'une disposition morbide héréditaire, existant depuis long-temps dans une famille, de manière que les causes, les conditions internes auxquelles la dartre se liait chez les parents, ayant pu s'éteindre à la longue, il n'est resté que l'habitude invétérée de fluxions cutanées. Cette habitude devient alors une disposition morbide propre uniquement à la peau, qui passe chez les enfants et se développe à un âge variable, selon que des circonstances plus ou moins favorables viennent en retarder ou en hâter la manifestation.

Les éruptions vésiculeuses pouvant se montrer ordinairement plus invétérées que les éruptions érythémateuses, et produisant à la longue une altération dans le tissu de la peau bien plus considérable que ces dernières, il peut arriver aussi, lorsqu'elles sont très-anciennes, qu'ayant fortement altéré la trame organique de la peau, elles persévèrent par le seul fait de cette altération, de cette viciation, indépendamment de toute liaison avec ce qui se passe dans le reste de l'économie ; dans ce cas, ces éruptions appartiennent également à la catégorie de la *fluxion idiopathique.*

Enfin, à la suite d'une ancienne affection due d'abord à une cause externe, d'une gale ancienne, par exemple, ayant duré longtemps, mal soignée, mal guérie, il reste parfois une habitude de fluxion propre à la peau seulement, qui peut dégénérer en dartre idiopathique. Ce sont là les circonstances ordinaires où les éruptions vésiculeuses se montrent comme appartenant à la catégorie de la *fluxion idiopathique*. Je renvoie, au reste, encore pour cela à ce que j'ai dit dans la classification dermatologique ou médicale, en parlant de cette catégorie.

7° Enfin, les éruptions vésiculeuses peuvent être dues à la *fluxion complexe* c'est-à-dire que les causes peuvent avoir agi à la fois, ou alternativement, ou successivement, sur la peau, sur un organe interne, sur l'ensemble de l'économie, sur un flux important qu'elles auront supprimé, ou un phénomène morbide habituel, quelquefois nécessaire, dont elles auront troublé, empêché la manifestation; et tous ces éléments pathologiques entrant dans la formation de la maladie de la peau, doivent être convenablement appréciés pour conduire aux indications à remplir.

On déduira aisément le pronostic de tout ce qui précède.

Traitement. — Le traitement des éruptions vésiculeuses est local ou non local, ou l'un et l'autre à la fois.

Le traitement local, dans le début de la maladie et quand il n'y a pas d'inflammation notable, se réduit à des soins de propreté et à empêcher les frottements et les contacts irritants sur la partie enflammée. Dans le cas d'inflammation notable, on peut avoir recours à des lotions adoucissantes, à des cataplasmes émollients, avec les substances désignées dans le traitement de l'érythème. Si l'éruption suit une marche aiguë, lors de la rupture de la vésicule, il peut se former des croûtes passagères à la chute desquelles la guérison est complète, avec ou sans cicatrice apparente. Il n'y a rien à diriger de plus contre cet état passagèrement crustacé. Si la rupture de la vésicule est suivie, au contraire, d'une légère ulcération, l'application de cérat simple suffit pour favoriser la cicatrisation, qui arrive toujours assez promptement dans les cas d'éruptions vésiculeuses à marche aiguë. C'est ce qui a lieu généralement pour l'*éruption vésiculeuse groupée* (herpès), et quelquefois pour l'éruption vésiculeuse *éparse à grosses vésicules* (rupia), ainsi que pour l'éruption *puro-vésiculeuse éparse à grosses vésicules* (ecthyma).

Mais lorsque les éruptions vésiculeuses suivent une marche chronique, on est obligé d'avoir recours à des moyens locaux plus variés. Ainsi, s'il y a forte inflammation, outre les applications adoucissantes précédentes, on appliquera des sangsues autour de l'éruption, ce qui fait partie du traitement local, bien entendu que, s'il y avait pléthore, on commencerait, ce qui d'ailleurs regarde le traitement non local, par une saignée générale. Lorsqu'il y a ulcération ou cette surface rouge humide qui succède aux croûtes, on fera usage de crême fraîche, de cérat de Galien, de pommade de concombre, de beurre de cacao. S'il y a fortes douleurs, on emploiera de préférence le cérat opiacé, des lotions avec une solution d'extrait gommeux d'opium. Si l'ulcération est atonique, au contraire, on pansera avec des pommades résolutives excitantes (form. n°s 24, 31, 32), on fera des lotions avec la décoction de feuilles de noyer, de quinquina.

Si l'éruption résiste, les croûtes ayant été détachées d'ailleurs, ou étant détachées à mesure qu'elles se forment, par des corps gras, des cataplasmes émollients, on a recours aux pommades, paraissant avoir quelque chose de spécial, à base de soufre, de charbon de bois, de sous-carbonate de potasse, de suie, d'oxyde de zinc, de goudron, etc. (voyez le formulaire). Quoique le goudron ait été principalement recommandé contre les éruptions squammeuses, il n'a pas une action moins efficace contre certaines formes et certaines modifications morbides des éruptions vésiculeuses. C'est dans l'*éruption vésiculeuse agglomérée* (eczéma) très-avancée, l'une des maladies de la peau les plus tenaces, lorsque les croûtes, extrêmement minces, comme écailleuses, laissent à leur chute d'autres croûtes se reformer immédiatement, et qu'on a à peine le temps d'apercevoir, dans l'intervalle de la chute des unes à l'apparition des autres, cette surface rouge, humide, comme ulcérée, qu'elles laissent à découvert en tombant, c'est dans ces cas, dis-je, lorsque l'inflammation n'est pas forte et les démangeaisons cependant très-vives, que j'ai vu la pommade au goudron uni au camphre ou à l'extrait de saturne, ou à l'un et l'autre à la fois (form. n° 40), modifier le plus avantageusement les surfaces dartreuses, et tendre le plus à ramener la peau à l'état normal. Cette pommade réussit moins bien pour l'éruption puro-vésiculeuse agglomérée (*impetigo*).

Ici, après avoir fait tomber les croûtes, il faut avoir recours aux diverses applications ou pommades précédentes; c'est dans ces cas surtout qu'il ne faut pas négliger, et ici il ne s'agit seulement que de médications topiques, l'action locale spéciale des eaux sulfureuses artificielles, mais surtout des eaux sulfureuses naturelles prises parmi les fortes ou les douces, selon le degré d'irritabilité de la peau, et administrées en douches liquides ou de vapeur, en lotions, en bains, etc.

Lorsque l'éruption persévère, résiste avec opiniâtreté, et qu'il semble y avoir un vice local, invétéré, une mauvaise direction nutritive profondément contractée par le tissu cutané, il faut chercher, après avoir d'ailleurs calmé tous les symptômes d'irritation, à modifier par une médication puissante locale, ou même à détruire en partie la surface malade. C'est alors le cas d'avoir recours à la créosote pure, à la teinture concentrée d'iode, à la solution de potasse caustique, au nitrate acide de mercure, au beurre d'antimoine, etc., dont on étend successivement et à différents intervalles des couches très-légères sur la peau affectée. Mais c'est alors surtout que j'ai presque toujours recours avec le plus grand succès, dans ma pratique en ville comme à l'hôpital où les internes et élèves ont pu constater l'efficacité de ce moyen, à des vésicatoires appliqués sur toute l'étendue de l'éruption, ou successivement sur différentes parties, si cette étendue est trop grande. Après avoir enlevé la vessie, je panse la surface dénudée avec la pommade caustique au nitrate d'argent (for-mule n° 54) que je rends plus ou moins forte, selon l'effet profond caustique que je veux produire. Après deux ou trois applications de cette pommade, faites toutes les vingt-quatre heures, je panse avec du cérat seulement pendant quelques jours; je réitère cette appli-cation de vésicatoires et de pommade caus-tique, ou de pommade caustique seulement, si la peau ne paraît pas être devenue souple, non rugueuse, si des vésicules ou des croûtes minces se reforment.

Lorsque après ces applications, réitérées si cela est nécessaire, l'éruption avantageuse-ment modifiée ou guérie, laisse un état de ru-desse, d'épaississement, d'hypertrophie de la peau, de manière à faire craindre un vice lo-cal mal éteint dans le mode nutritif de la partie affectée de ce tissu, une tendance au retour de l'affection, la compression, quand il est possible de la pratiquer exactement sur cette partie, ne tarde pas à amener une réso-lution complète de l'éruption cutanée, et à rendre à la peau la souplesse et l'épaisseur de l'état normal. Cette compression égale doit être faite sur les membres avec une bande de toile seulement, si la surface affectée offre une grande étendue, ou bien, là comme partout ailleurs, si la surface affectée est peu étendue, avec une plaque de plomb de demi-ligne à une ligne d'épaisseur que l'on enveloppe d'un linge fin, et par dessus laquelle on place convenablement des compresses et une bande. On peut ôter la plaque toutes les vingt-quatre ou quarante-huit heures, pour pratiquer sur la partie des frictions avec des pommades résolutives ou des lotions analogues, pour soumettre cette partie à des douches d'eaux sulfureuses, etc.

Le traitement non local est relatif au genre de fluxion auquel est due l'éruption vésiculeuse.

1° *Fluxion par cause externe*. Pendant qu'on s'occupe de faire cesser la cause externe et qu'on applique à l'extérieur les moyens locaux dont nous venons de parler, on saigne le malade s'il est pléthorique, si l'inflammation est forte, ou, dans le cas contraire, on se borne à le soustraire à des conditions hygiéniques défavorables, à le soumettre à un régime doux et tout au plus à quelques boissons adoucissantes. Dans les cas d'ailleurs où l'inflammation serait assez forte, l'individu assez irritable pour qu'il y eût des symptômes de réaction sympathique plus ou moins intenses, il faudrait adresser à ces phénomènes sympathiques un traitement antiphlogistique convenable, et s'occuper aussi convenablement du traitement des complications.

2° *Fluxion réfléchie.* Il faut traiter la maladie interne, dont la maladie externe n'est que la réflexion.

3° *Fluxion déplacée.* Rétablir le flux fonctionnel dont la suppression a déterminé la maladie de la peau ; ou bien chercher à ramener la fluxion, s'il n'y a pas de danger, dans le point où elle était établie auparavant ; ou bien adresser en général à l'éruption le même traitement qu'on aurait adressé à la fluxion qui s'est déplacée, pour l'améliorer ou la guérir.

4° *Fluxion excentrique.* C'est dans les cas surtout où il s'agit de modifier le sang ou l'ensemble de l'économie, qu'il faut savoir mettre à profit, selon les circonstances, tout ce que l'expérience et le raisonnement montrent agissant dans ce sens, sans négliger ce que l'empirisme appelle remèdes altérants, dépuratifs, fondants, etc. Ainsi, saignées pour modifier la quantité et même la qualité du sang ; régime sévère, changement complet de régime, régime tout végétal ou tout animal, selon les cas, de manière à rompre les habitudes antérieures, diète lactée, usage longtemps prolongé de lait d'ânesse, etc., pour modifier par l'alimentation les qualités du sang; changement complet, quand cela est possible, d'état, d'air, de pays, pour mieux modifier l'ensemble de l'économie; emploi des toniques, des ferrugineux, d'un régime fortifiant, lorsqu'il y a appauvrissement du sang, atonie et irritabilité augmentée du système nerveux, sous l'influence des circonstances débilitantes dont nous avons parlé.

Dans les cas de dispositions héréditaires, manifestées dès l'enfance par des teignes opiniâtres et autres phénomènes de sécrétion sur la peau ou sur les muqueuses; dans le cas où il y aurait eu antérieurement une gale mal guérie, ayant laissé de temps en temps une éruption légère, fugitive, à la peau; dans le cas où il semblerait exister un besoin de *dépuration*, besoin se manifestant par un trouble de la santé, lorsque spontanément ou artificiellement l'éruption tendrait à se guérir, il faut, comme au reste dans toutes les circonstances, quand on a rempli les premières, les plus positives indications, avoir recours à ces moyens que l'expérience montre produisant souvent une diversion, une modification quelconque, utile, comme les tisanes dites dépuratives, de pensée, de scabieuse, de houblon, de douce-amère, de saponaire, etc.;

les sucs d'herbes fraîches, les diurétiques, le petit lait-nitré, les tisanes alkalines, les bols soufrés (voyez formule 56 et suiv.), les purgations douces, réitérées, surtout avec les sels neutres, etc. Je fais usage, pour produire un effet à peu près semblable, mais d'une efficacité remarquable, dans les éruptions vésiculeuses invétérées, du remède que j'ai fortement recommandé, dans mon *Traité des maladies vénériennes*, pour résoudre les engorgements; ce sont les pilules de calomel et de poudre de feuilles de ciguë (form. n° 67), que j'administre à la dose d'une d'abord, le matin et le soir, en augmentant ensuite le nombre d'une, tous les deux à trois jours, jusqu'à déterminer trois à quatre selles li· quides par jour. J'ai soin de faire porter principalement ou uniquement l'action de ce remède sur le tube intestinal, en prescrivant au malade, en même temps, des bouillons de veau, et de temps en temps, si cela est nécessaire, une potion purgative au jalap ou à l'huile de ricin (form. n°s 65 et 66), ou même simplement un lavement purgatif avec 30 à 60 grammes de sel d'epsom.

Les exutoires peuvent aussi, dans ces circonstances, être indiqués, surtout chez les personnes lymphatiques. Mais le moyen, donné par la nature, qui produit dans les éruptions vésiculeuses invétérées les effets curatifs les plus remarquables, les plus durables, ce sont les eaux minérales naturelles qu'il faut surtout choisir, comme nous le dirons plus tard, parmi les eaux salines laxatives, purgatives, *altérantes,* et parmi les eaux sulfureuses.

Enfin, comme dernière ressource, on pourrait essayer, pour modifier le sang, le système nerveux, l'ensemble de l'économie, ces médications internes, violentes, qu'on n'emploie en quelque sorte qu'en désespoir de cause, la ciguë, les mercuriaux, les sels d'or, les antimoniaux, les préparations cantharidées, les préparations arsénicales (voyez, pour l'emploi de ces préparations, la fin du formulaire).

5° *Fluxion par diathèse.* Il faut traiter l'éruption vésiculeuse ou puro-vésiculeuse localement et généralement, comme il sera dit au chapitre des éruptions cutanées par *fluxion diathésique.*

6° *Fluxion idiopathique.* Lorsque les éruptions vésiculeuses paraissent appartenir à cette catégorie de fluxion, ce qui a lieu dans les circonstances dont nous avons parlé, et en général, lorsque, après s'être livré à des investigations convenables fondées sur les diverses considérations précédemment émises, l'on est porté à regarder l'éruption cutanée comme une maladie propre à la peau, indépendamment de l'action actuellement exercée d'une cause externe et de toute condition morbide interne, on peut bien encore essayer les diverses médications déplétives, perturbatrices, *dépuratives, altérantes,* dont il a été question, relativement aux éruptions par *fluxion excentrique*; mais on ne peut guères agir sur une disposition morbide isolée et invétérée propre à un tissu, que par des médicaments ayant une action spéciale sur ce tissu ou par un traitement direct, local; car il n'y a guères place ici aux considérations de révulsion, de dérivation, de modification du sang, etc. Il faut donc avoir principalement ou uniquement recours aux moyens indiqués dans le traitement local; en venir bientôt, quand l'irritation locale n'est pas trop grande, aux plus actifs, aux plus violents de ces moyens, aux topiques les plus excitants, aux caustiques, aux applications de vésicatoires et de pommade au nitrate d'argent; et ne pas négliger surtout, quand cela est possible, les eaux minérales sulfureuses naturelles prises aux sources mêmes, en bains, douches, lotions, etc. Ces eaux en effet remplissent un double but : elles modifient avantageusement l'éruption cutanée et peuvent, en excitant toute la peau, en activant la transpiration, éparpiller en quelque sorte la fluxion sur ce tissu et changer l'activité vitale vicieusement concentrée dans un point en une activité exagérée, imprimée à une fonction naturelle qui semble réellement, dans tant de circonstances morbides, servir à l'organisation de voie de *dépuration*, de moyen d'épuisement de la maladie.

7° *Fluxion complexe.* Combiner le traitement de manière à remplir à la fois ou successivement les indications offertes par la combinaison des conditions morbides qui contribuent à la production de l'éruption cutanée.

EXEMPLES ET OBSERVATIONS.

1° *Fluxion par cause externe.* Les éruptions vésiculeuses par cause externe ne sont pas rares. Elles n'offrent aucune considération importante à noter, aucune indication difficile à saisir, aucune particularité remarquable de traitement. La cause externe cessant, l'éruption tend, avec le traitement le plus simple ou même sans traitement, à disparaître; ou si elle persévère, se prolonge, c'est parce que des conditions, qui la renvoient aux catégories suivantes, se sont développées. Il est inutile par conséquent d'en citer aucune observation particulière. Cependant, nous extrairons à cette occasion, de l'ouvrage de M. Gibert, une observation où une éruption érythémato-vésiculeuse agglomérée (*eczéma*) se trouve rapportée uniquement à une cause externe, quoiqu'elle n'ait été qu'exaspérée par cette cause, et que primitivement elle ait dû être nécessairement le résultat d'autres conditions non appréciées.

OBSERVATION.

Un jeune homme, d'une forte constitution et d'une santé intacte jusqu'alors, vit survenir au pli du coude, sur les cuisses et aux jambes, de petits boutons prurigineux qu'un médecin prit pour la gale. Il prescrivit en conséquence une fumigation sulfureuse et des frictions avec une pommade où entrait le sulfate jaune de mercure (turbith minéral). Ce traitement exaspéra singulièrement l'éruption, qui ne tarda pas à envahir toute la surface du corps, et força le malade à entrer à l'hôpital Saint-Louis, au bout d'une semaine environ. A cette époque, l'eczéma pouvait être observé dans toutes ses phases, sur les divers points des téguments qu'il avait successivement envahis.

En effet, dans plusieurs lieux, des groupes vésiculeux,

récents et enflammés, montraient la forme élémentaire de l'éruption. D'autres points, où déjà les groupes se séchaient, étaient le siége d'une desquammation furfuracée avec coloration rosée de la peau. Dans d'autres régions enfin, quelques groupes excoriés étaient couverts de squammes légères et humides avec exhalation séreuse, constituant la seconde période de l'éruption. Un sentiment de prurit général, porté au point de causer l'insomnie, une chaleur et une cuisson vive à la peau, accompagnaient cet eczema, qui avait respecté seulement la face palmaire des mains et la plante des pieds. Du reste, il n'y avait aucun trouble dans les fonctions, aucun mouvement fébrile; l'appétit était intact. On prescrivit à l'intérieur du bouillon de veau, avec addition de deux gros de crême de tartre par pinte, et à l'extérieur, des bains simples. Au bout de quelques jours, le prurit s'apaisa, la coloration de la peau diminua, l'exhalation se tarit, les squammes et les écailles furfuracées se détachèrent, et les téguments revinrent à leur état normal. Le malade sortit guéri, le **17** août **1819**, après quinze jours de séjour à l'hôpital.

2° Éruptions vésiculeuses ou puro-vésiculeuses par *fluxion réfléchie.*

Les éruptions cutanées vésiculeuses ou purulo-vésiculeuses causées et entretenues sympathiquement par une maladie des organes internes, et notamment par des phlegmasies aiguës ou chroniques plus ou moins latentes des muqueuses, surtout de la muqueuse gastrique, sont assez communes.

PREMIÈRE OBSERVATION.

Mad. D... de Lyon, issue de parents hémorrhoïdaires, avait eu déjà dans sa première jeunesse, une irritation gastro-hépatique avec quelques taches dites hépatiques à la peau (éruption erythémato-furfuracée). Ses menstrues s'établirent sans difficulté. Elle se maria et de violents chagrins vinrent ranimer l'irritation des voies gastriques. Cette irritation fit naître sympathiquement des névralgies très-douloureuses de la face, qui furent remplacées quelques années après par une éruption *érythémato-vésiculo-crustacée agglomérée* (eczéma rubrum) sur les joues, le menton, les parties latérales du cou, l'extrémité des doigts; la peau était rouge, luisante, laissait suinter une sérosité âcre qui se concrétait dans plusieurs points pour former des croûtes jaunâtres, minces, en forme de squammes. Dans quelques parties la peau était fendillée, gercée. Il y avait des démangeaisons, des cuissons insupportables qui agaçaient fortement les nerfs de la malade et devenaient souvent pour elle un vrai supplice.

Quand je fus consulté par Mme D... pour la première fois, l'irritation des voies gastriques s'était principalement fixée sur les petits intestins. Toute exacerbation ou diminution dans cette irritation, entraînait une exacerbation ou diminution semblable dans l'éruption cutanée. Cette irritation se manifestait par des douleurs dans le bas-ventre, avec production et souvent issue difficile de gaz, sécheresse de la bouche, langue muqueuse, jaunâtre, légèrement pointillée, rouge sur les bords, selles irrégulières, tantôt avec constipation, tantôt avec diarrhée, accompagnée de matières glaireuses, sanguino lentes, gonflement du bas-ventre après le repas, coliques, etc. Mais comme cette maladie n'offrait pas toujours ces symptômes saillants et paraissait pendant de longs intervalles s'éteindre tout-à-fait, quoique dans le fait elle existât alors à l'état chronique plus ou moins latent, beaucoup de praticiens l'avait méconnue ou du moins navaient pas saisi le rapport d'effet sympathique qui existait entre elle et l'éruption cutanée. Sous le titre de *dépuratifs*, on avait prescrit à la malade un grand nombre de substances purgatives qui ne firent que rendre le mal à la peau plus intense; vers l'âge critique, il s'était établi un mouvement fluxionnaire perpétuel vers la face, le cou, les extrémités supérieures, et les extrémités inférieures avaient perdu leur chaleur habituelle.

Je fis d'abord retrancher un cautère qu'on avait établi au bras et qui, pour une maladie de ce genre, n'était certainement qu'une plaie de plus; en effet, un cautère au bras ne saurait être utile dans les éruptions cutanées dues à une gastro-enterite, qu'autant qu'il pourrait améliorer ou guérir cette maladie interne qui cause sympathiquement l'éruption cutanée; or, dans la constitution, le tempérament de la malade, j'aurais conçu tout au plus l'utilité d'un cautère appliqué sur le bas ventre, vis-à-vis la partie intestinale phlegmasiée. Il fallait plutôt s'attacher ici à fluxionner le système veineux hémorrhoïdal, afin de déterminer, s'il était possible, le développement des hémorroïdes, auxquelles Mad. D... pouvait avoir une disposition, ses parents étant eux-mêmes hémorrhoïdaires.

Il s'agissait de détruire l'inflammation chronique intestinale, de ramener la chaleur et la transpiration habituelle aux extrémités inférieures ; de rompre ainsi l'habitude des mouvements vicieux fluxionnaires qui se dirigeaient obstinément vers les parties supérieures, tout en faisant cesser la maladie interne, cause première de l'éruption cutanée. Or, il fallait du temps pour obtenir ce résultat et pour guérir ou du moins pour améliorer beaucoup une éruption cutanée aussi ancienne, aussi invétérée ; je demandai un à deux ans pour cela.

Je fis appliquer d'abord, tous les 20 à 30 jours, 6 à 8 sangsues à l'anus ; je fis prendre, tous les jours, un bain de jambes avec de l'eau de Barèges. Les grands bains qu'on s'était obstiné à faire prendre à la malade ne lui convenaient guères, à cause de douleurs de rhumatisme qu'elle avait eues de temps en temps. Elle fut mise à l'usage, pendant plus de six mois, à la campagne, du lait d'une ânesse qu'elle faisait nourrir elle-même convenablement ; elle se soumit à un régime sévère composé principalement de végétaux non venteux et de viandes blanches. Aucune espèce d'application ne fut faite sur l'éruption, qui s'était toujours très-mal trouvée de tous les onguents et de toutes les lotions extrêmement variés auxquels on n'avait cessé d'avoir recours. Les pieds et les jambes furent enveloppés, le soir en se couchant, avec du coton cardé et du taffetas ciré.

Ce n'est qu'au bout de six à huit mois qu'on put apercevoir un mieux sensible dans l'éruption ; la peau devint moins rouge, moins gercée, plus souple ; les cuissons beaucoup moins fortes ; les croûtes écailleuses, en tombant dans quelques points, laissaient le tissu cutané à peu près dans l'état normal ; les selles devinrent régulières ; la chaleur et de légères transpirations revinrent aux extrémités inférieures; les digestions furent meilleures; des flueurs blanches, qui existaient avant l'apparition des dartres, reparurent de temps en temps, et, malgré quelques vicissitudes de bien et de mal, malgré quelques exacerbations momentanées, dues surtout à l'influence du froid humide de Lyon, des transitions brusques de température, exacerbations qui semblaient faire revenir la maladie vers son premier état, un mieux progressif se manifesta. Cependant ce ne fut qu'après un an et demi de persévérance dans le traitement adoucissant, antiphlogistique, dérivatif, dont il vient d'être question, que la maladie de la peau s'éteignit en grande partie, mais seulement à mesure qu'une amélioration préalable analogue se fit remarquer dans l'affection inflammatoire des intestins.

La malade fut ensuite envoyée aux eaux d'Allevard, qui, administrées à l'extérieur, après avoir passagèrement exaspéré l'éruption cutanée, la ramenèrent bientôt après à un état bien plus satisfaisant encore qu'auparavant. Depuis cette époque, la peau, revenue presque à l'état normal, n'a offert, de loin en loin et pendant les froids humides surtout, quelques légers phénomènes d'irritation, que sous l'influence du renouvellement toujours préalablement survenu de l'irritation des entrailles.

DEUXIÈME OBSERVATION.

Mme veuve N..., de Vienne, m'amena sa demoiselle, âgée de 17 ans, dans le mois d'octobre 1840. Cette jeune personne, depuis sa tendre enfance, avait eu les voies gastriques continuellement irritées, ce qui se manifestait par une soif continuelle, des digestions pénibles, une langue rouge, sèche, jaunâtre au milieu, de la constipation et de l'irrégularité dans les selles, un teint pâle, jaunâtre. Déjà, très-jeune, elle avait offert de temps en temps, diverses éruptions à la peau qui se présentaient, d'après les remarques des parents, quand il y avait des exacerbations dans l'irritation des voies gastriques. Vers l'âge de douze ans, ces éruptions devinrent plus permanentes, et à l'époque critique de l'apparition des règles qui ne s'effectua pas sans quelque embarras, elles devinrent plus permanentes que jamais. Elles prirent alors la forme ci-après indiquée et s'établirent presque exclusivement sur les joues et sur le dos des mains et des poignets.

Quand je vis la malade pour la première fois, il y avait sur ces parties, de la rougeur avec un léger gonflement, un suintement de temps à autre d'une sérosité visqueuse, des croûtes assez épaisses, peu adhérentes, jaunâtres, une chaleur parfois cuisante, des démangeaisons très-vives. La malade avait déjà fait un grand nombre de remèdes ; la plupart administrés à titre de dépuratifs, d'altérants, de purgatifs, n'avaient fait qu'augmenter le désordre des voies gastriques, et elle avait bien remarqué que chaque fois qu'elle prenait des remèdes semblables, il y avait plus de vivacité dans l'éruption cutanée ; on avait fait sur l'éruption même l'essai de toutes sortes de pommades, de lotions irritantes qui ne manquaient jamais d'exaspérer le mal. Mlle N.... s'était très-mal trouvée des eaux d'Uriage. Elle s'était un peu mieux trouvée des eaux de Louesch où on l'avait ensuite envoyée pour combattre l'irritation intérieure qui, à la suite d'une médication plus violente que les autres, s'était beaucoup accrue. Enfin après avoir tout

essayé en quelque sorte, au moment où, en désespoir
de cause, l'on avait proposé à la mère de la malade, de
faire prendre à cette dernière des préparations arsénicales, elle vint me consulter.

L'éruption cutanée offrait l'aspect dont je viens de
parler. Les voies gastriques étaient aussi dans l'état signalé plus haut. Tout annonçait que le foie participait
lui-même à l'inflammation chronique, ce que quelques
médecins avaient déjà bien apprécié, car c'est pour cela
qu'on avait envoyé la malade aux eaux de Louesch. Malheureusement les menstrues étaient devenues beaucoup
moins abondantes et irrégulières. Le sang était presque
continuellement fortement porté à la tête; les extrémités inférieures étaient devenues entièrement et toujours
froides ; la peau n'était jamais nulle part en moiteur. Le
chagrin concentré que ressentait la malade de se voir
depuis longtemps dans une semblable position, contri-
buait à augmenter tous les accidents. L'irritabilité nerveuse était extrême. Les dartres du visage avaient en
dernier lieu augmenté d'intensité. La manière dont
l'éruption cutanée avait constamment suivi dans ses
phases, les vicissitudes d'augmentation, de diminution,
d'arrêt de la maladie intérieure, prouvait évidemment
qu'elle n'était, qu'elle n'avait jamais été que la réflexion
sympathique de cette maladie, et qu'il était impossible
de songer à améliorer ou à détruire le mal extérieur,
sans améliorer préalablement ou détruire le mal
intérieur.

Les indications à remplir étaient positives : 1° combattre par des moyens adoucissants, par un traitement
antiphlogistique, lent plutôt que brusque, par un régime convenable et par l'observation rigoureuse de

toutes les lois de l'hygiène, la gastro-entéro-hépatite chronique ; 2° appeler, par tous les moyens, la chaleur, une circulation plus active, une exagération en quelque sorte des forces de la vie aux extrémités inférieures, et opposer ainsi une contre-fluxion à la fluxion qui se dirigeait opiniâtrément surtout vers la tête ; 3° régulariser et rendre plus abondantes les menstrues ; voilà ce qu'il y avait à faire, en s'occupant à peine de l'éruption cutanée et surtout en se gardant d'y faire la moindre application irritante. Cette dernière pratique en effet, outre qu'elle n'était nullement dans des vues rationnelles, avait cent fois été montrée mauvaise par les essais réitérés qu'on avait faits, toujours dans l'espoir si facilement accepté de trouver contre une dartre un remède spécial. Mais j'eus soin d'avertir d'abord les parents qu'avant d'arriver à une amélioration et surtout à une guérison radicale des dartres, en supposant cette guérison possible, il fallait compter non les jours ni les semaines, mais bien les mois.

Voici comment je cherchai à remplir ces diverses indications et les moyens que je proposai : I° régime composé de viandes blanches, de végétaux frais non venteux, surtout de courge et de melons dans la saison convenable ; boissons adoucissantes, acidules ; usage de lait d'ânesse, lavements émollients. 2° Tous les mois, peu de jours avant l'époque des menstrues, une saignée du pied ; envelopper les pieds et les jambes, tous les soirs en se couchant, avec du coton cardé et du taffetas ciré ; bains de pieds réitérés deux fois par jour, avec du sulfure de potasse ou de la moutarde ; point de grands bains, qui généralement, dans des cas semblables, font porter le sang à la tête, et qui produisaient fortement cet effet dans ce cas-ci; éviter de reposer la tête sur des coussins de plumes, et faire usage plutôt de coussins de crin. 3° Quand les voies gastriques seraient revenues à un meilleur état, si les menstrues s'opéraient toujours d'une manière incomplète et irrégulière, faire usage de pilules ferrugineuses, et aux repas, d'eau de Vichy. 4° N'appliquer uniquement sur les dartres que de la crême de lait fraîche.

Tout cela fut fait exactement, car la malade avait grande envie de se guérir. Ce n'est qu'après cinq mois de l'usage persévérant de ce traitement, et après diverses vicissitudes, diverses alternatives d'amélioration, de perte de l'amélioration, de mieux, de pire, qu'un progrès très sensible se manifesta. La malade, reprenant alors l'espoir, se trouva dans des conditions morales plus favorables à la guérison. A partir du printemps de 1841, le progrès vers le bien devint plus rapide; les menstrues se rétablirent convenablement, la chaleur revint aux extrémités, les voies gastriques perdirent peu à peu tous les signes d'irritation, la digestion se rétablit, les dartres se dépouillèrent de croûtes, la peau cessa d'être rouge, tuméfiée, douloureuse, et de fournir aucun suintement. Au mois d'août, comme elle était encore le siége d'assez vives démangeaisons, je fis usage d'une pommade composée d'axonge, de goudron et de camphre. Cette pommade produisit un excellent effet. Au commencement de décembre 1841, il n'y avait presque plus de dartres ni d'irritation intérieure, et tout annonçait que dans peu de mois la guérison serait complète.

TROISIÈME OBSERVATION.

Per.... Louis, âgé de 25 ans, tonnelier ; tempérament lymphatique sanguin ; entré à l'hospice de l'Antiquaille, le 13 avril 1839. Il avait eu dans son enfance, pendant plusieurs années, la teigne muqueuse et plus tard, de temps en temps, de légères éruptions furfuracées à la face. A 18 ans, il jouissait d'une très-bonne santé. A 20 ans, il devint sujet à une bronchite opiniâtre qui l'atteignait vers la fin de l'automne, lors des temps froids et humides, et lui durait une partie de l'hiver. A 23 ans, la bronchite, qui parut à l'époque ordinaire, s'accompagna d'une éruption *érythémato-vésiculeuse crustacée agglomérée* sur les avant-bras et le dos des mains. Cette éruption commença par des plaques irrégulières, légèrement rouges d'abord, qui se couvrirent bientôt d'une infinité de très-petites vésicules rapprochées, desquelles s'échappa promptement une sérosité jaunâtre qui se concréta dans quelques points en croûtes très-minces comme des écailles. La rougeur devint plus intense ; de fortes cuissons se firent sentir ; le malade n'opposa à cela que des tisanes douces, quelques lotions émollientes.

Dans le courant de l'hiver, il vit sa bronchite parfois s'amoindrir, comme disparaître, et se ranimer ensuite sous l'influence du changement de température, du froid humide, de l'apparition des brouillards. L'éruption cutanée suivit, dans sa marche ascendante ou descendante, les phases de la bronchite. Ce ne fut qu'au printemps, à la disparition de la bronchite, qu'elle disparut tout-à-fait. L'automne suivant, elle se présenta de nouveau avec la bronchite, occupant de plus cette fois un peu l'intervalle entre les épaules.

Le malade entra le 13 avril à l'hospice de l'Antiquaille, avec une bronchite qui ne l'avait pas quitté depuis le commencement de l'hiver, n'existant qu'à l'état chronique, mais qui s'étant exaspérée au milieu de mars, avait donné lieu alors seulement à l'éruption signalée, située sur les mêmes parties.

Il paraissait évident que cette éruption était uniquement l'effet sympathique de la bronchite. Sans adresser donc aucun traitement local à la maladie de la peau, si ce n'est des lotions émollientes ou des lotions d'eau acidulée avec l'acide sulfurique, pour calmer les démangeaisons, je m'occupai de débarrasser le malade de sa bronchite : saignée du bras, sangsues à l'anus, réitérées ; tisane pectorale, potions pectorales ; les voies gastriques étant parfaitement saines, je fis prendre ensuite au malade des pilules écossaises au nombre de trois, tous les jours, pendant dix jours. Au bout de vingt-cinq jours, la toux avait cessé, l'expectoration très-facile était simplement muqueuse et devint de plus en plus rare. Il n'y eut plus d'oppression, les nuits furent calmes. La maladie de la peau suivit, dans ses progrès d'amélioration, les mêmes progrès de la bronchite, et quand le malade sortit, le 13 mai 1839, il n'en offrait aucune trace. Je lui prescrivis, d'ailleurs pour long-temps, un régime doux et lui conseillai de mettre de la flanelle sur la peau, au commencement de l'automne.

3° Éruptions vésiculeuses ou puro-vésiculeuses par *fluxion déplacée.*

PREMIÈRE OBSERVATION.

Ga.... Isaac, du département de la Drôme ; entré à l'hospice de l'Antiquaille, le 19 février 1839 ; étudiant ;

tempérament lymphatique-sanguin ; sujet depuis son enfance à des coryzas fréquents. Il se mouchait habituellement beaucoup. Son père avait présenté la même disposition morbide. En 1837, ayant pris un refroidissement, il fut atteint d'une bronchite assez intense qui dura deux mois. Pendant ce temps là, les sécrétions habituelles du nez cessèrent : elles ne reparurent même plus.

Après la guérison de la bronchite, le malade devint sujet à des céphalalgies. Quelques mois après, il survint des picotements, de la chaleur, puis de la rougeur sur le front, sur les joues, derrière les oreilles ; bientôt apparurent de très-petites puro-vésicules très-rapprochées sur les surfaces érythémateuses. Un suintement d'une matière visqueuse séro-purulente, se concrétant en croûtes molles, jaunâtres, ne tarda pas à leur succéder. L'éruption était assez étendue, de forme irrégulière, et déterminait de légères cuissons. Le malade entra à l'hospice avec cette éruption qui était une *éruption puro-vésiculeuse agglomérée* (impetigo). Sa santé était satisfaisante d'ailleurs.

Il n'était pas douteux que la disposition constitutionnelle à la fluxion nasale que le malade tenait de ses parents, n'eût fait place, par le désordre que la bronchite avait apporté dans les habitudes de l'organisation, à des mouvements fluxionnaires dirigés sur d'autres organes, dans la tête d'abord et puis sur la peau du visage. Il fallait, pour guérir l'éruption cutanée, ou ramener le flux nasal, ou employer les moyens qu'on aurait employés pour guérir celui-ci ; mais le plus sûr était de ramener, s'il était possible, le flux nasal, sauf à adresser ensuite à celui-ci des moyens thérapeutiques convenables. Le malade demandait d'ailleurs uniquement à être guéri de sa maladie de la peau. Je lui fis appliquer quatre fois, tous les deux jours, une sangsue dans chaque narine. Il aspira tous les jours par le nez une infusion chaude de fleurs de mauve et de sureau. Plus tard, je le mis à l'usage du tabac à priser; il ne prit d'ailleurs que des tisanes adoucissantes, et, quant à l'éruption, je fis d'abord tomber les croûtes par des cataplasmes et des applications d'axonge ; je prescrivis des lotions émollientes pour détruire l'irritation, et j'appliquai ensuite de légers répercussifs, du cérat de Goulard, des lotions avec de l'eau blanche. Vingt jours après le commencement de ce traitement, il survint des céphalalgies, et, quelques jours après , le malade commença à sentir le besoin de se moucher. La sécrétion nasale qui s'était supprimée depuis deux ans, se rétablit en effet, et dès lors l'éruption cutanée qui avait déjà commencé à pâlir, à s'amoindrir, à perdre ses croûtes, son aspect enflammé, tuméfié, marcha rapidement vers la guérison. Le malade sortit guéri le 21 mars 1839.

Pour guérir la fluxion catarrhale nasale habituelle et héréditaire chez ce malade, en supposant cela bien possible par les moyens de l'art, il faudrait entrer dans des considérations que je ne me propose pas d'exposer ici. Mon but était de prouver que, dans cette catégorie de la *fluxion déplacée*, ordinairement l'éruption cutanée ne guérit que par le retour de la fluxion dans son siége primitif, et que même dans la plupart des cas, elle ne peut pas se guérir autrement. Souvent, en effet, après diverses médications employées, et sans que le médecin ait fait attention à la circonstance de la *fluxion* existant auparavant, à l'état chronique surtout, intermittente ou non, sur quelque organe, fluxion qui a cessé de se montrer sur cet organe depuis l'apparition de l'éruption cutanée, souvent, dis-je, soit par les effets de ces médications, soit par un effort spontané de l'organisme, l'éruption que l'on traite, que l'on a seule en vue, ne guérit que par le retour de la fluxion dans son premier siége. Peu importe alors au médecin et presque toujours au malade, que des indispositions antérieures habituelles, plus ou moins anciennes chez ce dernier, soient revenues; l'essentiel, c'est qu'il soit guéri de sa dartre. Il arrive même assez fréquemment qu'on ne guérit une dartre appartenant à d'autres catégories, par exemple à la catégorie de la *fluxion excentrique*, si on les traite par des médications perturbatrices plus ou moins violentes, qu'en procurant au malade, à la place de la dartre, une autre maladie. Mais la dartre étant guérie, on s'inquiète peu et, il faut le dire, le malade lui-même s'inquiète généralement peu de ce qui lui reste, à moins que ce ne soit une affection grave, menaçante.

DEUXIÈME OBSERVATION.

Pe... Jean, entré à l'hospice de l'Antiquaille le 30 avril 1838, âgé de 22 ans, cultivateur, tempérament sanguin; dans l'enfance, pendant assez longtemps, teigne muqueuse sur le cuir chevelu et sur les joues; plus tard, quelques épistaxis; bonne santé d'ailleurs; sujet depuis bien longtemps à une sueur abondante, quelquefois fétide, des pieds. A 21 ans, après être resté plusieurs heures dans l'eau froide d'un ruisseau, cette sueur se supprima; à la suite, il éprouva d'abord de la raideur dans les genoux, puis des céphalalgies qui se dissipèrent; mais bientôt apparurent sur la peau plusieurs plaques rouges qui ne tardèrent pas à laisser suinter un liquide formant des croûtes par sa dessiccation. Une plaque semblable se manifesta sur l'aile gauche et la partie latérale du nez. Les autres se dissipèrent par degrés, et cette dernière seule resta.

Le malade employa différents traitements, des pommades, des saignées, des purgatifs, des dépuratifs, des bains qui échouèrent. Il entra à l'hospice le 30 avril 1838. Il portait alors sur l'aile gauche du nez une éruption *érythémato-puro-vésiculo-crustacée agglomérée* (impetigo) qui gagnait un peu sur la joue, dont les croûtes jaunâtres se détachaient parfois en partie, et laissaient à nu, pour peu de temps, une surface rouge, légèrement excoriée, qui ne tardait pas à se recouvrir de nouvelles croûtes; la peau était gonflée, comme érysipélateuse; il y avait sensation de chaleur, cuissons, douleurs quelquefois assez intenses. Cette éruption existait alors depuis six mois. Il paraissait aussi de temps en temps sur le front, les joues, derrière les oreilles, de grosses puro-vésicules qui formaient des croûtes noirâtres (echtyma), à la chute desquelles, après quelques jours de durée, la peau offrait comme une cicatrice légèrement brunâtre, mais qui ne tardait pas à s'effacer. Les organes étaient sains d'ailleurs, si ce n'est les voies gastriques que tous les remèdes précédemment administrés avaient un peu irritées.

Il paraissait évident que généralement aucune médication ne réussirait qu'à la condition de rétablir d'abord la transpiration des pieds; tous les remèdes, en assez grand nombre, mis en usage jusqu'alors n'avaient procuré aucun soulagement (les médecins précédents n'avaient pas convenablement interrogé le malade, et ignoraient la circonstance de suppression de transpiration des pieds).

Je commençai par détruire l'irritation des voies gastriques au moyen de l'application de sangsues à l'anus, de tisanes adoucissantes, d'un régime sévère, de grands bains. Je m'occupai ensuite de ramener la transpiration aux pieds par des fumigations émollientes et aromatiques sur ces extrémités, par des bains locaux sulfureux, en enveloppant ces parties avec du coton cardé et du taffetas ciré, en les faisant frictionner fortement avec de la laine. Ces moyens simples firent plus que n'avaient pu faire pendant longtemps tous les moyens plus ou moins empiriques employés. La transpiration commença à revenir aux pieds; j'appliquai des cataplasmes émollients, du cérat de Galien sur l'éruption du visage; j'y fis pratiquer des lotions avec une décoction de fleurs de roses de provins, puis avec de l'eau blanche. Il fallut trois mois pour obtenir une guérison complète de l'éruption. Le malade sortit très-bien guéri, le 8 juillet 1838.

TROISIÈME OBSERVATION.

Alexandre Ca..., âgé de 26 ans, cultivateur, entré le 20 avril 1837. Rien de particulier dans son enfance ; point de maladie remarquable ; son père avait été affecté de légères douleurs rhumatismales. En 1834, fièvre intermittente tierce qui dura six mois (ce malade habitait alors la Bresse). Cette fièvre, arrêtée à différentes reprises par du quinquina, revenait toujours. A la suite d'un refroidissement, les sueurs abondantes que cette fièvre intermittente lui avait procurées se supprimèrent brusquement, et aussitôt après il survint un œdème considérable des deux jambes. Alors la fièvre ne reparut plus. Cet œdème dura deux ans, avec des alternatives d'exacerbation, de diminution; mais jamais il n'y eut de disparition complète.

Au mois de mars 1837, cependant, cet œdème disparut entièrement. Vingt jours après, survint une éruption intense *érythemato-puro-vésiculo crustacée* (impetigo) sur la face, au cou, aux membres supérieurs.

Le malade entra à l'hospice le 20 avril 1837. Il y avait alors sur les parties du corps désignées, et de plus sur le bas-ventre, des plaques larges et irrégulières, rouges à la circonférence seulement, offrant partout ailleurs des croûtes peu épaisses, peu humides, noirâtres, fendillées. La peau était légèrement gonflée, les cuissons et les douleurs étaient peu intenses. Le malade était pâle, agité; les fonctions d'ailleurs s'exécutaient assez bien, sauf la transpiration qui était nulle ou très-faible. Il me parut évident que c'était à cause des transpirations arrêtées qu'étaient survenus d'abord l'œdème des jambes, et puis, par un déplacement de fluxion dû à des circonstances inconnues, l'éruption cutanée. C'était donc une éruption par fluxion déplacée, et il me sembla qu'en ramenant la transpiration à la peau, en rétablissant ainsi ce flux naturel, en l'exagérant même, je remplirais la seule indication rationnelle positive qui s'offrait.

Je fis administrer au malade des bains de vapeur émollients en grande quantité; je lui fis prendre des boissons légèrement sudorifiques; je lui fis envelopper les jambes avec du coton cardé. Les bains de vapeur ayant déterminé passagèrement une congestion cérébrale et une irritation gastro-intestinale, je fus obligé de prescrire une saignée et de cesser ces bains pendant quelque temps. Les transpirations eurent beaucoup de peine à se rétablir; mais elles commencèrent enfin à se présenter de nouveau sur le tronc et la tête; les jambes redevinrent un peu œdématiées; l'éruption s'amenda notablement, les croûtes tombèrent, la surface au dessous parut peu enflammée; il cessa d'en suinter la même sérosité visqueuse; les mêmes cuissons ne se firent plus sentir; mais ce ne fut que quatre mois après que les jambes désenflèrent complètement, que toutes les irritations intérieures cessèrent, et que les transpirations revinrent comme dans l'état normal. Le malade sortit complètement guéri, sans cicatrices visibles à la peau, le 8 août 1837.

QUATRIÈME OBSERVATION.

Aud..., ouvrier en soie, âgé de 25 ans, tempérament sanguin. Entré le 4 mai 1840. Point d'humeur de rache dans son enfance; sa mère est rhumatisante, son père hémorrhoïdaire. Enfance orageuse par une grande irritabilité gastro-intestinale A neuf ans, il s'établit un flux diarrhéique qui dura de . mois, et la santé de l'enfant parut alors prendre plus de consistance. Depuis cette époque, flux diarrhéiques fréquents, paraissant tous les deux ou trois mois, quelquefois seulement au printemps et en automne. A seize ans, épistaxis fréquents qui, pendant deux ans, empêchent le retour des flux diarrhéiques; mais ceux-ci reviennent comme auparavant à 18 ans. A 23 ans, gale qui dure un mois, et qui est traitée par des pommades trop irritantes. Après la guérison, il reste de temps en temps une éruption vésiculeuse légère à la peau des bras, du bas-ventre, des cuisses, avec quelques démangeaisons. Six mois après, le flux diarrhéique se supprime, ou du moins ne reparaît pas pendant un an. Alors, retour plus fréquent des démangeaisons, de l'éruption à la peau; celle-ci devient par degrés plus intense.

Quand le malade entre à l'hôpital, le 4 mai 1840, il y a en dedans des bras, sur la lèvre supérieure, sur le bas-ventre, des vésicules arrondies, séparées, distinctes, renfermant un liquide trouble, lactescent, reposant sur un fond érythémateux. Celles de l'avant-bras et du bas-ventre sont plus grandes et un peu plus écartées les unes des autres que celles de la lèvre supérieure; elles forment un seul groupe irrégulier sur cette dernière partie, plusieurs groupes irréguliers sur les bras et le bas-ventre. Quelques vésicules se sont rompues, et la sérosité trouble qu'elles contenaient s'est desséchée en croûtes légères, roussâtres, jaunâtres. C'est une éruption *érythémato-vésiculo-crustacée groupée* (*herpès* des auteurs, et il y avait à la fois leurs variétés, *herpes labialis* et *herpes phlyctenoïdes*). L'apparition de ces vésicules était successive depuis quelque temps; pendant que les unes formaient des croûtes, ou que les croûtes, après avoir persisté quelques jours, tombaient en laissant le tissu sous-jacent, ou légèrement ulcéré, ou cicatrisé, d'autres paraissaient dans le voisinage et suivaient les mêmes phases.

Je considérai que chez cet individu les dispositions héréditaires, les malaises de son enfance, tous ses antécédents en un mot, avaient rendu nécessaires les flux diarrhéiques dont l'apparition avait signalé une amélioration positive dans sa santé; que les épistaxis survenus à 16 ans avaient remplacé momentanément ces flux dont la cessation alors, pendant le temps que durèrent les épistaxis, n'eut aucun effet fâcheux sur la santé; que la gale, à 22 ans, ayant en quelque sorte fait un appel à la fluxion sur le tissu cutané, et celui-ci ayant été irrité outre mesure par le traitement, la fluxion s'était peu à peu déplacée et avait quitté les voies gastriques pour se porter sur la peau; que le meilleur ou le plus court moyen de guérir la dartre était de ramener d'abord la fluxion dans son siége primitif, le tube intestinal, sauf ensuite à modifier convenablement l'économie du malade pour guérir radicalement, si la chose était possible, la disposition qui avait rendu cette fluxion nécessaire. Je fis appliquer 15 sangsues à l'anus, et je commençai ensuite l'usage des pilules d'Anderson, au nombre de trois par jour; en même temps, bouillon de veau. Les pilules déterminèrent quatre à cinq selles par jour et furent administrées pendant quinze jours. Sur l'éruption, application de cérat soufré, lotions émollientes.

Quand, le flux diarrhéique étant rétabli, je vis que l'éruption s'amendait notablement, je cessai l'usage des pilules. Pour modifier l'état fluxionnaire que la gale mal traitée avait laissé sur la peau, je fis prendre au malade quelques grands bains avec du sulfure de potasse et de la colle de Flandres. La peau acheva alors de rentrer dans l'état normal. Le malade sortit guéri, le 2 juin 1840. Je lui recommandai de prendre tous les mois, pendant deux ou trois jours, trois ou quatre pilules d'Anderson, et de venir me trouver plus tard. Ce malade que j'ai revu depuis, est redevenu sujet à la diarrhée qui a été remplacée quelquefois par les hémorrhoïdes, et il est probable qu'il finira par devenir hémorrhoïdaire comme son père, ce qui terminera sans doute le flux intestinal.

4° Éruptions vésiculeuses ou puro-vésiculeuses par *fluxion excentrique*.

C'est parmi les éruptions vesiculeuses, généralement les plus communes de toutes, que l'on trouve aussi le plus d'exemples remarquables de cette catégorie de *fluxion*.

PREMIÈRE OBSERTATION.

Du.....; 24 ans; cultivateur; tempérament lymphatique, sanguin; entré le 7 juillet 1838; dans son enfance, pendant six à huit ans, teigne muqueuse; les parents, qui d'ailleurs jouissent d'une très-bonne santé, ont été affectés de la même rache dans leur enfance. A l'âge de dix-huit ans, étant en service chez un cultivateur, on l'a fait coucher pendant deux ans dans une chambre basse, humide, peu aérée, mal éclairée; il était en même temps mal nourri, ne buvant jamais de vin, ou du moins que de très-mauvais vin; ne mangeant jamais de viande, tandis que chez ses parents il avait une habitation plus saine et un régime meilleur. Il commença à éprouver alors un rhumatisme dans les membres, des engorgements glanduleux au cou, sous l'aisselle; son teint devint plus pâle; il parut à la peau des plaques rouges, violacées, sur lesquelles l'épiderme se souleva, se remplit de pus dont la dessication forma des croûtes. A la chute de celles-ci, il resta des ulcères qui se recouvrirent de nouvelles croûtes, et par l'apparition successive de semblables plaques sur d'autres parties du corps, tandis que les premières ou guérissaient en laissant des cicatrices déprimées brunâtres, ou se prolongeaient en ulcères, la maladie continua de gagner en étendue.

D.... ne se plaignait pas d'abord d'autre chose, il travaillait, mangeait et dormait à peu près comme antérieurement; mais il était devenu plus faible et suait par le moindre travail. Il quitta ce service et retourna chez son père, où la maladie de la peau s'améliora; mais il conserva ses engorgements glanduleux. Il prit de temps en temps un peu de diarrhée. Le printemps suivant, la maladie de la peau reparut. Après quelques remèdes qui n'eurent aucun bon effet, il entra à l'hospice de l'Antiquaille.

A son entrée, il était pâle, amaigri, et présentait un léger œdème des jambes; la digestion se faisait passablement; le sommeil était assez bon; il n'y avait aucun mouvement de fièvre; le dos, le ventre, les bras, les cuisses, les fesses offraient quelques plaques irrégulières d'une éruption *puro-vésiculo-crustacée agglomérée*

(impetigo) à croûtes légères, noirâtres avec inflammation presque nulle, et de légères cuissons ; dans d'autres
points il y avait des ulcérations arrondies qui ne se
recouvraient pas de croûtes, et présentaient un aspect
blafard, atonique, fongueux. Dans les intervalles apparaissaient de temps en temps de grosses puro-vésicules
éparses (ecthyma), arrondies sur un fond rouge pâle,
suivies de croûtes noirâtres peu épaisses, à la chute
desquelles il restait ou une tache violette, sans ulcération, ou une ulcération qui persévérait quelque temps.

L'investigation la plus soigneuse ne me fit rien distinguer ni dans la tête, ni dans le ventre. Dans la poitrine
il n'y avait de remarquable qu'un peu d'oppression
parfois, et un bruit de souffle du côté du cœur. L'examen
de toutes les circonstances antérieures et de l'état du
malade, me prouva qu'il n'y avait là qu'altération,
appauvrissement du sang, trouble consécutif de l'innervation, production de mouvements fluxionnaires s'étant
effectués sur la peau, en revêtant les formes décrites ; qu'il
s'agissait par conséquent, relativement à la cause de
l'éruption cutanée, non de l'action d'une cause externe
(*fluxion par cause externe*); non d'une disposition morbide ne portant que sur la peau, étrangère au reste de
l'économie (*fluxion idiopathique*); non de la maladie
appréciable connue d'un organe important, réagissant
sympathiquement sur la peau (*fluxion réfléchie*): non du
déplacement, du transport à la peau d'un mouvement
fluxionnaire existant déjà depuis plus ou moins de
temps, héréditaire ou non, habituel ou non, sur d'autres
organes (*fluxion déplacée*); non enfin d'une des
diathèses connues, qui aurait existé chez le malade
(*fluxion par diathèse*); mais bien d'un état général

morbide de l'organisation, du sang, du système nerveux, état dû à l'influence prolongée des causes débilitantes dont nous avons parlé; en un mot, de ce que nous avons appelé *fluxion excentrique*, d'où il résultait que le traitement devait s'adresser à l'ensemble de l'organisation, en modifiant le sang dont la composition avait été altérée par les circonstances relatées.

Je donnai au malade les pilules de proto-iodure de fer (form. n. 72), deux par jour d'abord, et j'augmentai progressivement la dose jusqu'à en donner 5 le matin et 5 le soir; en même temps, tisane de saponaire, bains iodurés, et pour panser les ulcérations, pommade iodurée; régime composé de viandes principalement. Une amélioration locale et générale ne se fit pas long-temps attendre. La peau devint plus colorée, les chairs plus fermes, les forces plus grandes; les engorgements glandulaires se résolurent; les croûtes de l'éruption tombèrent, les ulcères se cicatrisèrent, et quatre mois après, le malade sortit guéri, avec quelques cicatrices déprimées, brunâtres dans les parties où les ulcères avaient été le plus rebelles.

DEUXIÈME OBSERVATION.

Gui....., âgé de 40 ans, teinturier, tempérament sanguin; entré à l'hospice le 7 juin 1837. Son père était dartreux, sa mère était rhumatisante. Étant enfant, il eut des humeurs de rache à la tête. Sa mère lui ayant mal à propos coupé les cheveux en hiver, cette humeur se retrancha et il lui survint aussitôt des maux d'yeux dont on ne le guérit quelque temps après qu'en ramenant l'humeur à la tête, par l'application sur cette partie de calottes de toile cirée. Plus tard il eut presque constamment beaucoup de *boutons* sur le visage, et lorsqu'on cherchait à les guérir en employant des répercussifs, comme l'eau avec le vinaigre, l'eau avec l'extrait de saturne, il survenait aussitôt des maux de tête; il n'y eut que des épistaxis à l'âge de 16 à 20 ans, qui firent momentanément, et seulement pendant qu'ils existaient, disparaître ces boutons. A 25 ans le malade eut la gale qui fut guérie au bout de 20 jours; mais il resta quelques démangeaisons, avec de petites vésicules, de temps en temps, sur les bras et le ventre. Dès lors tous les autres boutons ne se montrèrent plus avec la même fréquence et la même intensité. Le printemps suivant il parut sur ces parties des espaces assez étendus, rouges qui se couvrirent de petites vésicules ou du moins, d'après le rapport du malade, se mirent à laisser suinter une humeur séreuse, visqueuse, dont la dessication donna lieu à des croûtes. Ces éruptions devinrent de véritables dartres. Le malade, en buvant du vin, en se livrant à quelques écarts de régime, ne faisait que les exaspérer. A diverses reprises d'habiles praticiens essayèrent divers traitemens antiphlogistiques ou autres qui ne les modifièrent ou ne les firent disparaître que momentanément. Les purgatifs étaient ce qui avait le plus d'action favorable; tant que la purgation s'opérait, les dartres s'amélioraient; mais bientôt après leur cessation, les dartres reparaissaient. Toutes les fois que celles-ci pâlissaient ou disparaissaient en partie sous l'influence d'un traitement externe seulement, le malade éprouvait quelques indispositions et surtout des coliques, des céphalalgies. Ayant pris une fois des bains froids du Rhône, dans un temps où il ne faisait pas très-chaud, les dartres pâlirent, s'effacèrent en partie, et les maux précédents offrirent beaucoup d'intensité ; mais plus tard la maladie à la peau revint.

Gui..... entra à l'hospice le 7 juin 1837; ses dartres consistaient alors en plaques très-larges, enflammées, excoriées dans quelques points, laissant suinter une sérosité légère qui se concrétait en croûtes très-minces jaunâtres ; il y avait peu de tuméfaction à la peau, mais parfois de fortes cuissons et de vives démangeaisons ; ces plaques occupaient la partie interne des bras, des avant-bras, la partie antérieure du tronc.

Il était évident, d'après l'examen de tous les antécédents, que le malade devait ses dartres à une disposition morbide constitutionnelle, même héréditaire; qu'elles étaient chez lui, comme une sorte de besoin de l'organisme, de manière que lorsque l'on avait voulu trop brusquement les supprimer, sans modifier en même temps convenablement cet organisme, la fluxion, s'établissant sur d'autres organes importants, donnait lieu à une maladie plus grave que les dartres elles-mêmes, qui ne tardaient pas du reste à revenir. Mais il résultait de là que, pour guérir les dartres, il fallait nécessairement modifier profondément l'ensemble de l'organisation, de manière à détruire l'habitude et le besoin de la fluxion, ou bien déplacer cette fluxion, l'appeler d'une manière permanente sur d'autres organes, si cela était possible, sans donner cependant au malade une maladie plus grave que l'affection cutanée.

Comme les antiphlogistiques, les purgatifs et bien d'autres remèdes avaient été longtemps et vainement employés, je voulus activer les transpirations par des bains de vapeur, après avoir préalablement fait saigner le malade. Au bout d'un mois, aucun résultat ne fut obtenu. Voyant que tant de médications avaient échoué déjà, et que les voies gastriques étaient en bon état, je pris le parti d'avoir recours à quelqu'un de ces remèdes violents, recommandés par l'empirisme et ayant produit en effet quelques cures dans des cas graves désespérés. J'administrai la solution arsénicale de Pearson, à la dose de 10 gouttes, le matin, dans un peu de tisane; en même temps, tisane de saponaire, quelques grands bains simples. J'augmentai la dose de quelques gouttes tous les deux jours. Le huitième jour, le malade éprouva de la chaleur dans l'estomac, de la sécheresse à la gorge, de la soif; ce ne fut que le quinzième ou le seizième jour que la peau parut plus excitée, plus enflammée dans les points où siégeait l'éruption. Le malade fut soumis en même temps à un régime sévère.

Au vingt-cinquième jour l'irritation des voies gastriques devint assez grande pour m'engager à retrancher le remède. L'éruption cutanée commençait à s'améliorer; les croûtes étaient tombées; la surface sous-jacente paraissait lisse, rouge, encore assez fortement enflammée; au bout de huit à dix jours; les voies gastriques étant dans un meilleur état, je recommençai l'usage des remèdes, à la dose de 12 gouttes, en augmentant progressivement, comme nous l'avons dit. Le malade ne tarda pas à reprendre l'irritation gastrique, et la maladie de la peau continua de s'améliorer.

Comme Gui..... voulait absolument se débarrasser de ses dartres, préférant toute autre maladie à celle-ci, il résolut de continuer les remèdes, et il arriva à prendre trois centigrammes d'arséniate de soude par jour, pendant huit à dix jours. Les symptômes d'inflammation des voies gastriques furent alors si violents, qu'il fut obligé de diminuer très-rapidement la dose, de manière à finir comme il avait commencé, par dix gouttes. Cependant la peau était devenue entièrement souple et ne conservait qu'une légère rougeur dans le siége de l'éruption. Mais Gui...... dont les voies gastriques avaient toujours été très-bonnes antérieurement, digérait difficilement à cette époque; il était continuellement altéré; il avait du dérangement dans les selles, des éructations, des vents, des maux de gorge, souvent des coliques ; sa langue était rouge sur les bords, souvent sèche. En un mot, Gui...... était guéri de sa dartre ; mais il avait en place de celle-ci une gastro-entérite à l'état chronique. Il sortit dans cet état, le 25 octobre 1837, quatre mois environ après son entrée.

Tant que cet individu aura sa gastro-entérite, il est probable que ses dartres ne reparaîtront pas; cela peut ainsi durer un grand nombre d'années, et la gastro-entérite, sans cesser d'exister, peut offrir plus tard des symptômes moins saillants, ne plus exercer de réaction sympathique, se constituer à l'état latent, ne plus influer sur l'aspect de la langue, de manière à laisser croire, après un examen peu attentif, que tout se passe dans l'économie comme dans l'état normal. C'est même cet état d'irritation, de phlegmasie peu saillante, peu retentissante, dû à l'augmentation lentement progressive d'un remède violent indiqué par l'empirisme, qui en impose quelquefois et fait croire à une action altérante, dépurative toute particulière, comme spéciale du remède, quand, en réalité, il n'a fait que déplacer le mal, en étendant sur la grande surface muqueuse des voies gastriques le mouvement fluxionnaire qui, dirigé sur la peau, constituait les dartres.

Au reste, un semblable déplacement de fluxion n'est guères possible, comme palliatif ou curatif de la dartre, que dans les cas où celle-ci est due à la *fluxion excentrique* ou à la *fluxion déplacée*. Je ne prétends pas nier par là ce qu'il y a vraiment de spécial dans l'action de quelques remèdes contre les maladies invétérées de la peau; mais, je le répète, souvent cette prétendue action spéciale se réduit, en bien examinant, à un véritable déplacement de fluxion.

Voici un exemple où la spécialité d'action des remèdes de ce genre, paraît mise un peu plus en évidence :

TROISIÈME OBSERVATION.

Me. Rel.... m'amena, au mois de mars, sa fille âgée de 10 ans, qui portait sur la joue une éruption *érythé· mato-puro-vésiculo-crustacée agglomérée* (impetigo), de forme arrondie, très-enflammée, avec tuméfaction considérable de la joue. Cet enfant dont les parents jouissent d'une très-bonne santé, avait sucé le lait d'une nourrisse affectée de fièvres intermittentes, ce qui avait déterminé chez son nourrisson le développement de plusieurs abcès aigus sous-cutanés, d'une ophthalmie palpébrale et de l'éruption que cet enfant portait encore actuellement. Les abcès s'étaient tous guéris, l'ophthalmie palpébrale s'était un peu améliorée, mais l'éruption à la joue n'avait fait que s'accroître. Elle était large comme tout le creux de la main, présentait une rougeur érysipélateuse, s'étendant assez loin, et une matière visqueuse qui se concrétait en croûtes épaisses jaunâtres, gercées.

Cette maladie qui défigurait cet enfant avait été continuellement traitée par beaucoup de praticiens que les parents désolés, aimant beaucoup leur fille, n'avaient cessé de consulter. D'après ce que m'apprit la mère, tous les genres de médications avaient été épuisés. On avait fait prendre à cet enfant jusqu'au remède de Leroi, à assez fortes doses; il était résulté de l'emploi de ce remède, et de beaucoup d'autres semblables, une forte irritation des voies gastriques auparavant très-saines. Tous les autres organes d'ailleurs étaient dans l'état normal. Il était évident que cette enfant devait son mal au mauvais lait qu'elle avait sucé; que de là était résulté sans doute une viciation du sang, un état morbide de l'ensemble de l'organisme, s'exprimant par des mouvements fluxionnaires établis sur la peau. Cette éruption cutanée, par conséquent, se rattachait à la *fluxion excentrique.*

Il s'agissait ici de modifier l'état général de l'organisme. Mais beaucoup de médications avaient déjà été employées, et les voies gastriques étaient irritées. La première indication était de calmer cette irritation ; c'est ce que je fis par des sangsues à l'anus, des bains, de la tisane d'orge, un régime sévère. Pour modifier ensuite l'état général, je ne pouvais revenir ni au traitement antiphlogistique sévère et à la diète lactée, ni à toute la série des remèdes appelés altérants, dépuratifs, etc., ni aux bains de vapeur ou autres médications qui avaient déjà été employées sans succès, sans compter tous les onguents, toutes les pommades appliquées successivement sur l'éruption. La partie avait été aussi à plusieurs reprises cautérisée avec le nitrate acide de mercure et autres caustiques. L'enfant portait un cautère au bras.

Je pensai, comme dans l'observation précédente, à l'un de ces remèdes perturbateurs auxquels l'expérience semble accorder quelque action contre les maladies de la peau. J'administrai le sulfure d'antimoine ou plutôt la tisane de Feltz dont cette substance fait partie essentielle. L'enfant en prit demi-litre par jour. En même temps, tisane de fleurs de scabieuse ; application de crême fraîche sur l'éruption ; régime composé principalement d'œufs, de pommes de terre, de poissons et de viandes. Trente jours après, la mère alarmée me ramena l'enfant dont l'éruption avait acquis, sous l'influence de cette médication, un degré d'inflammation beaucoup plus grand ; la joue était brûlante, la peau très-tuméfiée, le sang porté à la tête, la fièvre assez forte. Il faut remarquer que le remède n'avait pas produit de selle diarrhéïque : je suspendis immédiatement ce traitement, et je fis appliquer quelques sangsues aux jambes. Quinze jours après, la mère joyeuse, me ramena l'enfant qui présentait, dans une dartre si longtemps rebelle, une amélioration extraordinaire que je n'aurais certainement pas osé attendre en aussi peu de temps. Les croûtes détachées avaient laissé à nu une surface sèche, rougeâtre, n'offrant aucune espèce de suintement, d'humidité, et déjà recouverte d'une sorte de cicatrice rouge pâle, de manière à laisser voir que le tissu de la peau avait été comme usé dans une partie de son épaisseur. Cet état se soutint, et, un mois après, lorsqu'on me ramena la petite malade, je la trouvai guérie de sa dartre et très-bien portante d'ailleurs. Je conseillai d'entretenir encore son cautère pendant quelque temps, et à titre de modificateur tonique général, de faire prendre à l'enfant les eaux ferrugineuses de Charbonnières, près de Lyon.

QUATRIÈME OBSERVATION.

P... Pierre, âgé de 32 ans, cultivateur ; tempérament nerveux sanguin, entré le 9 janvier 1840. Point de disposition morbide ou de maladie remarquable ; seulement dans l'enfance et jusqu'à la puberté, de temps en temps, *boutons* rouges avec quelques démangeaisons ou de légères cuissons. Quelques épistaxis dans la jeunesse. A 30 ans, P..... se nourrit pendant plus de six mois presque uniquement avec des viandes salées. Il commença à éprouver alors des picotements à la peau, des démangeaisons avec apparition de temps à autre de quelques élevures rosées comme dans l'urticaire. Il quitta son régime échauffant, et les phénomènes morbides à la peau cessèrent ; mais ils revinrent ensuite plus intenses, parce que le malade reprit le même régime. Comme il continuait à ne guère s'observer sous ce rapport, et qu'il commettait de plus des écarts de boisson, la maladie cutanée prit de l'étendue. Il entra alors à l'hospice de l'Antiquaille.

Les bras, le dos des mains, les cuisses, les jambes, une partie du tronc, étaient généralement et uniformément rouges. Il y avait sur une partie des surfaces enflammées, de petites croûtes jaunâtres minces, squammeuses ; dans d'autres parties, on ne voyait que la surface rouge, humide ; ailleurs, l'épiderme soulevé par petites plaques, s'était ridé, desséché sur place, sans paraître contenir sous lui aucun liquide. Dans l'ensemble, c'était une éruption *érythémato-vésiculeuse agglomérée* (*eczema rubrum*). Les cuissons et les démangeaisons étaient extrêmement vives parfois ; tous les organes étaient d'ailleurs en bon état chez le malade. Il digérait très-bien ; ses selles étaient régulières ; sa langue offrait l'aspect normal, seulement il était assez souvent altéré.

Cette maladie de la peau était née sous l'influence d'un sang échauffé, ou rendu trop stimulant par l'usage des viandes salées ; de là l'irritation du système nerveux, qui avait donné lieu à des mouvements fluxionnaires, rejetés en quelque sorte sur la peau par un effort salutaire de l'organisation. Ce n'est pas que les viandes salées aient plus la faculté d'irriter la peau que d'autres organes ; en examinant tous ceux qui font un usage trop continu de ces viandes, on voit que, selon les dispositions de chacun, tel ou tel organe de l'économie peut être le siége de la fluxion comme la peau. Mais chez notre malade, les éruptions cutanées légères qu'il avait eues dans son enfance, annonçaient une irritabilité relative, probablement plus grande du tissu cutané. L'éruption cutanée était donc encore due ici à la *fluxion excentrique*. C'est à l'état général d'irritation de l'organisme, qu'il fallait adresser le remède; et ce remède devait évidemment être pris parmi les antiphlogistiques, les calmants, les adoucissans. Deux fortes saignées du bras, faites à 12 jours de distance l'une de l'autre; des bains entiers, du petit-lait nitré, de la tisane d'orge, un régime sévère plutôt végétal qu'animal, le repos; voilà les moyens qui, sans aucun topique appliqué sur la peau, si ce n'est des lotions d'un mélange d'eau distillée avec de l'acide sulfurique, pour calmer les démangeaisons, suffirent pour amener la guérison dans deux mois. Le 16 mars 1840, P.... sortit entièrement guéri.

CINQUIÈME OBSERVATION.

Mad. Per.., âgée de 26 ans, d'un tempérament sanguin, a toujours joui d'une bonne santé, si ce n'est qu'avant d'être réglée, elle avait eu de temps en temps quelques jetées érysipélateuses à la tête. Dans sa famille, on était sujet aux *coups de sang*; il y avait eu des apoplectiques. Mariée depuis trois ans, elle était grosse pour la première fois, et au quatrième mois de sa grossesse. Depuis le troisième mois, elle éprouvait de temps en temps à la peau, un picotement, une chaleur, une cuisson qui étaient presque aussitôt suivis de l'apparition de petites plaques circulaires, réunies en groupes, puis sur chaque plaque, d'une vésicule de la grandeur d'une grosse tête d'épingle jusqu'à celle d'un petit pois, contenant un liquide transparent d'abord, qui se troublait ensuite, et formait une croûte légère par sa dessiccation lors de la rupture de l'épiderme; de sorte que 4 à 5 jours après, la croûte se détachant, la peau ne présentait au dessous qu'une tache violacée, sans aucune cicatrice, faisant bientôt place à la couleur normale de la peau. Quand l'éruption disparaissait ou commençait à se flétrir dans un point, il paraissait une éruption semblable dans un autre.

Il y avait à la fois des vésicules, des croûtes et des taches semblables sur les membres, le tronc, le cou, quand Mad. Per... me consulta ; c'était là l'éruption *érythémato-vésiculeuse groupée* (herpès phlycténoïdes des auteurs). Les congestions sanguines, que la malade avait offertes vers la tête, dans les premiers mois de sa grossesse, son tempérament très-sanguin, l'intégrité apparente d'ailleurs de tous les organes, de toutes les fonctions, un saignement fréquent par les gencives, tout annonçait que Mad. Per... devait cette éruption uniquement à l'état de pléthore qui accompagne si souvent la grossesse. Cet état de pléthore excitant le système nerveux déterminait des mouvements fluxionnaires qui se portaient à la peau ; c'était une *fluxion excentrique*. Pour guérir l'éruption, il fallait détruire la condition générale morbide connue, c'est-à-dire la pléthore ; une forte saignée du bras, quelques boissons adoucissantes et un régime doux firent disparaître dans peu de jours cette éruption cutanée.

5° Éruptions cutanées par *fluxion idiopathique.*

Je ne citerai ici aucune observation particulière, relativement aux éruptions cutanées vésiculeuses ou puro-vésiculeuses par *fluxion idiopathique.* Ce que j'ai dit précédemment en parlant de cette catégorie, soit dans l'étiologie, soit dans le traitement, suffit pour indiquer la marche à suivre, lorsque après un examen attentif, l'éruption cutanée n'a pu être rattachée à aucune des autres catégories. Cette marche à suivre est toujours la même. Il s'agit en effet ici de s'adresser uniquement et dans tous les cas à la peau par un ou successivement plusieurs des ordres de moyens que nous avons déjà exposés plusieurs fois, en parlant des éruptions cutanées par *fluxion idiopathique*. Si l'éruption cutanée, ou dartre idiopathique, a résisté à l'usage des divers remèdes locaux, plus ou moins spéciaux, recommandés dans des cas analogues par l'expérience, l'empirisme, et appliqués successivement, quelquefois même sans règle et comme par une suite de tâtonnements; si elle n'a pu être brûlée, enlevée, détruite en place; si les bains, douches, etc., d'eaux minérales artificielles et surtout naturelles ont été inutilement mis à contribution; si enfin les remèdes empiriques violents, dont nous avons déjà plusieurs fois parlé, qui, pris à l'intérieur, paraissent cependant aller porter quelquefois spécialement leur action sur la peau, et sont employés comme une dernière ressource dans les cas désespérés, si ces remèdes n'ont rien produit de satisfaisant, on peut déclarer l'éruption cutanée, la dartre, incurable; car ce n'est pas dans des maladies cutanées appartenant à cette catégorie, que des médications quelconques adressées à d'autres organes ou à l'ensemble de l'organisme, pourraient offrir quelques chances de succès.

Éruptions vésiculeuses ou puro-vésiculeuses méritant une description à part.

GALE (1).

La gale est une éruption vésiculeuse, essentiellement contagieuse, caractérisée par de petites vésicules coniques, peu proéminentes, renfermant un liquide généralement séreux, visqueux, limpide, quelquefois trouble, sans fièvre concomitante, se manifestant d'abord ordinairement dans les intervalles des doigts, sur le dos de la main, dans les plis des articulations des membres, sur l'abdomen, la poitrine, et ensuite sur toute la surface du corps. Le cuir chevelu cependant n'en présente jamais; mais j'en ai vu quelquefois au visage, quoique cela soit très-rare.

Avant qu'on eût démontré positivement ce

(1) *Scabies*, dermatoses scabieuses (Alibert).

qu'on n'avait fait autrefois que soupçonner,
qu'entrevoir, ou que démontrer incomplètement, savoir, que la gale est due à l'action
d'un insecte, *l'acarus scabiei* (1) dont le

(1) Je laisserai de côté ici tout ce qui regarde l'historique de la
découverte de l'insecte de la gale ; mais je citerai la description
détaillée que M. Albin Gras a donnée de cet insecte dans ses
Recherches sur l'acarus (Paris, 1834) :

« Cet insecte (*sarcoptes hominis*) est blanc opalin, transparent,
de forme arrondie et presque circulaire ; sur son dos, on aperçoit
plusieurs rangées de petits tubercules surmontés de poils, et, dans
quelques cas, j'ai rencontré deux taches rouges un peu en forme
de *croissant* ; j'ignore si c'est un signe distinctif de l'âge ou du
sexe. Il n'existe ni tête, ni corselet, mais une sorte de bec ou museau formé par deux mandibules ressemblant aux pinces d'écre-
visses. Cette espèce de museau est rouge, court, un peu aplati en
forme de palette, arrondi au bout, hérissé de plusieurs poils, et in-
séré dans un angle dont le sommet se prolonge sur le thorax en
une ligne d'un rouge doré. Les pattes sont au nombre de huit, leur
couleur est d'un rouge foncé ; on distingue les quatre pattes antérieures, placées de chaque côté de l'organe de la manducation, et
formées de quatre articulations et d'une pièce basilaire oblique qui
offre comme un triangle dont l'hypothénuse est tournée du côté
de la partie postérieure du corps. Chacune de ces articulations est
hérissée de poils, et la dernière est armée, en outre, d'une sorte de
tige ou article très-long, fragile, mince, terminé par une petite
caroncule en godet ; appareil qui sert à la progression, et que
M. Raspail désigne sous le nom d'*ambulacrum*.

« Les quatre pattes postérieures sont éloignées des antérieures ;
elles sont beaucoup plus courtes, mais présentent, au reste, la
même organisation que celles-ci, si ce n'est que l'*ambulacrum*
manque, et se trouve remplacé par un long poil, aussi long que le
corps ; l'abdomen les couvre aussi presque entièrement, et l'anus,
tantôt saillant, tantôt effacé, se montre à la partie postérieure de
l'animal. Toute la surface du corps est tapissée, suivant M. Raspail, d'un réseau cellulaire très-résistant ; j'ai constaté plusieurs

passage d'un individu sur un autre paraît être le seul moyen possible de communication, de contagion de cette maladie, on pouvait croire plus facilement qu'elle était souvent spontanée. Même aujourd'hui on ne saurait affirmer qu'elle ne soit quelquefois spontanée ou qu'elle ne puisse l'être ; la malpropreté, une disposition particulière, des circonstances inconnues ne peuvent-elles pas donner lieu à l'apparition de l'insecte de la gale, tout comme, dans ces circonstances analogues, on voit le corps se couvrir de poux ?

Quoi qu'il en soit, lorsqu'un individu a

fois moi-même cette résistance; aussi, en écrasant l'insecte sur l'ongle, lorsqu'il est vivant, on entend très-distinctement un petit craquement. Sa longueur n'excède pas un demi-millimètre, et on en trouve qui dépassent à peine la moitié de cette longueur.

« Si l'on examine le mode de progression de cet insecte sous l'épiderme, il est facile de se convaincre qu'il ne se fraie pas un *cuniculus* à la manière des taupes ; ses pattes ne sont nullement disposées pour cela ; il agit plutôt en soulevant l'épiderme, au moyen de son bec qui est un peu aplati ; les poils qui hérissent son dos, et qui sont dirigés en arrière, l'aident dans ce travail, en rendant, comme l'a remarqué M. Raspail, tout recul impossible. Cette manœuvre fait éprouver au malade une assez vive démangeaison qu'il diminue en se grattant.

« En observant plusieurs *sarcoptes* au microscope, il est rare qu'on n'en voie pas quelques-uns pondre de petits œufs oblongs, blancs, transparents, et ayant, selon M. Dugès, le tiers de la longueur de l'animal ; les mères abandonnent ces œufs, à moins que ceux-ci ne viennent à s'embarrasser dans leurs poils. »

(*Recherches, etc.*, p. 25 et suiv.)

contracté la gale par contact avec un galeux, cette maladie commence ordinairement à se manifester sur les parties du corps qui ont les premières subi ce contact. Comme c'est en se touchant la main que la contagion s'établit le plus souvent, c'est aussi sur cette partie que l'on voit le plus souvent se manifester les premiers symptômes de cette maladie. Mais quand c'est dans le coït ou en couchant avec un galeux, ou de toute autre manière que le contact s'est effectué, la gale peut commencer à se manifester sur les diverses parties du tronc, sur les membres, etc. : c'est ainsi qu'on voit la gale commencer par les fesses chez les enfants reposant à nu sur les bras et les mains d'une nourrice galeuse.

Peu de temps après le moment de la contagion, c'est-à-dire le moment du passage de l'insecte sur le corps de l'individu contagionné, il s'établit un prurit plus ou moins sensible, selon la susceptibilité de la peau et les dispositions particulières de chaque individu. Quelquefois ce prurit commence dans les vingt-quatre heures après la contagion effectuée; d'autres fois ce n'est que deux ou trois jours plus tard. Il augmente aux approches de la nuit et par la chaleur du lit. Il est plus grand à une époque quelconque du jour, lorsqu'une cause d'excitation vient à agir sur l'économie, comme des écarts de régime, l'abus des boissons vineuses, alcoholiques, l'usage du café, de la viande salée, des épices, l'action d'une forte chaleur, etc., etc.

La fluxion qui répond à l'excitation déterminée par l'insecte revêt une forme spéciale vésiculeuse, là où agit particulièrement cet insecte. L'éruption ne commence à se caractériser ordinairement que quatre à cinq jours après le moment de la contagion chez les enfants, huit à quinze jours chez les adultes, et plus tard chez les vieillards. Il y a au reste bien des variations sous ce rapport, et on ne peut assigner que des termes généraux.

L'éruption commence par de petites élevures, quelquefois rosées, d'autres fois de la couleur même de la peau, sur lesquelles se dessinent bientôt de petites vésicules coniques, acuminées, qui vues de profil ont la forme d'un triangle isocèle à angle du sommet plus ou moins aigu, comme dans les petites figures suivantes (Λ ʌ); de ces vésicules ou de la plupart de ces vésicules partent de petites lignes grisâtres, tortueuses; ce sont les *sillons* qui annoncent la marche, le travail de l'insecte, et à l'extrémité desquels ordi-

nairement cet insecte est logé (1). Il peut
y avoir seulement un petit nombre de vésicules irrégulièrement éparses ; c'est ainsi
qu'on ne voit quelquefois qu'une ou deux
vésicules seulement dans l'intervalle des doigts,
vers leur réunion du côté dorsal, et un peu.

(1) Ces *sillons* ont été très-bien dépeints par M. Albin Gras,
dans ses *Recherches sur l'acarus*. En examinant avec soin la vésicule de la gale, soit aux mains, soit même aux pieds, aux aisselles, etc., on aperçoit, au sommet ou sur le côté de celle-ci, un petit
point noir qui sert de point de départ à une ligne ponctuée, blanchâtre ou noirâtre chez les sujets malpropres : cette ligne se prolonge sur la peau voisine, dans l'étendue de plusieurs millimètres
(de 2 ou 3 à 12 ou 15), et se termine par une petite tache blanche
avec un point brunâtre. Cette ligne ponctuée n'est autre chose que
le *sillon* ou *cuniculus* dans lequel est logé l'acarus. Toutes les vésicules n'en présentent pas, et jamais on ne voit partir deux sillons
d'une même vésicule. Outre la vésicule primitive, il se développe
quelquefois deux ou trois vésicules secondaires sur le trajet du
cuniculus, qui les traverse sans communiquer avec leur sérosité :
mais bientôt l'insecte perd en quelque sorte la faculté d'engendrer
des vésicules, et il poursuit sa galerie, à l'extrémité de laquelle il se
tient sans jamais rétrograder. Sa présence est annoncée en ce point
par le soulèvement et la tache blanchâtre de l'épiderme dont nous
avons parlé ; le point brunâtre n'est autre chose que l'ensemble des
pattes antérieures et du museau de l'acarus... On peut l'extraire
au moyen d'une épingle : on introduit obliquement la pointe de
cet instrument sous l'épiderme qu'on renverse, et le plus souvent
on retire l'acarus qui, tant qu'il n'est pas mouillé par la sérosité de
la vésicule, s'attache avec une facilité extrême à tous les corps en-
vironnants, et par conséquent à l'extrémité de l'épingle. Ainsi
extrait, il est d'abord immobile, et ce n'est qu'au bout de deux à
quatre minutes qu'on le voit agiter ses pattes et bientôt marcher
et même courir avec facilité. Les jeunes acarus sont surtout remarquables par leur agilité.

plus loin sur le dos de la main, sur les parties latérales, un petit nombre d'autres vésicules ; puis d'autres vésicules encore également rares et irrégulièrement éparses au pli du poignet, du côté palmaire, le long de la partie interne des avant-bras, au pli du coude, etc.

D'autres fois il y a un plus grand nombre de vésicules, plus rapprochées dans quelques points, dans les intervalles des doigts, aux plis du poignet, du coude, sur la poitrine, le bas ventre, à la partie interne des cuisses, etc. ; mais dans ce rapprochement des vésicules, il n'y a rien de régulier ; elles ne sont ni uniformément éparses, ni réunies en groupes proprement dits ; c'est un désordre de situation qui a quelque chose de spécial, qui ne ressemble pas à la manière dont se répandent sur la peau les autres éruptions vésiculeuses. Ceci est vrai pour les cas simples, les cas les plus caractérisés, lorsque la gale n'est pas encore ancienne, lorsque la fluxion n'a pas envahi une grande partie de la surface de la peau. Il n'y a encore là que la fluxion qui a répondu à l'excitation locale des premiers insectes, et qui suit en quelque sorte leur pérégrinage sur la peau, leur marche capricieuse et irrégulière. Mais lorsque les insectes se sont multipliés ; lorsque presque toutes les parties de la peau ont été successivement irritées ; ou bien même, sans cela, lorsque la peau est extrêmement susceptible, irritable ; lorsque le malade était mal disposé, sous l'imminence du développement d'un mouvement fluxionnaire au moment de la contagion, on voit d'extrêmement nombreuses vésicules recouvrir presque toute la surface du corps. Alors ce ne sont pas toutes des vésicules déterminées par l'action de l'insecte. Le plus grand nombre n'est dû qu'à la répétition de la même forme fluxionnaire sur un tissu en proie à un mouvement général de fluxion, et les vésicules provenant de cette dernière tendance, n'ont pas précisément la même forme que les premières vésicules provenant de l'action directe de l'insecte.

Alors aussi, selon les idiosyncrasies, les variétés d'organisation, la susceptibilité et la disposition que des maladies antérieures de la peau ont pu laisser, naissent des accidents, ce qui se présente parfois même dès le premier appel fait à la fluxion par la piqûre de l'insecte, accidents qui masquent et compliquent tellement la vésicule élémentaire de la gale, que celle-ci devient difficile à reconnaître. Ainsi, il y a plus ou moins d'inflammation ; la sérosité de la vésicule est plus ou moins purulente; celle-ci a une forme moins conique, plus sphérique ; le sillon ne peut pas se distinguer dans l'état d'engorgement plus ou moins marqué de la base de la vésicule. Ce sont des érythèmes, des papules, des squammes, etc., qui se développent presque en même temps. L'insecte lui-même continue son travail et se propage avec toutes ces variétés d'affection. Il se loge dans toutes et même sur le sommet des papules, des tubercules. Quelquefois, quoique la gale existe encore depuis peu de temps, on est exposé à rencontrer cette complication, et quoique la peau puisse alors fourmiller d'insectes et être par conséquent en proie à une véritable gale, on trouve difficilement l'élément simple, vésicule et sillon, qui permet d'affirmer très-positivement l'existence de cette maladie.

Voilà pourquoi anciennement, comme dans ces derniers temps, des auteurs se sont efforcés de créer plusieurs espèces de gale, gale *papuleuse*, gale *aqueuse*, gale *purulente*, etc.

Ainsi, si la peau d'un individu qui vient de contracter la gale est disposée à des éruptions papuleuses, des papules en plus ou moins grand nombre se présentent en même temps que les vésicules de la gale, ou même c'est sur les élévations papuleuses que les vésicules se forment. Si la peau de cet individu était disposée à des éruptions puro-vésiculeuses (pustuleuses), des vésicules purulentes de différentes grandeurs se présentent en même temps que les simples vésicules séreuses de la gale, ou bien celles-ci se remplissent aussi d'un liquide séro-purulent ou purulent, au lieu de la sérosité claire, visqueuse, qu'elles contiennent ordinairement, etc., etc.

En suivant maintenant la marche de la gale, nous voyons que le prurit devient de de plus en plus fort, plus général, plus insupportable. Le malade se gratte, déchire les vésicules ; le liquide qu'elles contiennent s'échappe et se concrète en petites croûtes noirâtres peu adhérentes ; d'autres vésicules naissent et présentent les mêmes phases, de sorte que sous l'influence de l'action de se gratter, bientôt toute la peau se couvre d'un grand nombre de ces petites croûtes noirâtres, entremêlées avec les vésicules naissantes, avec des sortes de sillons, de soulèvement de l'épiderme, trace de l'action des ongles, qu'il ne faut pas confondre avec les véritables sillons, produit du travail des insectes.

La gale abandonnée à elle-même se prolonge indéfiniment, enflamme de plus en plus la peau, quoique chez des individus peu susceptibles, peu irritables, phlegmatiques, elle puisse rester très-longtemps stationnaire. Elle fait naître ensuite toute sorte d'éruptions, altère fortement le tissu cutané, amène à la longue, par l'irritation qu'elle porte dans le système nerveux, par l'insomnie qui l'accompagne, une réaction fâcheuse sur l'économie entière, un trouble dans la nutrition qui entraîne l'amaigrissement du malade. D'autres fois cependant, chez des malades qui avaient antérieurement des, affections chroniques catarrhales ou autres, elle sert en quelque sorte de révulsion à ces affections et épuise sur la peau les mouvements fluxionnaires qui, depuis plus ou moins longtemps, par une cause ou par une autre, s'étaient fixés dans l'intérieur de l'économie. Ainsi l'on voit des malades qui, sauf les sensations pénibles causées par la démangeaison, jouissent dans cet état d'une meilleure santé qu'auparavant, et qui reprennent après la guérison de la gale leurs maux antérieurs. Ce qu'il y a de certain aussi, c'est qu'à une gale ancienne, invétérée, peut succéder une véritable affection dartreuse. Cela se voit encore assez souvent, et explique l'origine de bien des dartres.

La gale abandonnée à elle-même peut-elle se guérir spontanément? Je n'ai jamais vu aucun fait qui me le fasse soupçonner, ce qui est d'accord avec les assertions des différents auteurs. Quelques faits m'ont cependant montré, que chez des individus portant déjà depuis longtemps une gale stationnaire, une maladie intérieure, grave, survenue pouvait faire diminuer, disparaître en grande partie l'éruption, de manière qu'après la terminaison de cette maladie, si quelquefois l'éruption reparaissait avec toute son intensité et sa forme de gale, d'autres fois elle était réduite à fort peu de chose, ou il ne restait qu'une éruption vésiculeuse ou papuleuse, n'ayant plus l'aspect de la gale, s'accompagnant de cuissons plutôt que de démangeaisons, constituant, en un mot, plutôt tout simplement une *dartre* que la gale. J'ai cherché dans ces cas à découvrir l'*acarus scabiei* et je ne l'ai pas trouvé.

Cela semblerait prouver que, par les changements passagers que certaines maladies générales graves introduisent dans les qualités du sang, des humeurs, dans le mode nutritif, dans la manière d'être des tissus, les insectes ne peuvent plus vivre sur la peau, comme cela arrive au reste dans des circonstances semblables, pour les poux, par exemple ; mais que l'habitude de fluxion contractée par la peau, antérieurement à ces maladies graves, y fait revenir et y entretient une éruption, une dartre, sous une forme quelconque, relative aux dispositions particulières de l'individu.

Il y a des individus plus disposés à contracter la gale que d'autres, ce qui est vrai au reste des maladies contagieuses en général, sans que l'on puisse en apprécier les causes. On la voit plus souvent chez les jeunes gens, et moins souvent chez les femmes que chez les hommes, ce qui tient non à des dispositions particulières de l'âge, du sexe, mais à ce que les jeunes gens sont placés ordinairement dans des circonstances plus favorables à la communication de cette maladie si généralement contagieuse. Il est des professions où l'on est plus exposé à contracter la gale ; ce sont celles où l'on est obligé de manier, soit pour les refaire, soit pour les raccommoder, les blanchir, soit pour les garder en dépôt et les revendre, etc., des vêtements de drap ou de tissu de coton, de laine, qui ont pu servir à des galeux. Les individus qui, guéris de la gale, reprennent immédiatement après les vêtements qu'ils portaient pendant l'existence de cette maladie, sans les avoir désinfectés, sont exposés souvent à la contracter de nouveau. Ceux dont la profession rend l'épiderme des mains dur, calleux, ou qui sont obligés de manier habituellement certaines substances âcres, irritantes, comme des acides, des alkalis, le tabac, le vitriol, certains sels, certains liquides de teinture, etc., sont généralement moins exposés à contracter la gale, par les mains du moins.

La gale, comme nous l'avons déjà dit, peut se compliquer avec d'autres maladies cutanées. Je n'ai pas vu souvent des individus galeux contracter en même temps la rougeole, la scarlatine, la petite vérole. Dans les salles des galeux, enfants ou adultes, lorsqu'il y avait en même temps des teigneux, des dartreux, affectés de ces dernières maladies éruptives, j'ai remarqué que les galeux ne les contractaient pas facilement, quoiqu'ils ne les eussent pas eues antérieuremant.

Quant aux maladies générales qui peuvent compliquer la gale, nous avons déjà vu que le plus souvent elles n'exercent d'influence sur cette éruption que pour diminuer momentanément son intensité, et qu'elles la font rarement tout à fait disparaître.

Que doit-on penser des idées, depuis si longtemps vulgairement répandues, de *gales rentrées*, de *dépôts de gale* ?

Appelons d'abord l'attention sur un fait

incontestable : au moment de contracter la gale, ou un individu était dans un état de santé parfaite, ou il était dans un commencement de dérangement de l'équilibre des fonctions, disposé à des mouvements fluxionnaires, sous l'imminence d'une fluxion, ou enfin il était en proie à une maladie déclarée. Dans le premier cas, faites disparaître la gale dans vingt-quatre heures, lors des premiers temps de son existence, avec un remède plus ou moins violent, qui détruise à la fois les insectes et les vésicules, et il n'en résultera aucun mal pour l'économie ; au contraire, ce sera un avantage pour elle d'être aussi promptement délivrée d'une semblable maladie ; bien entendu que le remède employé ne sera pas de nature, étant absorbé, à aller déterminer des phénomènes morbides qu'on attribuerait mal à propos à la gale *rentrée*. Or, c'est ce qui arrive quelquefois quand on emploie mal à propos et en trop grande quantité de l'onguent citrin, onguent contenant du mercure, ce qui constitue une des plus mauvaises méthodes que l'on puisse employer, selon nous et bien d'autres.

Dans le second cas, au moment où la gale est contractée, la tendance aux mou-

vements fluxionnaires que présente l'organisation, tendance prête à éclater à la première occasion, se décharge en quelque
sorte sur la peau, à l'occasion de l'excitation qu'y détermine la cause de la gale, et
ajoute beaucoup à l'intensité de cette dernière. Alors, si, avant que cette fluxion
se soit tout-à-fait épuisée sur la peau,
avant que l'équilibre soit rétabli dans la
distribution des forces de l'innervation, le
même remède vient à faire disparaître trop
rapidement la gale, à répercuter la fluxion
constitutionnelle qui s'y était établie, alors,
dis-je, l'on voit cette fluxion aller se placer ailleurs, causer une autre maladie qui
est due, non à une gale *rentrée*, non certainement à un transport au dedans du
fluide des vésicules ou des insectes, mais à
un simple déplacement de fluxion.

Dans le troisième cas, ou bien il s'est établi
un rapport entre la gale survenue et la
maladie qui existait déjà, de manière que
la première a servi, en partie, de voie de
dérivation ou de révulsion à la dernière,
ou bien aucun rapport semblable ne s'est
établi. Dans la première hypothèse, la guérison trop brusque de la gale ne fera que
renouveler ou accroître l'intensité de la

maladie antérieurement existante, sans qu'on puisse appeler cela *gale rentrée*; dans la seconde hypothèse, cette guérison trop brusque n'amènera aucun changement dans l'état de la première maladie.

Maintenant, si une gale existe depuis très-longtemps, si la peau a été pendant longtemps en proie à une irritation continuelle, de manière que l'organisation ait contracté l'habitude de cet état d'irritation, il est clair qu'on ne pourra pas impunément faire, par des remèdes locaux, trop vite disparaître cette éruption, sans s'exposer à voir des mouvements fluxionnaires s'établir ailleurs, à voir surgir de nouvelles maladies; et ces maladies pourront se prolonger indéfiniment jusqu'à ce que l'irritation se reporte de nouveau à la peau, sous forme d'éruption cutanée, de dartre, sans la présence d'ailleurs de nouveaux insectes. Dans tout cela encore il n'y a ni transport d'insectes ni absorption et transport du liquide des vésicules dans le lieu malade; il n'y a pas de gale rentrée; ce n'est encore qu'un simple déplacement de fluxion. Or, ce que le public appelle dépôts de gale, n'est pas autre chose que ces phénomènes de déplacement de fluxion, surtout lorsqu'il y a, dans la maladie qui a remplacé la gale, une évacuation humorale ou une suppuration qui mérite plus particulièrement, aux yeux du public, le nom de dépôt.

Pour le diagnostic différentiel de la gale, lorsque la gale est simple, peu abondante, la disposition, la forme des vésicules, leur situation sur les parties du corps que cette maladie affecte spécialement, ne rendent guères une erreur possible. Lorsqu'elle est plus abondante, sans complication avec un autre ordre d'éruptions cutanées, on ne pourrait la confondre qu'avec d'autres variétés du même ordre des éruptions vésiculeuses. Cependant dans l'une de ces variétés, éruption *vésiculeuse* ou *érythémato-vésiculeuse agglomérée* (eczema simplex ou rubrum), les vésicules ne sont pas disposées de la même manière, n'ont pas la même forme; elles sont réunies en plaques plus ou moins irrégulières, souvent circulaires, s'accompagnent ordinairement de plus d'inflammation, plus de rougeur à la base des vésicules, affectent plus particulièrement certaines parties du corps où se trouvent en abondance des follicules cutanés, où il y a une perspiration séreuse ou oléagineuse habituelle, comme derrière les oreilles, aux aisselles, au scrotum, dans les plis de la cuisse, près de l'anus, au mamelon, etc. Elles se recouvrent de croûtes minces et larges, en forme de squammes, qui ne ressemblent nullement aux petites croûtes isolées des vésicules de la gale. Dans les cas les plus simples, elles ne déterminent souvent aucune sensation pénible; c'est une sensation de chaleur ardente, de cuisson, point soulagée ou même exaspérée par l'action de se gratter, plutôt qu'une véritable démangeaison, comme dans la gale.

Dans une autre variété, éruption *puro-vésiculeuse agglomérée* (impetigo ou eczema impetiginodes), il y a à peu près les mêmes caractères de distinction.

Dans une troisième variété, éruption *vésiculeuse groupée* (herpès), ou les vésicules sont encore réunies en groupes, en plaques, plus volumineuses que celles de la gale, ayant la forme globuleuse ou semi-sphérique, ressemblant à une sorte de perle diaphane, enflammées à la base, s'accompagnant de douleur, de cuisson, mais non de démangeaison, et occupant généralement des parties autres que celles affectées par la gale; ou bien les vésicules sont éparses çà et là sur le corps, et alors on les distingue chacune des vésicules de la gale aux caractères précédents, sans compter l'absence complète, dans tous les cas, de tout ce qui ressemble aux sillons signalés.

Ceux qui ont gardé pendant longtemps la gale avant de la guérir, gardent aussi parfois une disposition à présenter de temps en temps aux mains, sur les parties latérales des doigts surtout, des vésicules globuleuses, transparentes, perlées, de la grosseur d'une grosse tête d'épingle, qui laissent exsuder, lorsqu'on les déchire et qu'on les exprime, un liquide séreux, limpide; il est très-facile de les distinguer des vésicules de la gale.

Enfin, dans une quatrième variété, éruption *puro-vésiculeuse éparse à grosses vésicules* (echtyma), les vésicules purulentes ou les puro-vésicules sont peu nombreuses, isolées, globuleuses ou aplaties, ne font pas éprouver de démangeaison, et ne constituent tout au plus qu'un accompagnement de la gale, tandis que lorsque ce sont les vésicules de la gale elle-même, qui deviennent purulentes, elles ont généralement la même forme que les vésicules séreuses, elles sont entremêlées avec les vésicules séreuses dans les points les plus enflammés; elles causent du prurit, etc.

Quant aux éruptions papuleuses, puisque l'élément papule est bien distinct de l'élément vésicule, on ne peut confondre deux éruptions appartenant à deux ordres différents. Cependant, quand la gale est ancienne, comme l'action de se gratter, détermine la formation de petites croûtes au sommet des vésicules, on pourrait, au premier abord, confondre avec elle la variété des éruptions papuleuses *éruption papulo-prurigineuse* (prurigo), où le sommet des papules offre aussi de petites croûtes noirâtres formées par la dessication du sang, dues à la même action de se gratter ; mais l'absence de vésicules qu'un examen plus attentif fait apercevoir, leur siége ordinaire sur le dos, sur les épaules, sur les faces dorsales et externes des membres, leur manière d'être également, uniformément répandues sur ces parties, la chaleur irritante différente du prurit qu'elles font éprouver, ou du moins le défaut d'un soulagement véritable senti en se grattant, tandis que de cette manière on calme réellement le prurit de la gale, etc., toutes ces circonstances permettent de ne pas commettre d'erreur.

Au reste, quand diverses éruptions sont mêlées avec la gale, sont plus ou moins confondues avec elle, c'est à un examen analytique attentif à les faire distinguer. Lorsque, malgré cet examen attentif, il y a encore de l'incertitude, c'est au médecin à se tenir sur la réserve, à savoir temporiser, à ne rien affirmer inconsidérément, de peur de se compromettre en compromettant le malade, ou ceux avec qui ce dernier a été en rapport, et il doit alors prudemment adresser à la maladie, avant le traitement spécial antigaleux, un traitement antiphlogistique et calmant, pendant l'effet duquel il pourra asseoir sou opinion d'une manière plus satisfaisante et plus certaine.

Quant au pronostic de la gale, il est plus ou moins grave, selon qu'elle est plus ou moins ancienne, invétérée, que le sujet est plus ou moins irritable ou affaibli, en proie à des affections internes aiguës ou chroniques, qui rendent la guérison de la gale plus difficile ou plus dangereuse, etc. Au reste, le pronostic se déduit facilement de toutes les considérations dans lesquelles nous sommes précédemment entrés.

Traitement. — Pour établir d'une manière claire, méthodique et précise, tout ce qui est relatif au traitement de la gale, il faut considérer cette maladie : 1° dans les premiers temps de son existence ; 2° lorsqu'elle est déjà ancienne ou plus ou moins invétérée, c'est-à-dire qu'elle a plusieurs mois ou même plusieurs années d'existence.

1° La gale, dans les premiers temps de son existence, est toujours facile à guérir, si l'on sait faire la part de toutes les circonstances tenant à l'état antérieur ou à l'état actuel du malade, qui sont venues compliquer une maladie d'abord très-simple en elle-même. Lorsqu'un galeux récent se présente, lui appliquer banalement toujours et de prime-abord la même méthode de traitement que l'on regarde comme la meilleure, sans s'attacher à examiner son tempérament, sa susceptibilité, ses maladies antérieures, l'état actuel de ses organes, sa disposition à des éruptions cutanées, le degré d'irritation de la peau, etc., c'est, pendant que l'on verra quelques galeux se guérir en peu de jours, s'exposer à en voir d'autres présenter une éruption rebelle pendant plusieurs mois; c'est se mettre dans l'impossibilité de rien conclure de positif relativement à l'efficacité de la méthode employée. Pour connaître le meilleur mode de traitement de la gale, faire des expériences avec diverses substances sur divers groupes de galeux, sans chercher d'abord à ramener les individus de ces divers groupes à des conditions le plus égales possible, relativement aux circonstances dont nous venons de parler, c'est s'exposer à appuyer sur de mauvaises bases les principes que l'on émettra sur l'efficacité relative de ces divers modes de traitement.

Supposez un individu qui, l'année dernière, ayant éprouvé une maladie plus ou moins grave, à une époque quelconque, contracte la gale cette année-ci, précisément à pareille époque, c'est-à-dire au moment où, par une tendance naturelle de l'organisme à renouveler annuellement et périodiquement les mêmes mouvements fluxionnaires, il y a chez ce malade contractant la gale disposition à ces mouvemens fluxionnaires, imminence de la fluxion. Placez à côté un autre galeux récent qui, toutes choses égales d'ailleurs, ne présente pas cette circonstance. Il est positif que, croyant avoir à faire à deux individualités morbides actuellement identiques en apparence, vous serez trompé dans vos prévisions, et que chez le premier individu vous verrez l'éruption cutanée se montrer plus difficile à guérir, plus réfractaire au même remède employé que chez le second, sans pouvoir saisir la cause de cette différence, si vous n'avez pas fait attention à la circonstance signalée.

Supposez un individu ayant contume de se faire saigner tous les ans, tous les six mois, ou prenant habituellement des purgatifs aux mêmes époques, et par conséquent ayant accoutumé l'organisation à une sorte de décharge fluxionnaire qui tend, comme l'expérience le prouve, à s'opérer spontanément sur l'organe le plus favorablement disposé, lorsque, les années suivantes, à ces mêmes époques, la saignée, la purgation sont négligées; supposez encore un individu ayant une disposition aux éruptions cutanées, aux dartres, une grande irritabilité de la peau, ou sujet aux hémorrhoïdes, aux migraines, à des épistaxis, etc., etc.; admettez maintenant que ces individus contractent la gale, juste à l'époque où ces différentes dispositions ou conditions vicieuses, ces états morbides avaient coutume de se manifester, de se réaliser, et que l'appel fait à la fluxion sur la peau par la gale empêche, ce qui arrive fréquemment, cette manifestation, cette réalisation de s'effectuer; il n'est pas douteux que si vous placez à côté de ces individus récemment galeux un autre galeux récent qui, toutes choses égales d'ailleurs, ne présente pas ces dispositions morbides dont nous venons de parler, il n'est pas douteux, dis-je, que vous verrez, comme précédemment, la gale, chez ce dernier, guérir beaucoup plus facilement, se montrer beaucoup moins réfractaire au même remède employé, que la gale chez les premiers individus.

Il est évident que si on n'apprécie pas le plus exactement possible toutes les circonstances dont je viens de parler, si on ne cherche pas d'abord à en neutraliser l'action, on sera trompé sur l'effet d'un remède donné, et on mettra sur le compte de l'efficacité ou de l'inefficacité de ce remède ce qui appartient à d'autres conditions.

Saigner d'abord le galeux s'il y a pléthore, ou symptômes d'excitation générale, ou habitude d'être saigné à pareille époque; le soumettre à des bains, s'il y a forte irritation à la peau; le purger, s'il y a surcharge bilieuse ou embarras muqueux, humoral, des voies gastriques, sans symptômes d'inflammation; appliquer des sangsues à l'anus, si les hémorrhoïdes ou des épistaxis qui avaient coutume de se montrer à cette époque ne se montrent pas, et si cette absence laisse l'économie dans un état de malaise, etc., etc. Voilà ce qu'il faut faire avant d'appliquer le remède topique que l'expérience a montré le plus efficace contre la gale, ou voilà du moins ce qu'il faut faire pendant le cours du traitement de la gale, si la résistance de cette maladie au remède annonce que quelqu'autre condition morbide est venue la compliquer.

Maintenant, pour les gales récentes surtout, l'on sait combien de recettes populaires existent, combien de topiques dont on a vanté l'efficacité. Quand la gale est tout-à-fait récente, il n'y a pas de topique jouissant de quelque propriété âcre, irritante, qui ne puisse, en tuant les insectes, détruire brusquement cette maladie dans son principe; mais les malades, ne pouvant apprécier les conditions où ils se trouvent quand la gale chez eux se manifeste, ils s'exposent à des répercussions de fluxion, ou à conserver à la peau, pendant longtemps et de temps à autre, des éruptions à forme vésiculeuse surtout, qu'ils appellent retour de gale, quoiqu'il n'y ait là plus rien de contagieux. Il est très-fréquent, par exemple, de voir des malades qui, avec de l'onguent citrin, ayant fait promptement disparaître leur éruption de gale, offrent ensuite les phénomènes morbides dont nous parlons.

Il est inutile de chercher à apprécier les effets d'une foule de substances qu'on a proposées contre la gale, attendu que des essais réitérés qui ont été faits par bien des auteurs, des praticiens, et que j'ai répétés en grande

partie moi-même, il résulte que le soufre employé de différentes manières, est le moyen
topique le plus promptement sûr, le plus
radicalement curatif.

Je ne ferai par conséquent que citer en
passant, parmi les végétaux, la ciguë, la ni-
cotiane, la staphisaigre, mais surtout l'hel-
lébore; puis les pommades acides d'Alyon et
de Crollius, l'essence de térébenthine, les
frictions huileuses, les diverses et nombreuses
pommades ou préparations mercurielles,
moyen souvent infidèle et dangereux, etc.

Le soufre a été appliqué à la peau : 1° dans
les fumigations sulfureuses, à l'état d'acide
sulfureux; 2° dans des bains, à l'état de sulfure de potasse; 3° dans des lotions, à l'état
de sulfure de potasse, ou de chaux, ou de
soude, sur lequel on fait agir l'acide hydrochlorique ou l'acide sulfurique; 4° dans des
pommades, à l'état de soufre sublimé, de
sulfure de potasse, de chaux, etc.

1° Fumigations sulfureuses. Le gaz acide
sulfureux qu'on fait dégager du soufre dans
les boîtes fumigatoires, et auquel on ajoute un
peu de vapeur d'eau, quand on a à faire à des
peaux très-irritables, est un moyen peu dispendieux, qui ne laisse pas d'odeur désagréable, et qui n'altère pas le linge; mais ces

avantages sont plus que compensés par la longueur du traitement; on consomme de quatre à douze grammes de soufre par jour. A deux bains par jour, il m'a fallu, comme généralement à ceux qui ont fait usage du même moyen, au moins vingt jours pour guérir les gales récentes. Ce moyen est bon dans les hôpitaux ou en ville pour les gens aisés qui ont du temps à perdre. Mais il n'est pas bon en ville pour la classe ouvrière qui a son temps et son argent à ménager.

2° Dans des bains, à l'état de sulfure de potasse, de soude, imitant les bains d'eaux minérales sulfureuses. Ce moyen est long et dispendieux.

3° En lotions. La lotion de Dupuytren (form. n° 10) et autres analogues, se montrent généralement assez efficaces. On les pratique une fois ou même deux fois par jour; elles ne salissent pas le linge, mais irritent beaucoup la peau, de manière à faire naître souvent d'autres éruptions qui compliquent la gale : cependant c'est un très-bon moyen que l'on peut employer.

4° En pommades ou liniments. La pommade d'Helmerick (form. n° 48), d'un usage si général, et la poudre unie à l'huile de Pyhorel, sont les deux préparations de ce genre qu'il suffit de citer comme pouvant avantageusement, dans tous les cas, remplacer les autres. C'est la pommade d'Helmerick, modifiée quelquefois quant à la quantité de soufre ou de sous-carbonate de potasse, selon l'irritabilité de la peau des divers individus, que j'emploie généralement à l'hospice de l'Antiquaille. A deux frictions par jour sur toutes les surfaces affectées, la durée moyenne du traitement est de quatorze à dix-sept jours. Le seul inconvénient de cette pommade est de salir le linge; quant à l'odeur, il est facile de la masquer, et c'est ce que je fais toujours en ville, en faisant ajouter à la pommade, quelques gouttes d'une huile essentielle, légèrement odoriférante. Pour ceux qui ne veulent pas salir le linge, le liniment de Judelot (form. n° 18), plus compliqué, plus coûteux, et surtout beaucoup plus irritant, peut cependant être aussi employé avec efficacité.

Quant aux lotions alcoholiques savonneuses, elles sont d'un effet beaucoup moins sûr.

Le remède de Pyhorel est aussi un très-bon remède; mais il m'a paru moins sûr que la pommade d'Helmerick, appliquée en frictions sur toutes les surfaces affectées. Ce remède est un mélange de sulfure de chaux et d'huile, avec lequel, à la dose de deux grammes par friction, on frictionne, deux fois par jour, la face palmaire des deux mains. La durée moyenne du traitement est de quatorze à seize jours.

Dans les traitements avec les pommades soufrées, il est bon de faire un usage fréquent de grands bains. Au lieu des bains savonneux d'Helmerick, j'emploie des bains simples. En faisant trois frictions par jour au lieu de deux, pourvu que cela n'irritât pas trop la peau, on pourrait encore abréger la durée moyenne du traitement.

Après la guérison, il faut avoir soin de prendre encore, pendant douze à quinze jours, quelques bains de propreté, et de ne pas trop tôt se livrer à des écarts de régime, à l'usage des excitants. Il faut aussi désinfecter les vêtements, surtout les vêtements laineux, en les exposant à un courant de gaz acide sulfureux ; mais il faut avouer que beaucoup de gens du peuple qui ne prennent aucune de ces précautions, n'éprouvent pas de récidive cependant. Il est probable que les émanations du soufre, pendant le traitement, imprègnent les vêtements, détruisent les insectes qui s'y seraient logés, et préviennent ainsi les récidives.

C'est dans les gales anciennes, invétérées,

qu'il faut avoir surtout l'œil sur toutes les circonstances, les conditions morbides précédemment signalées qui peuvent venir les compliquer, contribuent à les exaspérer et ajoutent d'autres éruptions à celle qui est le résultat de la présence, du travail des insectes. C'est ici que les saignées, les purgatifs, les toniques, les bains de vapeur, les bains simples, les ressources de l'hygiène doivent être à propos et convenablement appliqués.

Ce sont des éruptions cutanées érythémateuses, vésiculeuses, papuleuses, squammeuses, par fluxion *réfléchie*, par fluxion *déplacée*, par fluxion *excentrique*, qui viennent le plus souvent compliquer la gale, et il faut savoir appliquer à chaque catégorie de fluxion, le traitement qui lui convient, d'après les considérations précédemment émises.

Diverses diathèses peuvent désavantageusement compliquer la gale, sans se mêler cependant à cette maladie de manière à produire des gales d'une espèce mixte. Quand c'est la diathèse syphilitique qui détermine les éruptions cutanées compliquant la gale, il faut remarquer que les bains de sublimé, les diverses pommades mercurielles qu'on adresse à ces éruptions syphilitiques, peuvent bien convenir à une gale récente, mais ne font généralement qu'augmenter l'irritation cutanée qui accompagne les gales anciennes. Les préparations antisyphilitiques, administrées à l'intérieur, sont également plutôt nuisibles qu'utiles aux gales anciennes. D'un autre côté, les préparations soufrées qui réussissent le mieux contre la gale, ne conviennent guères aux syphilides. Il faut savoir, dans ces cas, se débarrasser avec le plus de douceur possible de la gale, avant d'attaquer la maladie vénérienne. Quand ce sont des symptômes *primitifs* de syphilis qui existent avec une gale récente ou ancienne, il est important de ne pas laisser faire de progrès à la syphilis, et on peut alors traiter l'une et l'autre affection à la fois. Il faut seulement faire ensorte que la pommade soufrée ne touche pas les ulcères syphilitiques; car ce contact les empêcherait plutôt de guérir.

S'il y a coïncidence de scrofules ou de maladies cutanées scrofuleuses avec la gale, il faut se débarrasser de la gale avant d'entreprendre ou de reprendre le traitement des scrofules; car les préparations iodurées qui sont celles que l'on dirige avec le plus de succès contre les scrofules, tendraient plutôt à exaspérer, surtout les gales anciennes, où il y a toujours beaucoup d'irritation à la peau.

Le scorbut, comme l'avait déjà dit Biett, et comme j'ai eu aussi l'occasion de l'observer quelquefois, donne aux vésicules de la gale une teinte livide, et entremêle, surtout aux gales anciennes, des taches noirâtres, des pustules à croûtes brunâtres. Il faut faire marcher le traitement de la gale avec le traitement tonique, etc., que l'on adresse ordinairement au scorbut.

J'ai vu des hommes affectés de cancer de la verge, du testicule, des lèvres ; des femmes affectées de cancer au sein, chez lesquels le traitement d'une gale récente, par les frictions soufrées, avait exaspéré les douleurs, augmenté l'irritation des affections cancéreuses. Il faut dans ces cas se conduire avec ménagement.

Lorsque la gale, très-ancienne, invétérée, a imprimé à l'organisation une sorte d'habitude de mouvement fluxionnaire vers la peau, il faut, après s'être débarrassé de toutes les complications tenant à des conditions morbides internes, d'après les principes précédemment émis, employer, concurremment avec les moyens externes de guérison, de temps en temps et doucement, une dérivation, une révulsion surtout sur les voies gastriques, par des purgatifs. S'il y avait eu beaucoup d'irritation à la peau, l'usage après la guérison de la diète lactée, notamment du lait d'ânesse, les bains longtemps continués, la privation des excitants, sont des moyens qui finissent par détruire, dans l'organisation, l'habitude de la fluxion cutanée.

C'est dans ces cas également que l'usage des eaux minérales, prises à la source même, peut être de la plus grande efficacité, en se basant, pour leur application, sur les principes que nous émettrons plus tard.

Enfin, si, après la guérison des gales anciennes, invétérées, il restait un désordre des fonctions, un trouble de la santé qui pût être rattaché à la guérison de ces gales, et qui annonçât qu'elles exprimaient encore, à l'époque où elles ont été guéries, un besoin de décharge de l'organisation, il faudrait d'abord chercher à ramener l'éruption psorique, l'irritation à la peau, et on traiterait ensuite cette dernière en vertu des considérations que nous avons émises, en parlant de la *fluxion excentrique*.

ZONA.

FEU DE SAINT-ANTOINE, FEU SACRÉ, HERPÈS ZOSTER (WILLAN),
DARTRE PHLYCTÉNOÏDE EN ZÔNE, ETC. (1).

Le zona est une éruption du genre des éruptions érythémato-vésiculeuses groupées (*herpès*), caractérisée *pittoresquement*, offrant vraiment comme un type à part dans l'ensemble de sa physionomie, et se rattachant toujours à des conditions morbides internes qui la font généralement rentrer dans l'une des catégories de la *fluxion réfléchie*, ou de la *fluxion déplacée*, ou de la *fluxion excentrique*.

Le zona est constitué par une sorte de bande ou demi-ceinture d'un ou deux à plusieurs pouces de largeur, dont le fond uniformément ou inégalement rouge, enflammé, est semé quelquefois de vésicules éparses çà et là, à grandeur et à forme variables, d'autres fois de vésicules groupées, séparées en plusieurs groupes. Le plan de la courbe que décrit cette bande est ordinairement perpendiculaire, quelquefois oblique, rarement parallèle à l'axe du corps. Dans ce dernier cas, c'est sur les membres, sur les membres infé-

____

(1) *Zoster*, Dermatoses eczémateuses (Alibert).

rieurs surtout que le zona se trouve placé. Le zona, quand le plan de la courbe est perpendiculaire ou oblique à l'axe du corps, envahit à peu près la moitié ou les trois quarts de la circonférence du tronc, du cou, de la tête, des membres, et plus souvent du côté droit que du côté gauche. Quand la bande est parallèle à l'axe du corps, le zona occupe souvent toute la longueur du membre inférieur, en se prolongeant même plus ou moins haut sur le tronc.

Le zona est constamment une maladie aiguë ; il est précédé quelquefois de symptômes généraux, comme l'érysipèle, la rougeole, la scarlatine, frissons, céphalalgie, langue sale, nausées, inappétence, agitation, lassitudes, etc. Cela arrive lorsqu'il est dû à la *fluxion excentrique*, c'est-à-dire lorsqu'une cause de trouble ayant agi plus ou moins brusquement sur l'ensemble de l'organisation, celle-ci rejette et épuise en quelque sorte à la peau les mouvements fluxionnaires que cette cause de trouble y a fait naître ; alors les symptômes généraux cessent ordinairement à l'apparition de l'éruption cutanée. Lorsque le zona est dû à la *fluxion réfléchie*, c'est-à-dire qu'il est l'effet sympathique d'une affection interne, ou quand il est dû à la *fluxion déplacée*, c'est-à-dire qu'il n'est que l'établissement à la peau d'un mouvement fluxionnaire existant auparavant ailleurs, circonstance de déplacement de fluxion qui peut terminer complètement la première maladie, et constituer ainsi un phénomène critique, dans ces cas, dis-je, le zona n'est pas précédé des mêmes symptômes généraux précurseurs.

L'on remarque aussi assez généralement des cuissons, une sensation de forte chaleur, des douleurs pungitives dans la région où il doit se manifester. Ces phénomènes locaux précèdent d'un à deux jours l'apparition de taches plus ou moins larges, d'un rouge vif au centre, plus pâle à la circonférence, taches qui laissent d'abord entre elles de s intervalles où la peauest saine, mais où elle ne tarde pas à se couvrir d'autres taches analogues, plus petites, de manière à offrir une rougeur parfois également répandue sur toute la surface affectée, le plus souvent distribuée par plaques plus ou moins grandes, quelquefois très-rapprochées, d'autres fois assez écartées les unes des autres. C'est sur ces plaques rouges que naissent les vésicules groupées, d'abord petites, transparentes, perlées, acquérant ensuite différentes grandeurs, augmentant de dimension jusqu'au troisième ou au quatrième jour, où la plupart sont grosses comme des pois ou beaucoup plus.

L'inflammation à la base augmente alors, et le liquide des vésicules se trouble, devient séro-purulent et même purulent. Quand les vésicules se rompent trop tôt, la couche papillaire dénudée suppure quelques jours. Il y en a qui s'affaissent par l'absorption du liquide contenu. La plus grande partie va jusqu'au sixième, au huitième jour ; elles sont remplacées alors par de petites croûtes brunes ou jaunâtres, minces, ressemblant à des écailles, quelquefois cependant plus épaisses.

Dans cette éruption, comme dans la plupart des éruptions vésiculeuses, il y a presque toujours succession dans l'apparition, la marche et la terminaison des vésicules, de manière que les unes commencent quand les autres sont déjà à l'état avancé ou à l'état de croûtes : de douze à vingt jours après le début de l'éruption, les croûtes sont détachées, et il reste à leur place, dans la plupart des points, des taches rouge brun qui ne s'effacent que peu à peu.

Lorsque l'inflammation a été très-forte, à la chute des croûtes, il reste encore quelquefois des ulcérations qui ne guérissent que lentement ; il est très-rare que l'inflammation aille jusqu'à la gangrène de quelques petites portions de la peau affectée. Cela ne peut guères avoir lieu que dans le cas de mauvaises dispositions intérieures. Assez souvent il reste encore, quelque temps après la terminaison entière de l'éruption, dans le lieu qui en était le siége, une douleur sourde, brûlante ou pungitive, qui n'est que la continuation de celle qui existait pendant le cours de l'éruption. Il est certain que, dans cette maladie, il y a une irritation toute particulière et parfois très-tenace des nerfs de la partie affectée.

Quand le zona appartient à la catégorie de la *fluxion réfléchie*, ses causes indirectes sont celles qui ont donné lieu à l'affection interne, dont il n'est qu'un phénomène sympathique. Sa cause directe est cette même affection, avec une disposition, bien entendu, de la part de la peau, à contracter, dans ce moment, ce genre d'éruption plutôt qu'un autre, disposition tenant à des circontances tout à fait inconnues.

Les affections à l'occasion desquelles le plus souvent le zona se montre sympathiquement, sont l'inflammation aiguë ou chronique des bronches, de la plèvre, de l'estomac, des intestins. Lorsque un individu porteur de l'une de ces affections, contracte un zona, il est sans doute possible que ce zona se soit

développé indépendamment de cette affection, et soit né directement sous l'influence
d'une cause qui aurait agi sur l'ensemble
de l'économie , de manière à appartenir
alors à la *fluxion excentrique* ; mais si aucune.
cause appréciable de ce genre ne paraît
avoir agi pour déterminer à la peau le mouvement fluxionnaire qui a revêtu la forme
de zona, il est rationnel d'attribuer cette
éruption à l'influence sympathique exercée
par l'affection interne existant déjà depuis
plus ou moins longtemps. Il serait encore
possible, et ceci peut se dire de toutes les
éruptions en général, que la même cause
eût donné lieu à la fois à l'affection interne
et à l'éruption cutanée, et dans ce cas, cette
dernière ne serait pas précisément un effet
sympathique de la première, mais alors les
deux affections naissent, marchent, se développent en même temps, et souvent l'affection
externe survit à l'affection interne ; tandis
que lorsque le zona est un effet réellement
sympathique de la maladie d'un organe
intérieur, cette maladie est déjà depuis plus
ou moins longtemps établie quand le zona
paraît, et elle existe ordinairement encore
quand celui-ci a disparu. Dans tous les cas,
il ne saurait y avoir d'incertitude pour le trai-

tement; car si l'affection interne est manifeste, c'est ou à elle qu'il faut s'adresser ou à la cause d'excitation, si elle existe encore, qu'on supposerait avoir produit l'une et l'autre affection.

Quand le zona appartient à la catégorie de la *fluxion déplacée*, la cause indirecte est la circonstance qui a empêché la manifestation ou arrêté le développement de la fluxion dans la partie où elle existait habituellement, ou bien dans laquelle elle devait plus ou moins périodiquement se développer. La cause directe est la circonstance, la disposition souvent inconnue, qui fait que le déplacement de la fluxion a lieu plutôt sur la peau qu'ailleurs.

Quand le zona appartient à la catégorie de la fluxion *excentrique*, les causes qui agissent sur le système nerveux, sur l'ensemble de l'économie, sont quelquefois connues, comme l'abus des excitants, des boissons alcoholiques, les écarts de régime, les révolutions morales, des suppressions brusques de transpiration par l'exposition à un courant d'air froid, à une pluie froide, par l'immersion dans l'eau froide, une habitation mal saine, humide, etc. Avec de l'attention, on reconnaîtra généralement dans tous les

cas les conditions morbides internes auxquelles le zona se rattache, les causes qui ont
donné lieu à ces conditions, et on rejettera
rarement cette éruption dans la catégorie de
la *fluxion idiopathique*.

Le zona peut se présenter dans toutes les
saisons, mais on le remarque plus souvent
en été et en automne. Il affecte tous les âges,
les adultes surtout, et les deux sexes également. Il s'est présenté, dans quelques cas,
d'une manière périodique, on ne l'a guères
vu régner épidémiquement.

Le zona, d'après le tableau descriptif qui
en a été fait, ne saurait être le moins du
monde confondu avec aucune autre espèce
d'éruption. Ni l'érythème, ni l'érysipèle, ni
le pemphigus, comme on peut le voir au
tableau descriptif de ces éruptions, ne saurait un seul instant laisser le médecin
dans la difficulté d'établir la distinction. Il
en est de même des autres espèces d'éruptions vésiculeuses ou puro-vésiculeuses qu'on
a appelées *eczéma* (éruption vésiculeuse
agglomérée), *rupia* (éruption vésiculeuse
éparse à grosses vésicules), *impétigo* (éruption puro-vésiculeuse agglomérée), *ecthyma*
(éruption puro-vésiculeuse éparse à grosses
vésicules), *herpès* (éruption vésiculeuse grou-

pée), espèce à laquelle, par la disposition de ses vésicules, appartient plus proprement le *zona*.

Le zona n'est pas une maladie grave, il ne devient grave que par les complications. Son pronostic d'ailleurs dépend des conditions internes qui l'ont fait naître et que nous avons cherché à apprécier. Il constitue une maladie favorable, quand, appartenant à la catégorie de la *fluxion déplacée*, il sert de phénomène critique, de voie de terminaison à une maladie grave; il est du reste inutile de dire qu'un état d'affaiblissement, de santé détériorée par des excès ou par une mauvaise alimentation, un état de cachexie, etc., augmente la gravité de cette éruption comme de toutes les autres.

Traitement. — Le traitement du zona est des plus simples: d'abord pour le traitement local, il doit se borner à calmer les douleurs trop vives, à favoriser la cicatrisation des surfaces ulcérées, à empêcher que le frottement des vêtements ou les mouvements dans le lit ne fassent rompre trop tôt les vésicules ou ne fassent tomber trop tôt les croûtes, ce qui entretient à l'état d'excoriation ou d'ulcération les régions où étaient les vésicules, les croûtes. En général, les topiques émollients en lotions, en fomentations, en cataplasmes tendent à produire ce dernier effet par le ramollissement, la macération des vésicules et des croûtes. Il faut s'en abstenir ou en user modérément. On peut employer alors une décoction de racine de guimauve et de tête de pavot. Si les douleurs sont fortes, on fait usage en applications, en liniment, d'un mélange, parties égales d'huile et de laudanum. Si des ulcérations existent et sont douloureuses, on les recouvrira de linges fénétrés enduits de cérat légèrement opiacé ou de cérat simple. Si elles ne sont pas très-douloureuses, on favorisera leur desséchement, leur cicatrisation en les saupoudrant d'amidon. .

On a proposé la cautérisation avec le nitrate d'argent, pratiquée sur le centre des taches rouges avant que les vésicules s'y développent; c'est une mauvaise méthode qui n'empêche ni la douleur, ni souvent la formation des vésicules, des petites ulcérations et des croûtes. Pratiquée quand les vésicules existent, elle est inutile ou nuisible; appliquée aux ulcérations superficielles, elle est également sans utilité; appliquée aux ulcérations plus profondes, qui s'opiniâtrent, qui tendent à prendre mauvais aspect, elle peut offrir quelque avantage et prévenir des cicatrices difformes, surtout à la face.

Le traitement interne du zona est relatif aux conditions morbides internes auxquelles il se rattache, et lorsque ces conditions morbides échappent, il est relatif au degré plus ou moins grand d'inflammation de cette éruption cutanée, et à l'état général de l'individu affecté.

Si le zona existe par *fluxion réfléchie*, il faut traiter l'affection interne dont il est l'effet sympathique et qui peut en être considéré comme la véritable cause. S'il peut être véritablement rattaché à ce qu'on appelle un état de *saburres*, à un embarras gastro-intestinal bilieux, muqueux, etc., sans inflammation de la muqueuse des voies gastriques, on emploie avec succès les laxatifs, les purgatifs; mais il faut être très-réservé sur l'usage des vomitifs.

Si le zona existe par *fluxion déplacée*, il faut chercher à ramener la fluxion dans son premier siége, à rétablir le flux fonctionnel dont la suppression a été suivie de l'apparition du zona, et si cela n'est pas possible, se borner à calmer par des moyens généraux et locaux, l'inflammation de l'éruption, si elle est très-forte, ou laisser cette dernière suivre son cours, avec la diète, un régime convenable, et l'emploi d'une simple tisane adoucissante, si l'inflammation est légère. Quand le zona joue le rôle de phénomène critique, relativement à une maladie interne plus ou moins grave qu'il a *jugée*, il est clair qu'il faut le respecter, en lui laissant suivre son cours.

Si le zona existe par *fluxion excentrique*, il faut diriger le traitement contre la condition interne morbide présumée, connue ; ainsi, une saignée générale, si une nourriture trop abondante ou l'âge critique ou la grossesse a déterminé la pléthore ; une saignée et beaucoup de boissons mucilagineuses, adoucissantes, si l'usage d'aliments échauffants, de viandes salées, de boissons alcoholiques, a rendu le sang stimulant, lui a donné des qualités irritantes ; la diète lactée, des calmants, des adoucissants, si une révolution morale, des chagrins domestiques ont excité le système nerveux, porté le désordre dans les fonctions de l'innervation ; des toniques, de bons aliments, tous les soins de l'hygiène, si la misère, une mauvaise alimentation, le séjour dans un lieu mal sain, humide, ont altéré, appauvri les qualités du sang, etc. ; en un mot, on aura recours, selon les cas, à l'emploi des divers moyens que nous avons recommandés, en parlant de la *fluxion excentrique.*

Lorsque le zona ne peut être rattaché à aucune condition morbide interne, il faut, si l'inflammation est forte à la peau, pratiquer une saignée générale et donner des boissons adoucissantes. Si l'inflammation est médiocre, il n'y a rien à faire qu'à se servir tout au plus des moyens externes dont nous avons parlé. Enfin, pour les douleurs locales qui persistent après la guérison du zona, qui sont quelquefois très-rebelles, les toniques, les antispasmodiques à l'intérieur, tels que le fer, le quinquina, les fleurs de zinc, la valériane, etc., quelques substances qui ont un effet particulier sur le système nerveux, telles que la belladona, la jusquiame, le datura stramonium, etc., les opiacés ont réussi à faire disparaître ces douleurs ; mais les meilleurs moyens sont des remèdes locaux tels que des liniments calmants, des douches de vapeur, et surtout des vésicatoires, en saupoudrant la surface dénudée avec deux à trois centigrammes d'acétate ou d'hydrochlorate de morphine.

PEMPHIGUS.

(MORBUS VESICULARIS, MORBUS PHLYCTENOIDES, FEBRIS BULLOSA, POMPHOLIX DE WILLAN, ETC. (1)

Le pemphigus est une éruption cutanée aussi caractérisée *pittoresquement* que le zona, et se rattachant généralement comme lui à la catégorie de la *fluxion réfléchie*, ou de la *fluxion déplacée*, ou de la *fluxion excentrique*. Dans ce dernier cas, qui est assez fréquent, le pemphigus est précédé à peu près constamment de symptômes généraux précurseurs, qui s'appaisent à l'apparition de l'éruption, et qui font ressembler cette maladie aux éruptions liées à ce qu'on a appelé *fièvre éruptive*, comme la rougeole, la petite vérole etc. Malgré les assertions de Willan, de Batteman, d'après l'opinion de M. Gilibert de Lyon, de Biett, et de beaucoup d'autres praticiens, le pemphigus se présente à l'état aigu, quoique moins souvent qu'à l'état chronique; c'est ce que j'ai pu vérifier moi-même plusieurs fois. Les symptômes précurseurs, qui se présentent alors et qui durent de un à trois jours, sont:

---

(1) *Pemphix*, dermatoses eczémateuses (Alibert).

frissons irréguliers, soif plus ou moins vive, inappétence, céphalalgie, mouvement fébrile, etc. ; des picotements, des démangeaisons, de la chaleur, se font sentir à la peau, dans les divers points où doit avoir lieu le développement de l'éruption. Celle-ci s'effectue par des taches rouges, de forme ronde ou ovale, du diamètre de quelques lignes jusqu'à celui de un à deux pouces ou même plus. Sur ces taches dont la rougeur devient de plus en plus foncée, ordinairement peu d'heures, quelquefois presque immédiatement après qu'elles ont paru, naissent des vésicules globuleuses aussi larges qu'elles, occupant ainsi à peu près toute la surface érythémateuse dont elles ne laissent qu'une légère aréole en dehors de leur circonférence. Ces vésicules ont depuis la grosseur d'un pois, jusqu'à celle d'une grosse amande et même beaucoup plus. Ces grosses vésicules (*bulles des auteurs*) sont séparées ordinairement par d'assez larges intervalles où la peau est saine. Elles sont semées çà et là sur la surface des membres inférieurs surtout, du visage, du cou, du tronc, des bras, semblables aux ampoules qu'auraient déterminées des mouches vésicatoires de différente grandeur.

Quelquefois il n'y a qu'un très-petit

nombre de vésicules disséminées sur la surface du corps. Il n'y aurait même qu'une seule et très-large vésicule dans une variété que je n'ai jamais vue et que Willan, le créateur de tant de variétés inutiles, a appelée *pompholix solitarius*. La sérosité contenue dans les vésicules est transparente, jaunâtre, comme celle qui est renfermée dans les ampoules ou cloches des vésicatoires. Au bout de trois ou quatre jours, les vésicules s'affaissent, se rident et forment comme une petite poche pendante vers la partie la plus déclive; cette poche se rompt bientôt et laisse échapper le liquide séreux dont la dessication ainsi que celle de l'épiderme soulevé, forment de petites croûtes lamelleuses brunâtres. Après la chute de ces croûtes, il reste encore à la peau des taches rouge-brun qui ne tardent pas à disparaître. D'autres fois, après la rupture des vésicules, que l'épiderme ait été ou non enlevé par le frottement, il reste des excoriations plus ou moins douloureuses. Pendant que tous ces phénomènes locaux se passent, il peut y avoir calme dans le reste de l'organisation, ou bien quelques-uns des symptômes généraux qui avaient précédé le développement de l'éruption continuent, se dessinent de manière à annoncer une complication d'irritation, d'inflammation concomitante de différents organes, notamment des voies gastriques.

La durée totale du pemphigus aigu est de une à quatre semaines, selon que toutes les vésicules paraissent et suivent leurs phases à peu près en même temps, ou selon qu'elles naissent et suivent leurs phases successivement, de manière que les unes commencent quand les autres sont déjà avancées. C'est ainsi que M. Gilibert de Lyon qui, dans la *monographie du pemphigus*, a donné un tableau très-méthodique et très-exact de la marche de cette maladie, divise le pemphigus aigu simple en pemphigus aigu *simultané* dont la durée totale est de huit à dix jours, et en pemphigus aigu *successif* dont la durée, par des éruptions successives, des bulles, se prolonge jusqu'au quatrième septénaire. Au reste, il peut y avoir quelques variétés dans les vésicules, relativement à la quantité, à la consistance, à la couleur du liquide qu'elles contiennent; il arrive parfois que l'épiderme n'est que légèrement soulevé, que les vésicules ne se rompent pas, mais qu'elles s'affaissent, se dessèchent en devenant blanchâtres et opaques, ou bien encore que l'épi-

derme se détache sans former ni écailles
ni croûtes, et laisse seulement à nu une tache
érythémateuse environnée d'un petit liséré
épidermique.

Le pemphigus chronique (*pompholix diu-
tinus* de Willan) qui se rattache toujours à
de plus mauvaises conditions de l'intérieur
de l'économie, à des constitutions détériorées,
à des affections chroniques graves, dure,
par l'éruption successive de ses vésicules,
plusieurs mois et même des années; la rupture des vésicules est presque toujours suivie
d'excoriations ou d'ulcérations douloureuses
qui réagissent sur l'organisme, causent l'insomnie, la fièvre; ou bien les vésicules,
sans se rompre, s'affaissent et donnent lieu
à des croûtes peu épaisses, brunâtres. Chaque
génération de vésicules est précédée, comme
dans le pemphigus aigu, de picotements,
de chaleur ardente et de douleurs plus vives
encore. Quelquefois les vésicules sont en
quelque sorte confluentes, ou sur une partie
très-circonscrite de la surface du corps
comme à la face, aux avant-bras, ou sur
une grande partie de la surface du corps,
et dans ce dernier cas, les symptômes concomitants ou les symptômes de réaction sur
l'organisme sont plus intenses. C'est alors

que l'on voit quelquefois arriver la fièvre hectique, le marasme, les hydropisies, les diarrhées colliquatives, etc.

J'ai été témoin plusieurs fois de cette forme fâcheuse de pemphigus chronique, sur laquelle M. Gibert dit, dans son article *pemphigus*, que Biett avait déjà appelé l'attention, dans laquelle à peu près toute la surface du corps est malade et couverte, sur un fond érythémateux dans beaucoup de points, et de couleur à peu près naturelle dans d'autres, d'une infinité de croûtes lamelleuses, squammeuses, jaunâtres, se détachant dans certaines parties, pendant que d'autres croûtes semblables se forment ailleurs, et ainsi de suite pendant un temps très-long. Ces croûtes proviennent en partie de la dessiccation de l'épiderme qui a lieu presque aussitôt que ces vésicules sont formées, quand elles renferment à peine encore du liquide. Elles constituent ainsi une sorte d'éruption érythémato-vésiculo-crustacée sèche, dont les débris remplissent le lit du malade. L'issue de cette variété de pemphigus chronique est fréquemment funeste; elle ne se présente guères que chez les individus déjà d'un certain âge, minés par les chagrins, par la misère, en proie à une affection chronique grave (1).

Quelquefois, il se forme un soulèvement de l'épithélium à l'entrée des ouvertures des

(1) Je citerai ici un exemple très-remarquable de cette variété de pemphigus, heureusement peu commune, qui m'a été offert, il y a quelques années, par le général Drum... de Mel..., demeurant dans une maison de campagne, au Moulin-à-Vent, près Lyon. Ce général, qui avait fait la guerre en Amérique avec Lafayette, avait beaucoup souffert dans les camps. Il était en partie paralysé et restait constamment assis dans un fauteuil. Cette maladie avait affecté son moral et rendu son esprit très-faible. En effet, il entendit parler d'un certain sorcier, nommé *Joseph*, qui venait d'apparaître comme un météore, et qui, logé dans un galetas, près des Charpennes, à un quart de lieue de Lyon, faisait courir, en plein dix-neuvième siècle, les trois quarts de la population infirme ou malade de cette bonne ville, guérissant sourds, aveugles, muets, paralytiques, fiévreux, etc., le tout par le moyen de certaines grimaces et convulsions horribles. Ce sorcier donnait également des séances de son art céleste ou infernal partout où on l'appelait, chez les malades que leur état empêchait de se rendre auprès de lui. Le général donc crut, pour la première fois de sa vie, à la puissance curative de la sorcellerie, et, sollicité par les commères, manda le sorcier. Celui-ci arriva, ordonna qu'on allumât des flambeaux, et fit des grimaces si prodigieusement horribles, à ce qu'il paraît, que le pauvre général en eut l'esprit véritablement frappé. Le reste de ce jour-là il garda le silence, fut sombre, morose. Le lendemain, il se plaignit de picotements très-vifs, d'une chaleur cuisante, d'élancements douloureux sur presque toute la surface du corps; il y eut quelques frissons, de la soif, un mouvement fébrile; 48 heures après, une foule de petites taches circulaires rouges se présentèrent, s'agrandirent, se recouvrirent ensuite de vésicules, de manière, en huit à douze jours, à présenter l'aspect crustacé jaunâtre de la variété de pemphigus dont nous venons de parler. Les croûtes se détachèrent, d'autres vésicules se reformèrent; les souffrances augmentèrent, et, après avoir essayé quelques remèdes insigni-

muqueuses, de manière à imiter sur ces parties les vésicules du pemphigus. C'est ce que j'ai vu une fois dans la cavité buccale et ce que plusieurs auteurs ont également signalé.

Le pemphigus peut être un phénomène de fluxion *réfléchie*, et c'est alors principalement,

fiants, le général, tout honteux d'avoir cédé encore aux sollicitations de quelques commères qui prétendaient que l'éruption, étant l'effet favorable produit par le sorcier et devant guérir la paralysie, il fallait attendre; le général, dis-je, se sentant, au contraire, beaucoup plus fatigué, m'envoya chercher pour le soulager ou le guérir, s'il était possible, sans sorcellerie. Je le trouvai dans un état pitoyable : une ancienne gastro-entérite chronique que je lui avais reconnue antérieurement s'était réveillée plus forte que jamais et avait revêtu un haut caractère de gravité. Étendu sans mouvement dans son lit, il était recouvert comme d'une croûte mince, jaune, générale, qui, tombant en petites écailles, offrait au dessous d'elle une infinité de taches rougeâtres circulaires, de la grandeur d'une pièce de cinq à trente sous, se recouvrant immédiatement après de vésicules à peu près sèches, semblables à celles dont la dessiccation venait de former les précédentes croûtes détachées. Çà et là il y avait bien quelque humidité, même un peu fétide, sur les surfaces enflammées; mais généralement les vésicules renfermaient à peine une sérosité jaunâtre. La chute des croûtes, la reproduction des vésicules n'avaient pas lieu partout en même temps. Ces petites croûtes minces, squammeuses, tombaient en si grande quantité que le lit du malade en était en quelque sorte toujours rempli. Malgré tous mes efforts, cette maladie continua de faire des progrès. La langue devint noire; il survint de la diarrhée, du délire, et, cinq mois après le commencement du développement de l'éruption, qui continua d'ailleurs de suivre la même marche successive, se présentant à ses dernières phases sur certaines parties, et à ses premières phases sur d'autres, le malade succomba au milieu de grandes souffrances, et exhalant par tout son corps une odeur fétide insupportable.

sous l'influence de la dentition chez les enfants, des gastro-entérites aiguës ou chroniques chez les adultes et les vieillards, dues elles-mêmes, le plus souvent, à l'abus des excitants, des échauffants, des viandes salées, aux écarts de régime, qu'on le voit se manifester.

Il peut être un phénomène de fluxion *déplacée;* et, sous l'influence d'une disposition impossible à apprécier, faisant passagèrement porter la fluxion à la peau, on l'a vu suivre la suppression plus ou moins brusque des hémorrhoïdes, des épistaxis, du rhumatisme, des menstrues chez les femmes, d'une transpiration habituelle des pieds ou d'une autre partie du corps, ou de tout autre flux. On l'a vu aussi constituer un phénomène critique, et *juger,* terminer une maladie plus ou moins grave; c'est ce qui est arrivé dans des cas de bronchite, de pleuro-pneumonie, de dyssenterie, de sciatique, etc.

Le pemphigus n'est souvent aussi qu'un phénomène de fluxion *excentrique*, et, parmi les causes qui agissent sur l'ensemble de l'économie, ce sont surtout les affections morales tristes, les chagrins domestiques, la misère, une alimentation irritante ou une mauvaise alimentation longtemps continuée, le séjour prolongé dans des lieux mal aérés, humides, etc., qui produisent cette éruption cutanée, à l'état chronique surtout. L'influence brusque du froid ou du froid humide produit plutôt le pemphigus aigu.

La connaissance de ces diverses causes du pemphigus conduirait facilement aux indications à remplir; mais en supposant que rien dans l'examen attentif des antécédents du malade ne portât rationnellement à admettre le pemphigus comme se rattachant à un état morbide général, ni à un état morbide interne local, ni à un déplacement de la fluxion existant auparavant ailleurs; si son apparition n'a pas été précédée de ces symptômes généraux, de cet état de malaise, de ces prodromes qui annoncent, sans qu'on puisse reconnaître sa nature, une cause agissant sur l'organisation pour aboutir à l'éruption cutanée, et, dans ce cas, c'est à la fluxion *excentrique* encore qu'il faudrait rapporter cette éruption; si la cause du pemphigus, quelle qu'elle soit, ne paraissait avoir uniquement agi que sur le tissu cutané, de manière que les autres symptômes, se montrant ensuite, pussent être regardés comme de simples effets de la réaction exercée sur l'économie par cette éruption; si, en un mot, le pemphigus devait réellement, dans quelques cas, être rapporté à la fluxion *idiopathique*, les indications à remplir ne se déduiraient que de la considération de la marche inflammatoire offerte par l'éruption elle-même et de ses complications.

Le pemphigus peut se présenter dans toutes les saisons, notamment dans les saisons chaudes, ou chaudes et humides ; mais c'est en automne que je l'ai surtout observé ; il atteint également les deux sexes et les différents âges, mais sous forme chronique il est offert principalement par les vieillards. Il s'est montré congénital. Il n'est pas contagieux, et quelques auteurs disent l'avoir vu régner épidémiquement. Il peut être compliqué avec des éruptions érythémateuses, papuleuses, et d'autres éruptions vésiculeuses.

Le pemphigus ne saurait être confondu avec l'érysipèle, qui n'offre de grosses vessies plus ou moins irrégulières que sur une surface uniformément rouge et accompagnée d'une tuméfaction plus ou moins grande du tissu cellulaire sous-cutané. Il ne saurait être confondu avec l'éruption *vésiculeuse éparse à grosses vésicules* (rupia), dont les vésicules, pas aussi régulièrement arrondies que celles du pemphigus, aplaties même à leur sommet, sont souvent suivies d'ulcérations assez pro-

fondes se recouvrant de croûtes épaisses,
saillantes, comme cutanées. L'éruption *vésiculeuse groupée* (herpès) n'a point du tout ses
vésicules disposées de la même manière. En
définitive, le pemphigus a un aspect pittoresque tellement caractérisé, qu'il n'est guère
possible de ne pas le distinguer au premier
aspect de toutes les autres éruptions.

Quant au pronostic, la gravité du pemphigus dépend de celle des conditions morbides
internes qui lui ont donné lieu. En général, il
se termine favorablement, s'il est aigu, mais
il est beaucoup plus grave, quand il est chronique.

Dans ce dernier cas, comme nous avons vu,
il se lie généralement à un mauvais état de la
constitution, à des affections graves, et l'on
peut juger de la gravité de ce mauvais état de
la constitution, des probabilités d'issue funeste de ces affections, par la marche, la
terminaison, le renouvellement continuel des
vésicules, la longue durée, l'opiniâtreté des
ulcérations, les fortes douleurs, la fièvre,
l'insomnie, etc. La dernière variété que nous
avons signalée est toujours incurable et
mortelle chez les vieillards.

Traitement. — Le traitement peut se diviser, comme celui du zona et de la plupart des

autres éruptions cutanées, en traitement local et en traitement non local. Le traitement local joue ici un rôle beaucoup moins important que dans la plupart des autres éruptions. Il faut le considérer : 1° quand il n'y a que les taches érythémateuses, et que les vésicules commencent à peine à paraître; 2° quand les vésicules sont tout-à-fait développées, sont plus ou moins distendues par le liquide, et sont même prêtes à se rompre; 3° quand il existe des ulcérations. Dans le premier cas, il n'y a rien à faire, à moins qu'il n'y ait à la peau de vives démangeaisons, ou chaleur ardente, cuissons, douleurs. On pourrait alors chercher à pallier ces symptômes par des lotions, des fomentations, avec une décoction de feuilles de mauve et de morelle, de racine de guimauve et de tête de pavot, par des applications de cataplasmes émollients laudanisés, par des bains entiers, si rien d'ailleurs ne les contre-indique. Dans le second cas, l'essentiel est d'empêcher les vésicules de se rompre avant le temps, d'être ainsi prématurément remplacées par des excoriations ou des ulcérations plus ou moins douloureuses et difficiles à guérir. Il faut éviter pour cela de faire, sur les vésicules, des applications chaudes et humides, de trop les détremper par des bains. Il faut surtout éviter les trop forts frottements de la part des vêtements, des draps de lit du malade, et se contenter de recouvrir les parties avec des linges fins enduits de cérat.

Dans le troisième cas, il faut, si les ulcérations sont simples, si elles sont sans forte inflammation, sans forte douleur, les saupoudrer, pour favoriser leur cicatrisation, de quelque poudre absorbante, de farine d'orge, de froment, d'amidon, etc. Si elles sont enflammées, douloureuses, il faut employer des pansements avec de la charpie trempée dans des décoctions émollientes, calmantes, narcotiques; ou avec de la charpie et des linges fénêtrés enduits de cérat opiacié, de cérat simple; si les ulcérations sont atoniques, blafardes, il faut faire usage de cérat camphré, de poudre ou de décoction de quinquina, de vin aromatique; mais cette dernière circonstance, comme tout mauvais aspect pris par les ulcérations, dépend uniquement de l'influence exercée sur elles par les conditions morbides internes défavorables, auxquelles il faut principalement s'adresser.

Quant à l'état crustacé qui succède souvent immédiatement aux vésicules, sans ulcération intermédiaire, il n'y a rien à faire; la chute des croûtes minces, squammeuses, laisse à découvert des taches rouge-brun, ou même des cicatrices, contre lesquelles il n'y a rien à diriger.

Le traitement non local du pemphigus est relatif aux conditions morbides internes qui l'ont déterminé, qui l'entretiennent, et, lorsque ces conditions sont inconnues, ou que le pemphigus peut réellement être considéré comme idiopathique, le traitement est relatif à son degré d'intensité inflammatoire, à la marche aiguë ou chronique, à ses complications.

Pour les pemphigus par *fluxion réfléchie*, par *fluxion déplacée*, et par *fluxion excentrique*, il faut appliquer absolument les mêmes considérations émises dans l'article précédent, relativement au *zona*, qu'il est inutile de répéter ici, et auxquelles je renvoie. Pour le pemphigus que l'on croirait devoir rapporter à la fluxion *idiopathique*, s'il est simple, sans forte inflammation, sans complication, le régime, les soins hygiéniques et quelques-uns des moyens externes que nous avons recommandés, sont généralement suffisants. Hors de cet état de simplicité, selon le degré d'inflammation et de réaction sur l'économie de l'éruption cutanée, l'on peut être obligé d'avoir recours à la saignée générale ou à des sangsues à l'anus, à une diète sévère, à des boissons adoucissantes, calmantes, à des bains entiers, avec les précautions, relativement aux vésicules dont nous avons parlé, et quand le fort mouvement fébrile est passé, à de légers révulsifs laxatifs, purgatifs, diurétiques, aux sels neutres, au petit-lait nitré, etc.

Tout cela est généralement suffisant pour le pemphigus aigu, ou le pemphigus chronique qui ne se lie pas à un trop mauvais état de la constitution, à une affection interne, invétérée, très-grave. Dans ce cas ci, il faut être sobre d'évacuations sanguines et de remèdes débilitants. Il faut, lorsque les voies gastriques, presque toujours alors profondément affectées, ont été ramenées à un meilleur état, faire usage d'un régime confortant, sans être excitant, de toniques tels que le vin de Bordeaux, le quinquina, de substances qui puissent imprimer au sang une modification avantageuse, telles que le fer, de boissons acides et toniques, telles que les limonades nitrique et sulfurique, de boissons généralement amères dites dépuratives, telles que les décoctions ou infusions de douce-amère, de racine de patience, de saponaire, de cresson, de scabieuse, de houblon ; des sirops toniques, sudorifiques, *dépuratifs*, etc., de Portal, de salsepareille, de Cuisinier ; de boissons et de sirops diurétiques, lorsqu'il y a tendance à des hydropisies, et surtout, lorsqu'il y a insomnie, douleurs continuelles, irritation extrême du système nerveux, des opiacés, de l'extrait thébaïque, de l'acétate ou hydrochlorate de morphine même en pilules ou autrement. (Voyez pour tous ces remèdes le formulaire.) Une solution d'extrait gommeux d'opium ou d'hydrochlorate de morphine (form. n° 4), ou même ce dernier sel en poudre, à la dose de deux à cinq centigrammes, peuvent également être très-utiles comme topiques calmants appliqués sur la surface des ulcères très-douloureux.

VARIOLE.

(PETITE-VÉROLE, FEBRIS VARIOLOSA, ETC. (1).

La variole est une éruption cutanée appartenant au groupe des éruptions par infection miasmatique, et parconséquent à la catégorie des éruptions par *fluxion excentrique*. Elle est essentiellement contagieuse par l'influence des miasmes qui s'exhalent du corps des individus affectés. Elle se communique aussi par inoculation. Ses symptômes précurseurs sont généralement plus graves et surtout

(1) *Dermatoses exanthémateuses* (Alibert).

beaucoup plus variables que ceux de la rougeole et de la scarlatine. Les plus fréquents sont ceux qui se rapportent à un trouble des voies gastriques et du cerveau : frissons alternant avec une chaleur plus ou moins vive, sécheresse de la peau ; fièvre ; lassitudes dans les membres, dans la région lombaire, sensation douloureuse par la pression à l'épigastre, nausées, vomissements fréquents, céphalalgie, somnolescence, voilà ce qui arrive dans les cas ordinaires.

Quelquefois ces symptômes précurseurs sont moins marqués; d'autres fois ils sont beaucoup plus intenses; ce sont les symptômes d'une violente gastro-entérite, des phénomènes de congestion cérébrale, des mouvements convulsifs, du délire, des symptômes simulant une affection grave du cœur, de la poitrine, une forte dyspnée, un sentiment de suffocation, des syncopes fréquentes, des points pleurétiques, de violentes palpitations, une forte toux, parfois des hémorrhagies par la muqueuse nasale, ou par d'autres muqueuses, en un mot, divers symptômes d'*adynamie*, d'*ataxie*.

Quand les symptômes précurseurs sont simples, vers le quatrième jour on voit la peau se couvrir de petites taches rouges, assez discrètes, d'abord sur le visage, puis successivement sur le cou, les bras, la poitrine et les membres inférieurs. Déjà à cette époque, dans les cas simples dont il est question, les symptômes précédents diminuent d'intensité ou disparaissent même complètement. Cependant sur les petites taches rouges, s'élèvent de petits boutons papuleux de même couleur; la peau devient plus tendue, plus chaude et quelquefois douloureuse. Elle se gonfle aux mains, aux pieds, à la face surtout, où le gonflement des paupières les empêche de se soulever, et prive le malade de la vue pendant les premiers jours. Des boutons papuleux se développent jusque dans la bouche, le pharynx, le larynx, dans les ouvertures des muqueuses. Le troisième ou le quatrième jour, à partir de leur éruption, après avoir grossi progressivement, et avoir présenté à leur sommet un léger aplatissement, et passagèrement une dépression ombiliquée, ils blanchissent à ce sommet, revêtent la forme caractérisée pustuleuse (puro-vésiculeuse), se remplissent de pus blanchâtre, s'arrondissent alors, perdent la forme ombiliquée, s'environnent d'une auréole rougeâtre, cuivrée, prennent ensuite une couleur jaunâtre, et laissent échapper une partie du pus qu'elles renferment. C'est là la *période de*

suppuration qui succède à la période d'*éruption*, comme celle-ci avait suivi la période d'*invasion*, et cette dernière, la période d'*incubation*, mais celle-ci n'offre rien que de problé-
matique dans son mode d'existence et dans sa
durée qu'on dit être d'un à trois septénaires.

Les symptômes généraux qui s'étaient
amendés ou qui avaient disparu en partie, lors
de l'apparition et de l'établissement de l'éruption, se renouvellent à cette période de suppuration, quelquefois avec plus d'intensité,
plus de gravité que précédemment. Ordinairement la fièvre qu'on appelle *fièvre secondaire*, se réveille ou se ranime à cette époque,
et, avec un plus grand gonflement de la peau
et divers autres symptômes, tels que diarrhée,
somnolescence, oppression, etc., accompagne
cette période de suppuration. Du onzième au
douzième jour, les pustules se dessèchent;
des croûtes brunâtres se forment et tombent
du quatorzième au quinzième jour; mais cette
dernière période dite de dessiccation, arrive
ordinairement plus tôt pour les parties supérieures, pour la face surtout, que pour les
membres inférieurs; de sorte que la période
de suppuration et celle de dessiccation, offrent
généralement la même succession d'apparition
et de développement de la tête aux pieds que

la période d'apparition des taches rouges de l'éruption. A cette époque, la face et les autres parties ont perdu leur tension et leur gonflement : il s'exhale de la peau des malades, vers la fin de cette période de dessiccation, surtout quand les croûtes sont très-humides, une odeur *sui generis*, fade et nauséabonde. A la chute des croûtes et quelquefois d'une sorte d'écailles furfuracées qui les ont remplacées, il reste sur la peau des taches circulaires brunâtres, rougeâtres, et de petites cicatrices irrégulières, surtout au visage.

Il y a, comme nous l'avons déjà dit, une grande variété dans l'ordre d'apparition, dans le développement, dans la marche, l'intensité, la gravité, etc., des phénomènes morbides dont l'ensemble constitue la petite vérole ou la variole.

Lorsque les pustules sont disséminées, séparées, éparses, la variole est dite *discrète*. Alors les symptômes généraux sont ordinairement peu intenses; cependant une grande gravité peut coïncider avec une semblable disposition de l'éruption variolique. Lorsque les pustules sont très-nombreuses, en quelque sorte réunies, s'accompagnent d'un grand gonflement de la peau, la variole est dite *confluente*. Alors les symptômes généraux ont toujours une grande intensité ; dans ce cas, les pustules accumulées vers les ouvertures, et dans l'intérieur des ouvertures des muqueuses, aux paupières, dans la bouche, le pharynx, y produisent une violente irritation et gênent singulièrement les fonctions des organes.

La cause contagieuse et infectante de la variole, selon qu'elle agit dans telles ou telles circonstances de saison, de climat, de température, de constitution atmosphérique, de tempérament, de dispositions morbides ou de maladies plus ou moins latentes existant antérieurement chez l'individu affecté, d'âge, de sexe, d'habitation humide ou sèche, plus ou moins aérée, etc., etc., peut donner lieu à des résultats très-variables, s'éloignant plus ou moins, dans leur ensemble, des symptômes tracés dans le tableau précédent. Ce sont surtout les dispositions de chaque individu et le caractère de certaines épidémies, qui font varier le danger de la maladie. Le malade meurt quelquefois dans la première période d'invasion, avant que l'éruption ait pu s'établir ; ou bien la gravité des affections intérieures empêche, retarde, rend irrégulière, fait avorter en quelque sorte l'éruption ; neutralise la tendance au mouvement excentrique, à l'effort excentrique de l'organisation qui produit cette éruption; ainsi les boutons pustuleux bientôt après avoir paru, cessent de se développer, s'aplatissent, pâlissent; ou ils disparaissent en partie; ou ils s'animent et se décolorent alternativement; ou ils passent rapidement et incomplètement d'une période à l'autre; ou ils prennent une couleur livide; ou les vésicules se remplissent de sang noirâtre, de sérosité sanguinolente; ou ils se compliquent avec d'autres éruptions, avec des pétéchies, etc.

Tout cela est d'un fâcheux présage. Les symptômes précurseurs généraux, bien loin de céder ou de s'amender à l'apparition de l'éruption, persévèrent, augmentent d'intensité et compromettent encore, à une époque plus ou moins avancée, les jours du malade. Lors même que l'éruption étant à peu près régulière, aucun accident fâcheux n'est arrivé jusqu'à la période de suppuration, de dessiccation, on voit encore à cette époque, soit par quelque imprudence du malade, un écart de régime, une révolution morale, etc., soit par l'influence du froid, soit par des dispositions individuelles qu'il est difficile d'apprécier, on voit surgir de nouveaux symptômes plus ou moins alarmants. C'est alors surtout, bien plus fréquemment que dans la rougeole, la scarlatine, que les actes de *dépuration* s'effectuant à la peau, venant à être empêchés, troublés, enrayés dans leur marche par une circonstance quelconque, l'on voit survenir ces ophthalmies intenses plus ou moins rebelles, ces inflammations avec flux de diverses muqueuses, ces abcès du tissu cellulaire, ces suppurations plus ou moins abondantes, ces engorgements lymphatiques, ces affections internes tuberculeuses ou non, ces névroses ou névralgies, tous ces phénomènes en un mot qui sont quelquefois comme un cachet indélébile, attestant le trouble profond introduit dans l'ensemble de l'organisation, dans le système nerveux, comme dans le sang, dans les humeurs, par la cause de la variole, phénomènes généralement plus à craindre chez les enfants, les individus lymphatiques, tendant plus ou moins aux scrofules.

Au reste, j'avertis que je ne dis ici que ce qu'il est indispensable de dire, dans un précis élémentaire de ce genre, sur ces éruptions appelées, par les auteurs, exanthématiques, dont l'histoire complète, détaillée, se trouve dans tous les traités de pathologie, et que M. Gibert a cru même, sans cependant avoir raison, selon moi, devoir tout-à-fait exclure de son *Manuel des maladies de la peau.* C'est pourquoi je ne parlerai pas de la variole *inoculée*, qui n'offre d'ailleurs plus qu'un côté curieux historique, depuis la découverte de la vaccine.

La variole, avons-nous dit, est essentiellement contagieuse, et c'est pendant la durée de la période de suppuration et même de celle de dessiccation que la contagion paraît se développer. Ce qu'il y a de certain, c'est que le pus de la variole est identiquement le même dans tous les cas ; les résultats différents qu'il produisait lorsqu'on l'inoculait, provenaient uniquement de la disposition des individus; car le même pus inoculé chez divers individus produisait tantôt la variole confluente, tantôt la variole discrète; et le pus de la variole confluente donnait lieu à la variole discrète et réciproquement.

La variole affecte également tous les âges et les deux sexes.; on l'a observé quelquefois même chez les fœtus, chez les nouveau-nés ; il est un très-petit nombre d'individus qui puissent toujours se montrer réfractaires à son action. S'ils ont résisté dans plusieurs cas, placés au milieu des variolés, pendant des épidémies de variole, ils finissent tôt ou tard par se trouver favorablement disposés à contracter cette maladie.

La variole règne presque toujours épidémiquement ; quelquefois elle est sporadique : on l'observe au printemps, dans l'été et dans l'automne.

Quant à son diagnostic différentiel, il est certain qu'avant que l'éruption existe, les symptômes précurseurs ou les prodromes peuvent facilement être confondus avec des symptômes appartenant à diverses autres affections. Le médecin ne saurait trop avoir l'œil attentif sur les maladies régnantes, sur les influences auxquelles le malade est soumis, lorsqu'il cherche à apprécier la valeur des symptômes plus ou moins graves, alarmants, survenus quelquefois brusquement chez les enfants. Il se tiendra ainsi dans une sage réserve, et n'éprouvera pas le désagrément, après s'être trop hâté d'annoncer une affection très-grave, même mortelle, ou devant se prolonger longtemps, de voir tout cet appareil effrayant disparaître dans un petit nombre d'heures par l'apparition d'une éruption variolique qu'il n'avait pas soupçonnée.

Quand les boutons rouges, papuleux, viennent de paraître, leur élévation au dessus de la peau, leur disposition, leur forme ne permettent pas de les confondre avec la rougeole commençante, et la rapidité de leur marche, les

symptômes qui les ont précédés les font facilement distinguer de tout autre genre d'éruption.

Quand les pustules sont bien développées,
l'erreur n'est pas possible. La circonstance
particulière même d'être ombiliquées empêche
de confondre les pustules de la vraie variole
avec celles de la varicelle pustuleuse, qui sont
bien aplaties, mais qui n'offrent pas d'ombilic
et passent bien plus rapidement leur période
de suppuration, sans s'accompagner alors de
la fièvre dite *fièvre de suppuration*.

Au reste, la varicelle ou variolette (*varioloïde* de quelques auteurs, *petite vérole vo-
lante*, *fausse petite vérole*), que l'on confond
quelquefois avec la vraie petite vérole, qui ne
préserve pas d'une nouvelle contagion, présente plusieurs variétés, et se distingue de
cette dernière, dans la variété qui lui ressemble le plus, par les caractères suivants :

Les symptômes précurseurs sont peu intenses et ne durent ordinairement qu'un jour,
au bout duquel paraissent les boutons de cette
éruption; il n'y a pas dans la varioloïde le
même ordre d'apparition, selon les parties du
corps qui s'affectent. Ainsi, elle commence
tantôt par la poitrine, tantôt par la tête, tantôt par les membres, quelquefois par tous les
points à la fois. Les vésicules mettent beau-

coup moins de temps à se former, pas plus de 24 heures ordinairement ; leur forme est plus sphérique ou plus conoïde, rarement ombiliquée. Le liquide qu'elles contiennent n'est qu'un liquide séro-purulent, une sorte de lymphe blanchâtre, opaline, transparente, parfois opaque cependant, comme le véritable pus. Elles ne durent guères que deux jours, après lesquels elles se dessèchent et tombent en croûtes légères ou en écailles, du sixième au neuvième jour. Il n'y a pas de fièvre secondaire, de fièvre de suppuration. Le gonflement à la peau, pendant cette période de suppuration, est à peu près nul. Il ne reste pas de cicatrices visibles. La varioloïde n'est pas contagieuse comme la petite vérole, ou du moins sa propriété de contagion est douteuse. Elle n'entraîne pas après elle ces tristes affections qui suivent si fréquemment la variole et laissent souvent chez les malades des traces indélébiles.

Il faut avouer cependant que la variété de varioloïde que l'on appelle varioloïde *ombiliquée*, ou varicelle pustuleuse *ombiliquée*, s'est montrée dans quelques cas assez semblable par les phénomènes extérieurs, par sa durée, par ses trois périodes distinctes, à la petite-vérole discrète, et même, quoique rarement, à la petite-vérole confluente. C'est par la différence des phénomènes généraux, précurseurs ou prodromes, mais surtout par l'absence des phénomènes secondaires, de la fièvre secondaire, que la distinction s'établit. Au surplus, malgré tout ce que l'on a écrit sur les rapports de la varioloïde avec la variole, il reste encore bien des recherches à faire. Il est évident que nous sortirions du cadre que nous nous sommes tracé, et cela sans utilité aucune, si nous entrions en discussion sur des questions obscures qui seront encore longtemps en litige. Il nous suffit d'avoir tracé les traits principaux et généralement suffisants de diagnostic différentiel.

Quant aux autres variétés de la varicelle, elles ressemblent encore bien moins à la variole que la varioloïde que nous venons de décrire. La varicelle à vésicules transparentes, que les Anglais appellent *chicken-pox*, parcourt ses périodes, passe de l'état de taches rouges à l'état de vésicules, et de l'état de vésicules à celui de croûtes ou d'écailles légères qui se détachent dans l'espace de six à huit jours, ce qui, joint à la nature du liquide contenu dans les vésicules, qui n'est que de la sérosité limpide, et à toutes les autres différences citées, ne permet en aucune manière de la confondre avec la variole discrète ou confluente. On a bien dit que le *chicken-pox* pouvait être transmis par l'inoculation de l'humeur séreuse de ses vésicules, ou même qu'il pouvait être contagieux ; mais il n'y a rien là de constant, de positif, et il est certain qu'il ne préserve pas de la variole.

Traitement. — Dans les varioles simples, bénignes, lorsqu'il n'y a ni forte inflammation à la peau, ni symptômes généraux soit précurseurs, soit secondaires, graves, le traitement est des plus simples. Il s'agit d'abord d'environner autant que possible le malade d'un air pur et d'une chaleur tempérée, de lui faire prendre quelque boisson douce, à la température de l'atmosphère en été, tiède ou chaude en hiver, de le tenir à la diète, lorsqu'il y a de la fièvre, et à l'usage de légers potages, de légers aliments, lorsque la fièvre a cessé. Chez les enfants, on peut, même lorsqu'il y a un mouvement fébrile, pourvu que ce ne soit pas au fort de la fièvre secondaire, ne pas prescrire une diète trop sévère, lorsqu'ils sentent impérieusement le besoin de manger. Avec ces simples moyens, et en ne laissant pas prendre froid au malade avant la fin de la période de dessiccation, on n'éprouve jamais aucune sorte d'accident.

Mais le traitement des varioles graves varie selon la nature des circonstances qui constituent leur gravité. Il faut avoir en vue : premièrement, le traitement des affections internes qui précèdent ou accompagnent, compliquent les diverses périodes de l'éruption ; secondement, le traitement local de l'éruption elle-même dont on peut favoriser l'issue, modérer l'inflammation, amoindrir les fâcheux effets dus à la suppuration, en se montrant très-réservé d'ailleurs sur l'emploi des moyens locaux abortifs, perturbateurs. Si l'intensité des affections internes enchaîne les forces de l'organisation, s'oppose à ses mouvements excentriques, à l'établissement de l'éruption, ou contrarie, trouble la marche naturelle de l'éruption quand elle a commencé à s'effectuer, il faut combattre vigoureusement ces affections internes, qui sont ou des phlegmasies aiguës intenses ou de fortes concentrations nerveuses, se manifestant dans des organes auparavant sains ou déjà en proie, depuis plus ou moins longtemps, à diverses affections chroniques qui se trouvent tout - à - coup exaspérées. Chacune de ces affections sera combattue par les moyens thérapeutiques indiqués dans les traités de pathologie, moyens dans l'exposé détaillé desquels nous ne devons pas entrer ici.

Nous pouvons dire seulement, en général, qu'il faut diriger contre les phlegmasies franches un traitement hardi antiphlogistique, des saignées, des sangsues, des boissons adoucissantes, une diète sévère, etc.; contre les affections nerveuses, graves, qui comprennent l'irritation nerveuse intense, l'adynamie, l'ataxie, etc., des moyens variés, comme dans quelques cas encore, les évacuations sanguines, les boissons adoucissantes, les grands bains tièdes, d'autres fois les antispasmodiques, les calmants, tels que la valériane, l'assa fœtida, le camphre, l'opium, ou les toniques, tels que le quinquina. Dans quelques circonstances, il y en a qui se sont bien trouvés de l'usage des vomitifs, du tartre stibié, qui, en imprimant une secousse favorable à l'organisation, a déterminé un mouvement salutaire d'expansion à la peau; d'autres ont employé avec avantage, même à cette époque de la maladie, le calomel, etc. Mais, du reste, ces derniers moyens dont l'indication est toujours plus ou moins vague, incertaine, surtout à cette époque du développement de la variole, et sur l'opportunité de l'administration desquels il est bien difficile d'établir aucune règle positive de conduite, ces derniers moyens ainsi que les pré-

cédents n'empêchent pas, dans certaines
épidémies, l'issue fréquemment funeste de la
maladie, avant son développement complet
à la peau, ou pendant le cours de ce développement.

S'il y a des hémorrhagies par diverses muqueuses, symptômes de prostration avec des
pétéchies, le cas est à peu près toujours mortel,
quels que soient les moyens que l'on emploie,
toniques ou autres.

Si l'éruption pâlit, s'efface, disparaît, à peine
établie, il faut, outre les moyens adressés aux
affections internes, aux symptômes généraux,
chercher à ramener, à ranimer l'éruption, en
excitant la peau, en appelant la fluxion sur ce
tissu par des rubéfiants, des vésicants, des
frictions sèches, des bains très-chauds, l'application de coton cardé, de linges chauds, etc,

Quant à l'usage vanté par quelques-uns de
l'eau froide, de lotions froides, des bains
froids, il faut être très-réservé, surtout dans
les temps, les saisons, les pays froids, humides;
pour ma part, je ne les ai jamais employés.
Du reste contre les accidents, les diverses
complications qui surviennent dans le cours
de la variole et qu'il est impossible de passer
ici en revue, il faut diriger des moyens appropriés ; les vermifuges, contre la présence de

vers; les lavements opiacés contre la dyssenterie; les vomitifs contre l'abondance de sécrétions biliaires, contre la turgescence du
foie, etc. A la période de suppuration et de
dessiccation, les purgatifs sont souvent utiles;
et contre les diverses affections plus ou moins
graves qui suivent la dessiccation, et qui se
prolongent indéfiniment, il faut diriger des
moyens et se baser sur des considérations semblables à ceux que nous avons signalés en parlant
de la rougeole, à laquelle je renvoie pour cela.

Quant au traitement local de l'éruption,
des lotions adoucissantes, des applications de
cérat, de pommade de concombre, de crême
fraîche sur les parties fortement enflammées,
gonflées, surtout sur le visage, à l'ouverture
des muqueuses garnies de beaucoup de pustules, contribuent à beaucoup adoucir l'inflammation, à favoriser les mouvements, les
fonctions des organes tapissés par ces muqueuses. On prescrit aussi des gargarismes
adoucissants pour la bouche, des inspirations
de vapeur émolliente par les narines pour
l'affection des fosses nasales, des fumigations
émollientes dans la bouche pour le pharynx,
le larynx ; des lotions analogues pour l'anus,
l'entrée du vagin, etc. Quand il y a forte tension, douleur, pression à la peau par la pré-

sence de grosses pustules surtout confluentes, à l'état de suppuration, on s'est bien trouvé, selon la méthode des Arabes, d'ouvrir les pustules, d'en exprimer le pus et d'y pratiquer ensuite des lotions avec des décoctions de mauve, de racine de guimauve, de graine de lin, de tête de pavot.

Enfin, je signalerai deux procédés perturbateurs, abortifs qu'on a proposé d'appliquer à l'éruption naissante. Ce sont les applications mercurielles et la cautérisation avec le nitrate d'argent. M. Serres a repris, dans ces derniers temps, le premier moyen qui avait déjà été recommandé par Baillou dans le seizième siècle, et puis par d'autres. De tous les genres d'applications mercurielles, celui qui m'a paru avoir et mériter le plus l'assentiment des praticiens sages, le seul que j'aie employé moi-même dans quelques cas, c'est l'application de l'emplâtre de *Vigo cum mercurio* faite uniquement sur le visage, où il s'agit principalement de prévenir la confluence, l'engorgement et les cicatrices, but qu'on peut quelquefois en effet atteindre par cette application. On a aussi fait usage de frictions, d'onctions d'onguent mercuriel, de pommade au calomel, etc. Je renvoie pour cela aux expériences de M. Serres, consignées dans une bonne thèse de M. Gariel (*Recherches sur quelques points de l'histoire de la variole; Paris*, 1837).

Le second moyen a été proposé par MM. Bretonneau et Serres ; la cautérisation, au moyen du nitrate d'argent, de la vésicule naissante, après avoir ouvert son sommet avec la pointe d'une lancette, paraît en effet pouvoir procurer quelque avantage, en faisant avorter l'éruption naissante, et en empêchant la formation de cicatrices visibles. Ce moyen pourrait être aussi dans quelques cas appliqué au visage surtout, où l'on a le plus d'intérêt d'empêcher l'établissement de cicatrices ; mais il faut qu'il soit employé dans les deux premiers jours, et encore, s'il y a déjà de la tendance à une forte irritation à la peau, son emploi ne fait qu'augmenter cette dernière par la douleur qu'il détermine ; de là résulte une aggravation des symptômes des affections internes, ce que j'ai vu arriver dans quelques cas.

Tout récemment, M. le docteur Midaveine a écrit dans les *Annales et bulletins de la société de médecine de Gand*, qu'il avait, dans quelques cas, fait avorter les pustules de la petite vérole commençante, au moyen de frictions faites deux à trois fois par jour, avec une pommade composée de six à huit grammes de fleur de soufre et de trente grammes d'axonge. Il n'est pas douteux qu'on ne puisse trouver bien d'autres substances encore avec lesquelles on obtiendrait ce prétendu avortement. Il ne faut au reste accepter et appliquer une pratique semblable qu'avec beaucoup de réserve ; et je répéterai ici ce que j'ai déjà dit, ce que bien des praticiens ont déjà dit aussi et répéteront encore avec moi, savoir, que chercher à faire avorter dès le principe une éruption du genre de l'éruption variolique, c'est courir la chance nécessairement, dans bien des cas, d'empêcher l'entier épuisement sur la peau, d'un état morbide qui, restant en partie dans l'organisme, pourra avoir plus ou moins tôt de fâcheux résultats.

Pour le traitement des diverses variétés de varioloïdes ou de varicelles, il doit se déduire facilement de tout ce que nous venons d'établir. Il est inutile de dire que le véritable et seul traitement préservatif de la variole, c'est la vaccine, dont nous allons présenter le tableau concis.

VACCINE (COW-POX).

Nous avons cru ne rien pouvoir faire de mieux, relativement au sujet tant rebattu de la vaccine, que de remettre ici tout simplement sous les yeux du lecteur, le tableau de l'instruction sur la vaccine, publié par le comité central de vaccine de Paris, en 1821. Il est inutile, pour le but que nous nous proposons dans un traité élémentaire des maladies de la peau, d'entrer dans des détails plus étendus sur l'histoire de cette éruption, qui est peinte d'une manière concise et suffisamment exacte, avec le diagnostic différentiel parfaitement établi par cette peinture même dans le tableau suivant :

« Il y a une vaccine vraie et une vaccine fausse. La *vaccine vraie* préserve de la petite vérole ; on la reconnaît aux signes suivants : en général on n'aperçoit aucun travail aux piqûres que du troisième au cinquième jour ; il y a alors une petite rougeur et un peu d'élévation, qui augmentent jusqu'au sixième jour. Le septième, l'accroissement est plus marqué, et on aperçoit un petit bouton de couleur argentée, qui a une dépression ou un enfoncement au centre, circulairement rempli d'une matière limpide, et qui est entouré d'un petit cercle rouge. Le huitième jour, la base du bouton devient tendue, le cercle rouge augmente assez souvent avec gonflement ; quelquefois le pouls s'accélère et la peau s'échauffe, et le bouton contient plus de matière ; cet état augmente le neuvième et le dixième jour ; le onzième,

la rougeur diminue ; le douzième, la dépression commence à noircir, le bouton devient
ensuite d'un gris jaunâtre ; il contient alors
une matière qui ressemble à du pus. A dater
du treizième jour, le bouton se dessèche et
se transforme en une croûte dure, brune,
et enfin noirâtre, qui tombe du vingtième
au vingt-cinquième jour. Telle est la marche
de la vraie vaccine, la seule qui préserve de
la petite vérole. La *fausse vaccine* ne préserve pas de la petite vérole ; on la reconnaît
aux caractères suivants : le travail commence
le lendemain, quelquefois le jour même de
la vaccination ; il est accompagné de démangeaisons ; il se forme aux piqûres une légère
dureté, qui s'aplatit en s'étendant, et qui
est recouverte d'une rougeur pâle et vergetée. A dater du deuxième jour, et avant
le sixième, il s'est développé un bouton de
forme irrégulière, qui s'élève en pointe, qui
paraît contenir une matière jaunâtre, laquelle,
en séchant, prend l'aspect de la gomme.

« Si l'on a pratiqué la vaccination sur une
personne ayant eu ou seulement soupçonnée
d'avoir eu la petite vérole, il est prudent de ne
pas se servir du vaccin qu'elle produit, parce
qu'il pourrait donner la fausse vaccine.
La fausse vaccine est produite aussi : 1° par

toute espèce d'irritation étrangère qui arriverait aux piqûres dans lesquelles on a introduit de la matière du vaccin vrai; 2° par l'introduction dans les piqûres d'une matière de vaccine trop avancée et ressemblant à du pus, ce qui arrive ordinairement du dixième au douzième jour.

« On vaccine à chaque bras par deux ou trois piqûres superficielles, faites avec une lancette ou une aiguille, sur laquelle on a reçu une petite portion de la matière contenue dans les boutons d'un sujet vacciné depuis huit jours. Il suffit, pour extraire cette matière, de faire superficiellement de petites piqûres sur le bouton. On voit bientôt paraître, à la surface, des goutelettes d'une matière limpide comme de l'eau; cette matière est le vaccin; on le tire originairement de boutons qui viennent au pis des vaches. On peut le transporter dans des tubes, ou entre deux verres, ou sur la pointe d'une lancette ou d'une aiguille. Si la personne que l'on vaccine est bien portante, il est inutile de la préparer; si elle ne l'est pas, il faut rétablir sa santé. On peut vacciner à tout âge, même pendant la dentition, lorsqu'elle est sans accident, surtout si l'on redoute la petite vérole. On est quelquefois obligé de répéter la vaccination plusieurs fois, quand elle ne réussit pas ; ce qui arrive rarement quand on vaccine de bras à bras, et quand le vaccin est pris du septième au neuvième jour. Quelquefois la vaccine ne se développe qu'au sixième, septième et huitième jour, et même plus tard ; c'est ce qui arrive plus particulièrement dans les temps froids. On a vu des piqûres commencer à travailler lorsque les autres, faites en même temps, commençaient à se dessécher : ces cas sont rares. La vaccine ne met point, pendant sa durée, à l'abri des autres maladies. Il peut arriver que, quelque temps avant, ou même quelques jours après la vaccination, une personne ait gagné la petite vérole. Alors le vaccin n'ayant pas le temps d'empêcher cette maladie, la vaccine et la petite vérole marcheront ensemble sans se confondre. Si une autre maladie survient, on la traitera convenablement ; mais s'il ne se déclare aucun accident étranger à la vaccine, il n'y a ni médicament à donner, ni régime particulier à prescrire. Un seul bouton suffit pour préserver de la variole. »

Je ne m'occuperai pas ici de la question tant agitée dans ces derniers temps, relativement à l'effet plus ou moins longtemps préservatif de la vaccine, relativement à la nécessité de vacciner une seconde fois ; ce serait tout-à-fait m'éloigner de mon but.

MILIAIRE OU SUETTE MILIAIRE.

FEBRIS MILIARIS, SUDAMINA, MILLET, ETC. (1).

L'ensemble des traits offerts par cette maladie, doit la faire rapporter à la catégorie des éruptions par *fluxion excentrique*, comme la rougeole, la scarlatine, la petite vérole, etc. La suette miliaire proprement dite, en effet, est due à une cause qui agit d'abord sur l'ensemble de l'économie, et détermine à la peau une éruption caractéristique, laquelle est, très-fréquemment du moins, contagieuse et règne presque toujours épidémiquement.

La suette miliaire, comme les éruptions précédentes, peut offrir une marche simple, sans complication fâcheuse, se terminer favorablement, être bénigne, en un mot ; ou se compliquer de circonstances plus ou moins fâcheuses qui constituent ce qu'on a appelé la *malignité*. Dans le premier cas, quelquefois sans presque aucun symptôme précurseur bien marqué, mais le plus souvent après des

(1) *Dermatoses exanthémateuses* (Alibert).

symptômes précurseurs de deux ou trois jours de durée, des prodromes qui sont : sentiment de lassitude, céphalalgie, inappétence, mouvement fébrile, chaleur brûlante ou sorte de vapeur chaude qui parcourt les membres et puis toute la surface du corps, bouche pâteuse, langue couverte d'un enduit blanc sale, sensation de constriction à l'épigastre, constipation, etc., il se présente à la peau, précédée de quelques picotements ou cuissons, une éruption plus ou moins discrète ou confluente, partielle ou générale, simultanée ou successive, tantôt, dès le principe, papuleuse dans certains points et vésiculeuse dans d'autres ; tantôt également vésiculeuse partout. Les boutons papuleux sont extrêmement petits, rouges, enflammés et rendent la peau inégale, rugueuse. Les vésicules sont très-petites aussi, de la grosseur d'un grain de millet, globuleuses, perlées, remplies d'une sérosité limpide, diaphane. Les boutons papuleux blanchissent souvent à leur sommet avant de s'effacer. Les vésicules se dessèchent et sont suivies d'une desquammation épidermique, dans l'espace ordinairement de deux à trois jours ; en même temps ont lieu des sueurs abondantes, d'une odeur particulière, fétide, sueurs qui paraissent ordinairement

dès le début de la maladie et continuent jusqu'après la disparition de l'éruption. Ces
sueurs existent quelquefois même avec une
éruption légère ou presque nulle, et forment
le trait le plus constant, le plus caractéristique de la maladie. Tout est terminé du huitième au douzième jour. C'est à cette variété
de la *suette miliaire* que doit se rapporter ce
que quelques auteurs appellent simplement
miliaire. Cette miliaire, en effet, n'offre pas
d'autre particularité, si ce n'est que comme
dans les *suettes miliaires* les plus bénignes ,
les symptômes généraux sont à peu près nuls,
et que l'éruption vésiculeuse est généralement
plus marquée, tandis que les sueurs générales
sont moins abondantes.

Il y en a qui ont aussi appelé miliaire
l'éruption générale ou partielle de ces petites
vésicules, à peine grosses comme un grain
de millet, remplies aussi d'une sérosité limpide, avec quelques rougeurs entremêlées qui
accompagnent les grandes sueurs ayant lieu
dans différentes maladies, le rhumatisme, la
péritonite, la phthisie, etc. Ce genre d'éruption
qui s'observe dans bien des circonstances
diverses et qui n'offre aucun des traits généraux, des traits d'ensemble constituant la
fièvre éruptive que nous venons de décrire

sous le nom de *suette miliaire*, a été appelée, plus proprement par la plupart des auteurs, *sudamina*. Il est inutile que nous nous en occupions.

Dans la suette miliaire dite *maligne*, cette *malignité* est due aux mêmes affections graves et variées qui constituent également la malignité dans la rougeole, la scarlatine, la petite vérole, c'est-à-dire, à de violentes phlegmasies ou à des états graves d'irritation, de concentration nerveuse, souvent promptement mortels, dans les organes de la poitrine, du ventre, de la tête, enfin également à ce qu'on appelle phénomènes d'adynamie, d'ataxie. Ainsi, ce sont des étouffements, des syncopes, un resserrement insupportable à l'épigastre, des battements extraordinaires, de la suffocation, des points pleurétiques, des vomissements, des vertiges, des étourdissements, de violentes céphalalgies, le délire, une prostration générale, le coma, les convulsions, la diarrhée, des coliques très-douloureuses, etc., etc. Mais les phénomènes qui dominent ordinairement sont ceux d'une violente gastro-entérite. Ces divers symptômes se présentent quelquefois dès le début et amènent la mort avant l'apparition de l'éruption, ou se prolongent et se manifestent même plus violemment pendant l'éruption, et déterminent la mort plus tard, ou bien se terminent favorablement après avoir duré une ou deux ou même trois semaines. Mais il faut remarquer que la suette miliaire laisse après elle bien moins souvent que la rougeole, la scarlatine, la variole, ces affections inflammatoires, catarrhales, nerveuses ou autres, que nous avons signalées comme la triste et fréquente suite de ces dernières maladies ou fièvres éruptives.

La suette miliaire a régné presque toujours épidémiquement. Elle est endémique dans quelques lieux. Elle peut se présenter aussi sporadiquement, mais plutôt dans les pays où elle a régné épidémiquement; on en ignore la cause. Elle ne s'est guère montrée qu'entre le 45me et le 59me degré de latitude boréale. Les circonstances de localité connues ne paraissent guère avoir d'influence positive sur sa facilité de manifestation. Elle atteint tous les âges, mais principalement les adultes.

D'après le tableau que nous avons tracé de la grandeur, de la disposition, du mode d'apparition, de la marche, de la terminaison des vésicules, et des rapports du phénomène local avec l'apparition et le développement des symptômes généraux, on ne peut confondre la suette miliaire avec aucune autre éruption vésiculeuse, encore moins avec les autres ordres d'éruptions.

Quant au pronostic, il se déduit de l'état de *simplicité*, de *malignité*, de la gravité des symptômes qui constituent ce dernier état, du rôle physiologique de l'organe affecté, du caractère de l'épidémie régnante, etc. S'il survient des épistaxis dans le début de la maladie; si les symptômes précurseurs, quelque graves qu'ils soient, s'amendent à l'apparition de l'éruption, on peut attendre une issue favorable. Si les vésicules s'affaissent bientôt après avoir paru, il faut craindre une issue funeste.

Traitement. — Comme la *suette miliaire* règne très-souvent épidémiquement, il faut employer tous les moyens hygiéniques en usage dans ces circonstances, pour empêcher la propagation de cette maladie et diminuer son intensité; ainsi, laisser le moins grandes possibles les réunions d'individus affectés; isoler ceux-ci autant que possible, renouveler l'air convenablement; faire observer les soins de propreté; prescrire la sobriété, etc. Dans les suettes miliaires simples, bénignes, se borner à l'usage de boissons adoucissantes de gramen, de guimauve, de violette, de bourrache, etc.; prescrire la diète quand la fièvre existe, et une nourriture légère quand elle s'est amendée, jusqu'à la fin de l'éruption.

Dans les *suettes miliaires* graves, malignes, combattre chaque groupe de symptômes, comme nous l'avons établi dans les cas analogues de la rougeole, de la scarlatine, de la petite vérole. Il faut observer que la saignée n'est généralement pas aussi utile dans le traitement de la suette miliaire que dans celui de ces dernières éruptions. Elle est presque constamment nuisible quand l'éruption s'est opérée. Mais des sangsues placées de manière à dégorger les organes où l'irritation paraît dominer, et notamment sur l'épigastre, pour agir sur l'estomac qui est souvent affecté, les sangsues, dis-je, ainsi appliquées conjointement avec l'administration des antispasmodiques, constituent une méthode de traitement qu'on est souvent obligé d'employer. Si l'éruption, après avoir commencé à se montrer, s'efface en partie et disparaît, il faut chercher à la ramener par des frictions sèches, par l'urtication, les rubéfiants, les vésicants, etc. La méthode par l'aspersion, les lotions d'eau froide, trouve encore plus difficilement une application favorable dans cette maladie que dans les autres éruptions. Les méthodes perturbatrices par les vomitifs, les purgatifs, sont généralement plus nuisibles qu'utiles.

TEIGNES.

En examinant ce qui se passe chez la plupart des très-jeunes enfants, surtout dans les grands centres de population, dans les grandes villes, on reconnaît que très-fréquemment l'organisation, à cette époque de la vie, a besoin, pour la conservation de la santé, d'une sorte de décharge fluxionnaire qui s'effectue généralement sur le cuir chevelu, quelquefois sur diverses parties de la face, rarement ailleurs, qui revêt presque toujours la forme puro-vésiculeuse, humide ou sèche, et quelquefois une forme tout-à-fait spéciale, la forme *faveuse*. Cette dernière n'appartenant à la rigueur à aucun des ordres établis, nous aurions dû, malgré l'exemple donné par la plupart des auteurs qui ont rangé le *favus* dans leur classe des pustules, faire sa description et tracer son histoire dans un chapitre à part. D'un autre côté, cette teigne faveuse offre, relativement aux autres espèces de teignes, cela de parti-

culier, de distinctif, qu'elle seule est incon-
testablement très-fréquemment contagieuse,
et je dois dire, en effet, que dans la plupart
des très-nombreux cas de teigne faveuse que
j'ai observés, cette maladie avait été contractée
par contagion; elle devrait donc être, dans ces
cas, considérée comme uniquement locale,
idiopathique; mais comme cette teigne faveuse se montre aussi assez souvent spontanée, qu'elle se rattache alors, avec les autres
espèces de teignes, à diverses conditions morbides internes, donnant lieu, de la part de
l'organisme, à ces mouvements fluxionnaires
souvent salutaires, à ce procédé vital appelé
vulgairement, par une image assez juste,
procédé de *dépuration*, nous avons cru devoir
réunir dans un même groupe des formes de
maladies cutanées correspondant ainsi souvent
à des conditions internes semblables, exprimant, de la part de l'organisme, les mêmes
tendances, les mêmes souffrances, les mêmes
besoins, les mêmes efforts. Il faut se souvenir
seulement que tout ce que nous disons dans
ces généralités sur les teignes ne s'applique à
la teigne faveuse que lorsque celle-ci est spontanée. C'est la considération du rôle important
que jouent les teignes, sous ces derniers rapports, qui doit dominer dans la manière dont

on les étudie et dont on les classe. C'est ce qu'avait très-bien senti Alibert, qui, fidèle à des traditions tout-à-fait médicales, en avait fait un groupe à part.

En confondant les teignes, autres que le *favus* (1), sous le nom d'*impetigo*, d'*eczema*, avec leurs espèces et variétés des classes des *pustules*, des *vésicules*, les dermatologues modernes ont véritablement dépouillé la pathologie cutanée du tableau le plus original que présentent dans l'enfance, sur le tissu cutané, les procédés, la marche, les efforts salutaires de l'organisation, tableau qui n'est remarquable que par l'ensemble des traits dont il se compose, qui perd beaucoup de sa valeur médicale et même de son caractère pittoresque,

---

(1) Si, comme quelques-uns l'avaient fait, et comme M. Gibert l'a rappelé dans son Traité, en appelant le favus *vraie teigne*, et les autres espèces d'éruptions, dont il va être question, au cuir chevelu des enfants, *pseudo-teignes*, on a voulu faire allusion à la spécialité de l'élément physique, *anatomique*, qui constitue le *favus*, et à sa propriété de contagion, deux circonstances qui distinguent en effet fortement le *favus* des autres espèces d'éruption, on a eu raison ; mais sous les autres rapports, comme nous venons de le dire, le *favus* et ces *pseudo-teignes* doivent être confondus dans un même groupe, une même famille, et recevoir indistinctement l'application des mêmes considérations médicales, auxquelles donne lieu l'observation attentive de ce qui se passe dans l'organisation des enfants qui présentent au cuir chevelu ces sortes de décharges fluxionnaires.

à être morcelé et éparpillé çà et là sous divers titres. C'est dans ce tableau des mouvements fluxionnaires, s'effectuant sur le cuir chevelu plutôt qu'ailleurs, parce que sans doute chez les enfants la tête est le foyer permanent d'une plus grande activité vitale, que l'on peut contempler, plus qu'à aucune autre époque de la vie, les mouvements instinctifs salutaires auxquels se livre l'organisation pour entretenir la régularité des fonctions, pour se débarrasser d'un principe de malaise qui la fatigue. C'est ce tableau qui, en nous laissant ainsi saisir facilement les indications thérapeutiques à remplir, nous donne la mesure de ce que l'organisation peut faire et de ce qu'elle fait certainement, quand, dans les phases plus avancées de la vie de l'homme, il se présente des maladies de la peau dont, à cause du plus ou moins grand nombre de complications nouvelles survenues à ces époques, nous ne démêlons pas aussi facilement l'origine, la valeur, le rôle et, en quelque sorte, le véritable motif.

Ce n'est certainement pas, malgré tout ce qu'on a dit sur la nature, les dépôts des urines, des sueurs, des selles, sur divers désordres qui surviennent chez les teigneux, lorsque les teignes viennent à être brusquement supprimées, etc., ce n'est certainement pas, dis-je, la sécrétion, l'exhalation, l'expulsion d'un fluide ou d'une matière âcre, acide, alcaline, etc., supposée cause des efforts *dépurateurs* auxquels se livre l'organisme, que, dans l'état actuel de la science, nous pouvons étudier dans le phénomène des teignes. Il ne s'agit pas là, ou du moins nous ne concevons pas comment il pourrait s'agir d'une sorte d'écume qui serait ainsi rejetée à la surface pour débarrasser l'intérieur. Il est impossible de rattacher ces phénomènes à aucune altération appréciable physique, chimique, du sang, des humeurs. Nous sommes encore forcés de ne voir là qu'un mouvement fluxionnaire, que la *fluxion* se rattachant à diverses conditions morbides, soit héréditaires et n'ayant, à nos yeux, d'autre raison de leur existence que cette hérédité même, soit aussi héréditaires, mais provenant de certaines diathèses, de certaines conditions morbides internes appréciables chez les parents, soit acquises dès la plus tendre enfance, par l'influence du lait de la nourrice, du régime, de l'air, de toutes les circonstances hygiéniques au milieu desquelles l'enfant se trouve placé, ou à la suite de diverses autres maladies auxquelles il peut avoir été soumis. Ce mouvement fluxionnaire, cette fluxion, généralement à marche chronique, revêt différentes formes que nous allons examiner, selon le tempérament, la constitution, les dispositions natives du cuir chevelu ou de la région de la peau affectée.

Nulle part et à aucune autre époque de la vie une éruption cutanée ne remplit aussi souvent, relativement à la conservation de la régularité des fonctions, un rôle aussi important que les teignes dans l'enfance. D'abord presque tous les enfants ont, à l'époque de la lactation, ce qu'on appelle la croûte laiteuse, phénomène qui, quoique n'étant pas une véritable teigne, ne se rattache pas moins à un mouvement favorable excentrique de l'organisation ; car lorsqu'on cherche, par des topiques plus ou moins répercussifs, à la détruire, un trouble dans la santé de l'enfant ne tarde pas à se manifester. Ensuite dans l'état actuel de la civilisation, au milieu de toutes les circonstances, de toutes les causes pathogéniques qui environnent et assaillent l'homme de toutes parts, quinze enfants au moins sur vingt, dans les grandes villes principalement, présentent ou ont besoin de présenter ces décharges fluxionnaires, qui, sous le nom de teignes, sont une véritable garantie de l'intégrité de leurs organes intérieurs, du jeu régulier actuel et futur de leurs fonctions. Combien de morts prématurées sont dues au défaut d'une décharge semblable effectuée en temps opportun ! combien d'enfants meurent d'hydrocéphale aiguë ou chronique, d'affections pectorales, ventrales ; combien d'autres restent en proie à des affections chroniques, à des altérations des organes des sens, à des névroses, à des flux plus ou moins muco-purulents par les muqueuses palpébrale, auriculaire, nasale, bronchique, intestinale, génitale, etc., pour n'avoir pas fourni, par le moyen des teignes, une voie suffisante d'épuisement à des principes insaisissables dans leur nature qui ont vicié, corrompu, dans le germe même, la vie de nutrition ! Il y a certainement du vrai dans le dicton populaire, qu'un enfant doit jeter sa *gourme*.

Sans pouvoir en aucune manière apprécier ce qui se passe dans cette viciation, cette corruption ; sans pouvoir saisir la moindre clarté dans cette profondeur des mystères de la vie de nutrition, nous devons cependant, dans des vues uniquement pratiques et pour le but que nous nous proposons, faire ici un raisonnement analogue à celui que nous avons fait ailleurs, et dire que pour nous, cette viciation, cette corruption, sur

la nature de laquelle tant d'explications hypo-
thétiques, physiques ou chimiques, ont été
données, doivent se traduire et ne peuvent
pas ne pas se traduire en une altération,
une manière d'être morbide du système
nerveux qui préside à la vie de nutrition. C'est
sur lui que tout ce qui est vice, principe
mauvais, principe corrupteur, virus capable
de donner lieu plus tard à des désordres matériels, palpables, plus ou moins considérables,
porte et laisse définitivement son empreinte.
Cette empreinte reste comme une addition
à sa manière d'être, de vivre, de se développer. C'est comme une nouvelle fonction morbide ajoutée aux fonctions auxquelles il préside dans l'état normal ; et si
cette sorte de fonction morbide, qui doit
durer un temps plus ou moins long, n'a pas
pour siége, pour théâtre, le cuir chevelu ou
une autre région du tissu cutané, elle peut
s'effectuer sur un autre tissu ou organe intérieur plus ou moins important, et donner
lieu à des désordres considérables ou à la
mort. Il se présente bien des cas de maladies
graves dans l'enfance, où l'apparition d'une
teigne sert de phénomène critique à ces maladies, rend à l'enfant la santé, ou la lui
donne même meilleure qu'il ne l'avait eue

avant cette apparition; et ce n'est pas sans raison que des médecins ont tenté d'inoculer la teigne dans des cas d'affections graves, pour sauver les jours des enfants affectés.

Au reste les teignes peuvent être dues à d'autres circonstances qu'à un vice appréciable ou non de l'ensemble de la constitution, comme nous le dirons dans l'étiologie, en parcourant les diverses catégories de *fluxion* auxquelles les teignes peuvent appartenir; mais je rappellerai ici, relativement à ces vices de l'ensemble de la constitution, transmis par les parents, à ces vices dont le germe lui-même est imprégné, ce qui se trouve signalé dans mon *Traité des maladies vénériennes*. J'avais dit, et d'autres faits en grand nombre viennent tous les jours confirmer mon opinion là-dessus, que les blennorrhagies mal guéries, que les blennorrhées, les suintements, les *gouttes* qui leur succèdent et qui fréquemment conservent encore longtemps, à un degré plus ou moins fort, une propriété irritante, contagieuse; que l'inflammation chronique spéciale de la muqueuse prostatique à laquelle ces blennorrhées, ces suintements, ces *gouttes* se rattachent, inflammation qui s'étend ensuite aux vésicules séminales; j'avais dit que toutes ces circonstances, sur lesquelles personne n'a

jamais convenablement fixé l'attention, auxquelles malheureusement le public et les médecins ont généralement attaché si peu d'importance, étaient capables de vicier, de cor-
rompre la semence, le germe, de manière à
donner lieu, après la naissance, à ces décharges fluxionnaires, à ces phénomènes de *dépuration*, à ces humeurs de *rache*, à ces teignes
qu'on attribue à tout autre cause, ou qu'on
ne sait à quoi attribuer. Ainsi, un grand
nombre de fois des faits comme les suivants se
sont présentés à moi, et plusieurs de mes confrères m'ont fait part de faits semblables, qui
les ont frappés depuis que j'ai appelé leur
attention là dessus.

Des jeunes gens se sont mariés avec des
blennorrhées, des suintements, des *gouttes*,
suite de blennorrhagies négligées ou mal trai-
tées, datant de six mois, d'un an et bien plus.
Ils ont épousé des femmes très-saines, eux
étant également très-sains. Ils n'avaient point
eu dans leur enfance, pas plus que leurs femmes, des teignes, humeurs de *rache*, etc. Ils
ont donné le jour à des enfants qui, nourris
par des nourrices très-saines, ont offert des
teignes du genre surtout des teignes *granulées*
ou *muqueuses*, et quelquefois *faveuses*, teignes
qui ont persévéré opiniâtrément plusieurs

années, ont résisté à bien des moyens employés, ou quelquefois, en paraissant céder, ont été dans les premiers temps suivies d'un désordre dans la santé des enfants. Ce désordre qu'on ne pouvait pas attribuer à d'autre cause qu'à la disparition de ces teignes, a cédé à la réapparition de ces dernières. Ces teignes, en disparaissant tout-à-fait vers l'âge de 4 à 5 ans ou de 7 à 9 ans, ont souvent laissé après elles des inflammations chroniques des muqueuses de l'œil, du nez, de l'oreille, des engorgements des glandes du cou, des toux sèches ou humides, des palpitations, des diarrhées, etc. Consulté par les parents sur la cause de tous ces phénomènes que ni eux ni leurs parents n'avaient jamais présentés, après avoir interrogé le père et m'être assuré de l'existence des circonstances dont je viens de parler, j'ai guéri ce dernier radicalement de sa blennorrhée, j'ai guéri également la mère de l'irritation ou de l'inflammation de la muqueuse utérine, ainsi que des écoulements utérins que le mari avait dans la plupart des cas déterminés chez elle; et à partir de cette époque, les autres enfants qui sont survenus, n'ont plus présenté aucun des phénomènes précédents. Réciproquement des jeunes gens se sont mariés très-sains avec des femmes également saines. Ils ont eu d'abord des enfants très-bien portants, sans aucune humeur de rache ni teigne; le père a contracté ensuite une blennorrhagie, qu'il n'a pas bien guérie, qui lui a laissé une blennorrhée, un suintement. Ayant eu des rapports de nouveau avec sa femme, un mois, deux mois, quatre mois après, l'enfant qui est résulté de ce coït a présenté les phénomènes de *dépuration* dont je viens de parler. Consulté alors sur la blennorrhée du mari, sur la même maladie communiquée à sa femme et sur l'état de l'enfant, j'ai guéri le père et la mère, et j'ai vu naître et croître ensuite un autre enfant aussi sain que les premiers.

Voilà les faits sur lesquels je ne saurais trop de nouveau appeler l'attention ; ils ne sont certainement pas rares, et ils démontrent, avec bien d'autres résultats fâcheux du reste, l'impérieuse nécessité de guérir radicalement les blennorrhagies.

Nous n'étendrons pas plus loin ces considérations générales ; tout le reste se trouvera compris dans l'exposition de l'étiologie des teignes. Nous allons étudier d'abord les formes diverses que présentent les teignes, en suivant d'ailleurs la première division des teignes d'Alibert, dont les diverses espèces nous paraissent toutes, excepté le *favus* et quelquefois ce que cet auteur appelle *teigne furfu-racée*, se rapporter à l'ordre des vésicules ou puro-vésicules.

TEIGNE MUQUEUSE.

(ACHORE MUQUEUX DE LA NOUVELLE CLASSIFICATION D'ALIBERT ; PORRIGO FAVOSA , PORRIGO LARVALIS DE WILLAN , IMPETIGO LARVALIS DE SES DISCIPLES ET CONTINUATEURS, GOURME, HUMEUR DE RACHE, ETC.)

Willan et Batteman ont cru voir quelque chose de particulier dans les petites puro-vésicules (pustules) qui constituent le fond de cette espèce de teigne, et auxquelles ils ont cru devoir plus particulièrement donner le nom d'*achores*, expression sur la véritable valeur de laquelle on a discuté sans ré-sultat utile. Le fait est qu'il n'y a pas de distinction caractéristique possible à éta-blir, entre les petites pustules appelées par quelques-uns *psydraciées* qui donnent lieu à la teigne muqueuse, et les autres petites pustules également *psydraciés* qui donnent lieu à d'autres éruptions de la division des puro-vésicules, dans l'ordre des vésicules. Il n'y a en fait de teignes qu'un seul élément qu'il faut distinguer, qui n'est pas à propre-ment parler une pustule, et qu'il faut décrire à part, comme nous l'avons fait : c'est le *favus*.

Dans la description de la teigne muqueuse, il faut d'abord considérer ce qui n'est véritablement qu'un diminutif de cette teigne ; c'est la croûte de lait qui, chez la plupart des enfants accompagne une partie de la durée ou toute la durée de la lactation, quelquefois même se prolonge au delà, remplacée par une véritable teigne. Cette croûte de lait (*achore lactumineux* de la dernière classification d'Alibert) commence par de véritables très-petites puro-vésicules, mais moins appréciables que dans la teigne muqueuse. Le liquide qui s'en exhale donne lieu à des croûtes lamelleuses comme des écailles, blanchâtres, jaunâtres, roussâtres, assez adhérentes, qui recouvrent quelquefois, comme une calotte, toute la surface du cuir chevelu. Elles sont en général sèches, quelquefois légèrement humides. Si on les fait tomber par des applications de corps gras ou par de légères frictions réitérées avec une brosse, elles ne tardent pas à se reproduire. L'humeur qui les produit a parfois une odeur assez marquée de lait aigri, surtout quand on a ramolli et cherché à faire tomber les croûtes. Si on s'avise de vouloir empêcher leur retour par des applications de médicaments résolutifs, répercussifs, il est rare qu'il ne survienne pas quelque dérangement dans la santé de l'enfant, ce qui prouve comme je l'ai dit, son utilité comme voie de décharge fluxionnaire, de phénomène de dépuration dans la plus tendre enfance. Cette croûte de lait s'accompagne aussi assez souvent d'une démangeaison parfois assez forte.

La teigne muqueuse commence par de petites puro-vésicules, d'un blanc jaunâtre, acuminées ou globuleuses, agglomérées, et souvent à peine formées qu'elles s'entr'ouvrent, soit spontanément, soit sous l'influence de l'action de se gratter, car elles s'accompagnent généralement de démangeaison, pour laisser échapper en plus ou moins grande abondance un liquide visqueux, épais, comme poisseux, jaunâtre, par lequel les cheveux sont agglutinés, et qui, en se desséchant plus ou moins promptement, donne lieu à des croûtes irrégulières, jaunâtres ou d'un brun jaunâtre. La continuation de sécrétion du même fluide donne lieu à de nouvelles croûtes, qui s'ajoutent aux précédentes ou les remplacent, quand elles se détachent. Une humidité continuelle est ainsi entretenue sur le cuir chevelu par l'humeur qui suinte et coule de

toutes parts; l'enfant en se grattant en excite
la sécrétion; le sang qu'il amène quelquefois,
en se grattant avec force et continuellement,
donne à cette humeur une teinte rougeâtre;
des excoriations se forment de cette manière
sur le cuir chevelu; l'inflammation y devient
plus vive; le développement presque constant
de poux abondants vient augmenter l'irritation et rendre plus impérieux le besoin de se
gratter. Quelquefois c'est dans une croûte
épaisse que les poux se multiplient et rendent
les souffrances insupportables; la croûte devient friable parfois et se divise en une foule
de petits fragments qui adhèrent aux cheveux
vers leur base; ceux-ci collés ensemble
deviennent difficiles à démêler; le défaut de
soins, la malpropreté donnent plus d'intensité à tous ces symptômes; une odeur fétide
s'exhale de la tête affectée; les glandes du
cou s'engorgent; la fièvre s'allume, il y a de
l'agitation, de l'insomnie; quelquefois une
éruption semblable se manifestant sur diverses
parties de la face, à la nuque, etc., augmente
l'importunité, la gravité du mal; les cheveux
tombent, si les croûtes sont restées longtemps
adhérentes; mais ils repoussent ensuite parce
que leurs bulbes n'ont été qu'enflammés, mais
non détruits; il se forme souvent çà et là de

petits engorgements phlegmoneux , de petits abcès sous-cutanés ; enfin cette forme de teigne qui se montre en général d'autant plus humide, d'autant plus abondante en sucs muqueux visqueux que les enfants sont lymphatiques et blonds, qui ne se montre guère qu'aux environs de la première dentition, vers la fin de la lactation ou après la lactation, et qui ne va guère au delà de l'âge de quatre à cinq ans, se termine à peu près toujours favorablement, et n'est que rarement suivie d'une extension de l'inflammation, d'une éruption aphtheuse de la bouche, de diarrhées opiniâtres, d'un état de marasme qui compromettent les jours du malade, à moins cependant qu'il n'y ait en même temps quelque affection grave intérieure dont tous ces accidents seraient le résultat.

TEIGNE GRANULÉE.

(PORRIGINE GRANULÉE DE LA NOUVELLE CLASSIFICATION D'ALIBERT, PORRIGO GRANULATA, GALONS, ETC.)

La teigne granulée ne diffère pas essentiellement de la teigne muqueuse. Elle se présente à l'observation non pas aussi généralement répandue sur le cuir chevelu, pouvant envahir le visage, le tronc, les membres, comme la teigne muqueuse, mais beaucoup plus circonscrite sur diverses parties du cuir chevelu, assez souvent à la partie supérieure, postérieure de la tête. La circonstance remarquable qui accompagne la teigne muqueuse, c'est la sécrétion abondante de sucs visqueux, c'est une humidité constante; la teigne granulée au contraire se distingue par la sécheresse de ses croûtes. La teigne granulée, du reste, commence également par des puro-vésicules, dont l'humeur desséchée donne lieu à des croûtes inégales, bosselées, irrégulières, sèches, dures, brunâtres, fortement adhérentes vers la base des cheveux, dont on les détache avec peine. Elles forment des plaques assez saillantes, souvent arrondies, appelées alors surtout *galons* par le peuple. Parfois elles présentent çà et là de très-petites plaques de même aspect, séparées par des intervalles plus ou moins grands. On n'y remarque guère une odeur désagréable de beurre rance, que lorsque l'humeur, donnant lieu aux croûtes, n'est pas entièrement desséchée. Alibert compare assez bien l'aspect des couches raboteuses irrégulières crustacées de la teigne granulée, à des fragments de mortier grossièrement brisé, ou à du plâtre tombé des murs et sali par l'humidité et la poussière. La teigne granulée s'accompagne fréquemment, comme la teigne mu queuse, de vives démangeaisons ; la peau sous les croûtes paraît lisse, érythémateuse, quand on enlève ces croûtes. Cet arrachement ne laisse pas voir l'enfoncement creusé dans une partie de l'épaisseur de la peau, que présentent les croûtes de *favus*, lorsqu'on arrache ces dernières. Dans l'intervalle des croûtes ou des plaques croûteuses, la peau est çà et là légèrement écailleuse, furfuracée. Ces croûtes peuvent se détacher, surtout quand l'enfant se gratte, et être remplacées par de nouvelles croûtes précédées de nouvelles pustules ou d'un nouveau suintement ; mais généralement elles sont plus stationnaires que celles de la teigne muqueuse. Une production plus ou moins abondante de poux les accompagne aussi fréquemment.

Cette teigne ne se présente pas ordinairement d'aussi bonne heure que la teigne muqueuse. Elle semble se montrer de préférence chez les enfants bruns, peu lymphatiques. C'est vers l'âge de trois à quatre ans qu'on la remarque jusqu'à l'âge de sept à neuf ans, quelquefois même jusqu'à la puberté. Très-rarement les adultes en sont affectés ; cependant je l'ai observée quelquefois à cet âge. Elle peut se guérir spontanément ; mais elle

est plus rebelle que la teigne muqueuse. Elle
ne fait guère tomber les cheveux. On peut
quelquefois, au premier aspect, la confondre
avec une forme avancée du *favus*, où le caractère pittoresque essentiel de cette dernière
maladie a en grande partie disparu, et à
laquelle on donne aussi vulgairement le nom
de *galons ;* mais on peut l'en distinguer,
comme nous le dirons en parlant du *favus* ou
de la teigne faveuse.

TEIGNE FURFURACÉE.

(PORRIGINE FURFURACÉE DE LA DERNIÈRE CLASSIFICATION D'ALIBERT,
PORRIGO FURFURANS DE WILLAN, ECZÉMA OU PYTHIRIASIS, ETC.)

L'éruption dont il est question, qui constitue véritablement une teigne chez les enfants, commence toujours par l'élément vésiculeux, excepté cependant pour ce que Willan
appelle *porrigo decalvans*, Alibert *porrigine
tonsurante*, les frères Mahon, *teigne tondante*,
variété généralement assez rare ; je ne l'ai
observée que trois fois bien caractérisée dans
ma pratique. J'aime mieux rapporter cette
dernière, comme variété, à l'espèce précédente, que d'en faire une espèce à part ; car,
dans les cas où je l'ai observée, elle débutait
toujours par un léger suintement sur les par-

ties affectées, quoique, à la vérité, je n'aie pu apercevoir de véritables vésicules. J'ai fait, au reste, les mêmes remarques qu'Alibert : « Dans « le principe de cette affection, dit-il (1), il « s'opère un léger suintement sur une partie « plus ou moins enflammée du cuir chevelu; « quelques démangeaisons se font en même « temps sentir ; la peau se dessèche, et la « cuticule se réduit en farine; enfin le système « pileux se brise et se détériore. » M. Mahon, qui paraît l'avoir observée un grand nombre de fois, en fait la description suivante, qui se rapporte assez à l'aspect ultérieur de cette variété, telle que je l'ai observée, et qu'il me suffira de citer pour en donner une idée suffisante, sans entrer dans de plus longs détails :

« Les individus affectés de cette teigne, « dit-il, nous ont toujours offert sur le cuir « chevelu au moins une tonsure plus ou moins « étendue, mais toujours régulièrement cir- « culaire, où les cheveux étaient naturellement « coupés, ou plutôt cassés, à une ou deux « lignes au dessus du niveau de l'épiderme. « A cette place la peau était entièrement « sèche, plus compacte, plus serrée que les « parties voisines, qui étaient saines. Les

(1) *Monographie des dermatoses*, page 297.

« aspérités qui se faisaient remarquer étaient
« sensibles à la vue, mais surtout au toucher ;
« elles étaient semblables à celles qui de-
« viennent apparentes sur la surface de la
« peau, à la suite de l'impression subite du
« froid, ou après le frisson causé par un sen-
« timent d'horreur, enfin à ce qu'on appelle
« vulgairement *chair de poule.* La teinte de
« la peau était un peu bleuâtre ; mais lorsqu'on
« la grattait, la surface soumise à ce frotte-
« ment se recouvrait d'une poussière fine très-
« blanche, que l'on peut comparer à de la
« farine très-ténue. » (*Recherches sur le siége
et la nature des teignes.*)

Il ne faut pas confondre avec la teigne furfuracée l'éruption simplement furfuracée ou
érythémato-furfuracée (*pythiriasis* des auteurs)
qui peut survenir sur le cuir chevelu comme
ailleurs, qui se montre surtout chez les adultes, et qui n'offre rien de particulier, de distinct, si ce n'est que le mouvement fluxionnaire
qui lui donne lieu, peut aussi, en enflammant
non seulement le tissu cellulaire de la peau,
mais encore les bulbes pileux eux-mêmes,
déterminer la chute des cheveux ; mais ceux-ci
repoussent ensuite le plus souvent.

En revenant maintenant à la teigne furfuracée dont il est question, nous avons dit

qu'elle débutait par l'élément vésiculeux; mais la dessication de l'humeur qui suinte du cuticule lui-même, au lieu de donner lieu à la forme crustacée, donne lieu à une desquammation semblable aux écailles du son, ou du moins à de petites croûtes minces, jaunâtres, roussâtres, qui offrent cette apparence. Cette couche furfuracée, qui peut être plus ou moins sèche, s'accompagner de quelque humidité, avoir plus ou moins d'épaisseur, se détache facilement par parcelles, quand elle est sèche, offre plus d'adhérence dans le cas contraire; elle est précédée de quelques symptômes d'irritation, quelquefois de fièvre, de rougeur, de douleur, de prurit. Ce dernier est quelquefois considérable. C'est alors surtout que le suintement humoral est plus marqué. Les bulbes pileux sont assez souvent affectés, et c'est en se grattant surtout que l'enfant fait tomber les cheveux, qui offrent vers leur racine de petites écailles adhérentes. Il y a moins fréquemment des poux dans cette espèce que dans les précédentes. L'odeur qui l'accompagne a peu de fétidité; parfois elle est tout-à-fait nulle, surtout si la couche furfuracée est sèche. Dans ce dernier cas, en détachant cette couche, on trouve la peau au dessous dépouillée de cet épiderme, rougeâtre, lisse, luisante. Quand cette affection se présente chez les adultes, ce qui est rare, car ceux-ci offrent bien plus fréquemment la simple éruption furfuracée ou érythémato-furfuracée dont je parlais, ou bien une éruption vésiculo-crustacée ou érythémato-vésiculo-crustacée (*eczema*) bien caractérisée, elle s'étend parfois aux sourcils et au menton.

La teigne furfuracée n'atteint guère les enfants qu'après la première dentition, et se prolonge quelquefois au delà de la seconde. Les cheveux, dont elle détermine assez souvent la chute, repoussent ensuite. C'est le tissu réticulaire de la peau qui est principalement affecté dans cette espèce.

TEIGNE AMIANTACÉE.

Cette espèce de teigne avait été créée par Alibert il y a déjà longtemps. Il en fit une courte description dans son premier ouvrage (*Précis théorique et pratique sur les maladies de la peau*). Il lui a donné plus d'extension dans sa *Monographie des Dermatoses*. Cette espèce est extrêmement rare. J'avoue que je ne l'ai bien observée que deux fois avec ce caractère de lamelles écailleuses semblables à l'amiante, suivant une partie ou toute la longueur des cheveux, que lui assigne Alibert, et encore, dans ce cas, il m'a semblé qu'à leur début ces teignes avaient été simplement vésiculeuses ou puro-vésiculeuses. D'autres médecins et les frères Mahon paraissent l'avoir également observée et considérée comme une espèce à part, avec les traits distinctifs que lui assigne Alibert. Je comprends que beaucoup de médecins, à cause de sa rareté, n'ayant pas eu l'occasion de l'observer dans leur pratique, aient nié l'existence de cette espèce, et que d'autres, quoique ayant pu l'observer, en aient fait simplement une variété de ce qu'ils appellent *eczema.* Cependant il est positif qu'il qu'il y a, dans ce qu'Alibert appelle teigne amiantacée, et qu'il y avait dans les deux faits que j'ai observés relatifs à cette maladie, un type de forme assez remarquable pour en faire une espèce à part. Comme je n'ai pas été témoin moi-même d'un assez grand nombre de faits pour en tracer un tableau complet, je crois convenable et suffisant ici de citer, pour servir de description de cette espèce, le tableau qu'en a tracé Alibert lui même.

« La porrigine amiantacée (teigne amiantacée de son premier ouvrage) est ordinairement caractérisée par des écailles ou membranules micacées, luisantes, argentines, qui unissent et séparent les cheveux par mèches, les suivent dans leur trajet et dans toute leur longueur : elles ressemblent beaucoup à ces pellicules minces, fines et transparentes, qui engaînent les plumes des jeunes oiseaux et qu'ils enlèvent avec leur bec lorsqu'ils sont dans leurs nids et qu'ils n'ont pas encore la faculté de voler, ou bien à cette substance désignée sous le nom d'*amiante* par les naturalistes. Cette existence par paquets distincts et cylindriques, et qui donne à cette teigne son existence spécifique, est aussi constante que la dépression urcéolée qui signale les incrustations du favus. — La teigne amiantacée se manifeste communément à la partie antérieure et supérieure de la tête. Lorsqu'on coupe, très-près de la partie affectée, les cheveux enduits de cette matière écailleuse, cette partie de la peau paraît gercée et comme sillonnée ; elle est d'un rouge plus ou moins intense, et frappée d'une légère inflammation ; *on y distingue parfois de très-petites pustules plates ;* ces pustules sèchent et disparaissent à mesure que l'irritation morbide s'affaiblit par l'action des topiques émollients. La porrigine amiantacée est peu ou point odorante. Il est vrai qu'elle est presque toujours dans un état de siccité ; lorsqu'elle est à l'état humide, l'humeur qui s'échappe est d'un blanc légèrement roussâtre. »

Les deux individus chez qui j'ai observé cette espèce de teigne étaient adultes, et ce n'est guère en effet que chez les jeunes gens et les adultes qu'on l'a observée.

FAVUS OU TEIGNE FAVEUSE.

(TINEA FAVOSA, TINEA LUPINOSA, PORRIGO LUPINOSA, ETC.)

Voici une espèce de teigne qui, sous le rapport pittoresque, comme sous le rapport de la propriété de contagion, occupe un rang tout-à-fait à part. Nous l'avons placée ici dans l'ordre des vésicules, ou plutôt dans la division des puro-vésicules, pour ne pas tronquer l'histoire des teignes, en vertu des considérations que nous avons émises précédemment; et d'ailleurs, quoique nous soyons de l'avis de ceux qui ne regardent pas le *favus* comme une éruption proprement pustuleuse; quoique en examinant attentivement la maladie dans son début nous n'ayons, pas plus que ces derniers, pu constater cette éruption véritablement pustuleuse primitive, comme précédant nécessairement l'apparition de la croûte caractéristique du favus, d'autres auteurs recommandables ayant considéré cette forme comme primitive dans le favus, et ayant classé cette maladie en vertu de cette opinion, nous n'aurions pu guère la placer ailleurs que dans l'ordre dont il est question, à côté des autres espèces de teignes.

Les très-petites pustules jaunâtres, enchâssées dans le cuir chevelu, qui, selon quelques auteurs, forment le début de la teigne faveuse, nous ont paru un phénomène plutôt accidentel qu'essentiel. Là où nous avons observé ces petites pustules, il ne paraissait pas très-souvent des croûtes de favus, et ces croûtes se développaient au contraire là où aucune pustule n'avait paru. Cette observation est encore plus facile à faire sur les parties du tronc ou des membres où le favus se développe quelquefois, que sur le cuir chevelu. Ainsi, non seulement après avoir fait tomber les croûtes sur ces parties, chez de très-jeunes enfants, nous avons vu de nouvelles croûtes se reformer sur un fond rouge, uni, lisse, sans aucune espèce d'apparence de pustule ; mais à côté d'une seule petite croûte en godet, caractéristique du favus, nous avons vu d'autres croûtes semblables se développer, sans apercevoir, malgré toute l'attention que nous y avons apportée, la formation préalable d'aucune pustule, de rien qui ressemblât à une véritable pustule; il n'y avait qu'une rougeur et un peu d'humidité.

On a dit aussi que la teigne faveuse n'avait pour siége que les follicules pileux; je suis encore de l'avis de ceux qui regardent tout à la fois tous les follicules pileux et sébacés comme compromis dans cette maladie. Il serait bien extraordinaire, en effet, que chez de très-jeunes enfants, à peau très-fine, chez lesquels le favus survient spontanément, des plaques de favus se développassent sur diverses parties du tronc ou des membres sur lesquels il y a à peine le plus léger duvet, plutôt que sur le cuir chevelu, comme je l'ai vu quelquefois, ou en même temps que sur le cuir chevelu. Si les bulbes pileux seuls pouvaient être le siége de cette maladie, lorsque, par une disposition particulière, le favus survient spontanément, c'est là où les seuls prétendus organes affectés existent avec quelque valeur, jouent anatomiquement et physiologiquement un rôle véritablement remarquable, important, que cette maladie devrait principalement ou uniquement se manifester, et non pas soit en même temps soit uniquement là où il n'existe que des vestiges de ces organes, s'il en existe réellement. Je dis donc comme

Alibert, que, « partout où il y a des canaux « sébacés et des poils, le favus peut se mani- « fester. » (*Monographie des Dermatoses* , page 310.)

Le favus offre dans sa configuration, dans l'aspect ultérieur de ses croûtes deux variétés qui, quoique ne différant en aucune manière sous le rapport des considérations médicales et du traitement, offrent cependant quel- que avantage à être examinées chacune à part. La première est ce qu'Alibert appelle *favus vulgaris* , Willan *porrigo lupinosa* , Biett *porrigo favosa*, ce que nous appellerons comme Alibert, teigne faveuse vulgaire. (Beaucoup trop d'auteurs se sont évertués à donner un nom différent à chaque variété de teigne, croyant peut-être faire en quel- que sorte la découverte de la chose en créant le nom, ce qui n'a pas peu contribué à embrouiller la nomenclature et les élèves.)

Quand le favus vulgaire commence à se dessiner d'une manière apercevable à nos yeux, il se présente sous la forme d'une petite croûte jaune, arrondie, déprimée dans son centre ; dépassant d'abord à peine le niveau de la peau. Cette petite croûte bien visible, bien tranchée dans sa forme, du qua- trième au sixième jour, est souvent sur le cuir chevelu traversée par un cheveu, elle est presque constamment précédée de démangeaison, et quelquefois accompagnée d'une inflammation légère. Elle va se développant ensuite, s'élevant de plus en plus au dessus du niveau de la peau. La même forme arrondie, la même dépression centrale persévèrent dans ce développement, et bientôt se dessine assez bien cette ressemblance qu'on a remarquée et signalée entre les croûtes en godet caractéristiques du favus et les alvéoles d'une ruche à miel, ou les cupules de certains lichens parasites. Plusieurs croûtes semblables peuvent se développer simultanément éparses ou contiguës, ou bien, à côté d'une seule qui s'est présentée d'abord, d'autres en plus ou moins grand nombre naissent et présentent les mêmes phases en croissant. Des croûtes plus ou moins éloignées se réunissent ensuite par l'interposition de nouvelles croûtes, et il se forme ainsi des plaques étendues irrégulièrement circonscrites, quelquefois une seule croûte très-étendue, recouvrant la tête comme une calotte. Si les croûtes sont très-anciennes, elles deviennent blanchâtres, très-sèches, friables, et se détachent partiellement avec facilité; mais les dépressions en godet sont toujours plus ou moins apercevables dans quelques points, si ce n'est au centre, du moins vers la circonférence des plaques. Lorsque les croûtes sont éparses, dans les intervalles la peau offre assez souvent une légère desquammation ou furfuration. L'irritation, l'inflammation, les démangeaisons accompagnent les progrès de cette maladie. Quelquefois très-vives, elles sont presque nulles dans d'autres cas, quand la maladie est récente, peu étendue, quand la peau est naturellement peu irritable. Le défaut de soins, la malpropreté permettent aussi dans le favus le développement d'une grande quantité de poux. En général, dans les parties du cuir chevelu affectées de teigne faveuse, les cheveux perdent leur adhérence, se laissent détacher facilement; ils n'ont plus leur couleur, leur aspect normal; ils pèchent par un vice de leur nutrition. S'ils reviennent après leur chute, lorsqu'on laisse marcher la maladie, ils repoussent clair-semés, lanugineux, avortés. Quelquefois ils ne repoussent pas du tout; les bulbes sont détruits; la peau dans les endroits qui étaient affectés reste pâle ou rougeâtre, polie, luisante, quelquefois ridée, comme parcheminée.

C'est ainsi que par les progrès de la maladie, une alopécie incurable survient; l'irritation gagnant en profondeur, la peau s'enflamme dans toute son épaisseur; elle offre çà et là de petites indurations ou un gonflement plus considérable. Les vives démangeaisons, causées surtout par les poux, font que l'enfant se gratte avec fureur; des excoriations en résultent, précédées ou non de pustules accidentelles; sur ces excoriations se forment des croûtes grisâtres, différentes des croûtes du favus; le tissu cellulaire souscutané s'affecte et devient le siége de petits abcès; les couches plus profondes, le péricrâne, les os du crâne eux - mêmes, peuvent être à la longue plus ou moins compromis. L'odeur d'urine de chat que présente souvent le favus, dès les premiers temps de son développement, se change, à cette époque avancée, en une odeur fétide qui augmente encore d'intensité lorsqu'on cherche à faire tomber les croûtes par l'application de cataplasmes émollients. Les glandes du cou s'engorgent; la peau des parties voisines de la face, du cou, se tuméfie; les yeux sont rouges et larmoyants; parfois, mais très-rarement, les ongles s'allongent, se déforment; une fièvre de réaction se développe; il y a de l'agitation, de l'insomnie, un amaigrissement plus ou moins sensible; enfin le marasme et même la mort peuvent être la suite de cette horrible maladie à ce degré avancé. Mais tout cela ne peut guère arriver que quand la teigne faveuse est spontanée, chez des sujets dont la constitution est détériorée. C'est aussi seulement dans ces cas que l'on remarque, comme cela a déjà été souvent signalé par les auteurs, comme je l'ai remarqué moi-même, une croissance lente ou incomplète, l'engourdissement de l'esprit, une sorte d'arrêt de développement au physique comme au moral.

Il faut d'ailleurs, pour être témoin du développement progressif de tous ces phénomènes, abandonner la maladie à elle-même; car, même dans les conditions défavorables dont nous venons de parler, une semblable issue ne saurait guère se présenter, si on administre un traitement convenable; à plus forte raison ces phénomènes ne se présentent jamais, quand la teigne contractée par contagion est une maladie simplement locale, même quand on abandonne la maladie à elle-même, en ne négligeant pas les soins de propreté. La teigne faveuse peut rester alors de longues années stationnaire. Lorsqu'elle est spontanée, qu'elle exprime, comme la teigne muqueuse, une sorte de besoin de décharge fluxionnaire de la part de l'organisme, elle

peut aussi quelquefois se guérir spontanément comme les autres teignes; mais ordinairement la guérison n'arrive que par les
efforts de l'art. Lorsqu'elle a été contractée
par contagion, il est rare qu'elle guérisse
spontanément; elle tend à se perpétuer indéfiniment ou à faire des progrès, si l'art ne s'y
oppose. Dans tous les cas, lorsque la guérison
a lieu spontanément, la peau, dans les parties
qui ont été longtemps affectées, reste, après
la chute des croûtes qui ne se reproduisent
plus, longtemps rougeâtre, luisante, et les
cheveux n'y reviennent qu'incomplètement
ou n'y reviennent pas du tout. Si la maladie
n'a pas eu une longue durée, les bulbes ne
sont pas assez altérés pour que les cheveux
ne puissent repousser plus tard à peu près
à l'état normal. Lorsque la guérison a lieu
par les moyens de l'art, les cheveux repoussent ou ne repoussent pas, sont plus ou moins
altérés, selon le degré avancé auquel on a
commencé à traiter la maladie, selon les
ravages qu'elle avait déjà faits, selon le genre
de moyens qu'on a mis en usage.

La seconde variété du favus est ce que
quelques auteurs ont appelé teigne *nummulaire*, *annulaire*; Alibert, autrefois *favus
squarrosus*, dernièrement *favus scutiforme*;

Willan, *porrigo scutulata ;* c'est encore ce que les Anglais appellent vulgairement parfois *ringworm*, et ce que le peuple en France appelle aussi *galons.* Cette variété n'affecte guère jamais que le cuir chevelu. Elle offre, dans son début, des croûtes élémentaires, arrondies, jaunâtres, déprimées dans leur centre, absolument semblables à celles de la précédente variété, c'est-à-dire, que la croûte élémentaire caractéristique du favus est la même dans tous les cas; mais ici la dépression en godet disparaît bientôt, et les croûtes sont rangées circulairement, plus pressées et quelquefois plus saillantes à la circonférence qu'au centre. Elles sont très-sèches, d'un blanc jaunâtre et forment, par leur réunion en plaques arrondies, des espèces d'incrustations quelquefois très-élevées au desssus du niveau de la peau. Au reste cette variété présente à peu près les mêmes circonstances que la précédente, relativement à la rougeur, à l'irritation, au prurit de la peau là où se développent les croûtes ; relativement à l'aspect de ce tissu, quand on a fait tomber les croûtes, à l'influence qu'elle exerce sur les bulbes pileux, sur l'altération, la chute des cheveux ; à la desquammation ou la furfuration de la peau dans l'intervalle des plaques ; à la tendance à envahir les parties voisines, sinon autant en profondeur, du moins autant en surface. Mais lors même qu'une croûte générale et continue recouvre toute la tête dans cette seconde variété comme dans la première, formant ainsi une espèce de calotte, dans la première variété le *favus vulgaire*, on aperçoit toujours çà et là quelques dépressions en godet, tandis que dans la seconde variété, le *favus nummulaire* ou *annulaire*, etc., c'est partout une croûte d'un jaune grisâtre, nettement circonscrite par une ligne ou un ensemble de lignes circulaires. Cette variété ne se présente assez souvent que vers la partie postérieure du cuir chevelu, en formant sur ces parties plusieurs plaques arrondies ou même une seule plaque. Elle tend à persévérer indéfiniment, si l'art ne s'y oppose, comme la précédente variété, n'offrant cependant pas généralement la même gravité, ni, comme nous l'avons dit, la même disposition à affecter les tissus en profondeur. Elle peut être au reste, comme la première, spontanée, héréditaire ou contractée par contagion.

C'est sous l'influence de cette dernière condition, c'est-à-dire de la contagion, que j'ai vu le plus souvent la teigne faveuse se développer. Dans ma pratique, en prenant des informations bien exactes, relativement aux antécédents des malades, j'ai trouvé que quinze fois sur vingt cette maladie avait été contractée de cette manière. La variété *scutiforme* s'est montrée à moi bien moins fréquemment que la variété vulgaire. Je n'ai généralement observé la teigne faveuse, comme tous les auteurs, que dans la première ou la seconde enfance, quelquefois jusqu'à la puberté, quelquefois même au delà ; mais quand elle s'est montrée après la puberté, dans l'âge adulte ou la vieillesse, c'était, ou bien parce que, développée dans l'enfance, elle n'avait jamais été guérie ou avait offert des récidives, ou bien parce qu'elle avait été contractée par contagion, ce qui peut avoir lieu à tous les âges, selon les dispositions particulières. Les enfants chez qui cette maladie s'est développée spontanément, m'ont paru généralement d'un tempérament lymphatique, d'une constitution délicate, ayant la peau blanche, fine, plutôt blonds que bruns ; d'autres fois ils m'ont offert des circonstances différentes, un tempérament sanguin, une constitution forte, la teinte brune des cheveux et de la peau. Quand la maladie a été contractée par contagion, elle s'est montrée avec les constitutions, les tempéraments les plus variés.

Le diagnostic différentiel n'a pas besoin d'être tracé pour la première variété, le favus vulgaire. Il est évident que le tableau tout-à-fait caractéristique par lequel elle se dessine, ne saurait être confondu avec aucune autre espèce d'éruption, pas même avec la seconde variété, le favus scutiforme. Mais cette dernière pourrait, à un degré déjà un peu avancé, être confondue avec la teigne granulée, lorsque celle-ci affecte aussi la forme de plaques arrondies, comme des incrustations. Cependant, dans cette dernière, les croûtes sont d'un brun grisâtre plutôt que d'un jaune blanchâtre ou grisâtre, comme dans le favus scutiforme ; et si les croûtes de ce dernier, salies à l'extérieur, ont tout-à-fait la teinte et l'aspect des croûtes de la teigne granulée, en raclant un peu leur surface avec le doigt, ou en écartant les unes des autres les petites croûtes séparées par des sillons, on aperçoit une poussière jaune, provenant de la croûte faveuse ; mais le meilleur signe de distinction s'obtient en faisant tomber les croûtes, et en observant la manière dont l'éruption se reforme. On voit alors, pour le favus scutiforme, se développer la croûte élémentaire, caractéristique du favus, tandis que pour la teigne granulée on voit l'humeur s'exhalant de la surface rougeâtre, dépouillée de sa croûte, donner lieu par sa dessiccation à une croûte bien différente d'aspect. D'ailleurs, la teigne granulée n'est pas contagieuse.

ÉTIOLOGIE DES TEIGNES.

Cette étiologie va se trouver naturellement et méthodiquement exposée en parcourant les diverses catégories de *fluxion* auxquelles les teignes peuvent appartenir.

1° *Fluxion par cause externe.* Il n'y a point de véritable teigne qui puisse se développer uniquement sous l'influence des causes externes. Celles-ci ne font tout au plus qu'augmenter, entretenir, prolonger une teigne existant déjà, ou favoriser, hâter le développement d'une teigne à laquelle le malade était déjà disposé : telles sont la malpropreté, le contact de corps âcres, irritants, une forte insolation, etc. Cependant on peut considérer comme due d'abord à une cause externe une teigne contractée par contagion ; car c'est un germe venu du dehors qui a été déposé sur la peau de manière à n'affecter uniquement que ce tissu. C'est ce qui arrive le plus souvent pour la teigne faveuse et peut-être même pour d'autres genres de teignes,

comme la teigne granulée et la teigne furfuracée, selon ce qui paraîtrait résulter des observations rares de quelques médecins. Quant à
moi, je n'ai jamais pu constater d'une manière
rigoureuse la propriété contagieuse des teignes
autres que la teigne faveuse. Il est possible
qu'on ait confondu, dans ces cas, la teigne faveuse scutiforme avec la teigne granulée, et
pour la teigne furfuracée, il pourrait se faire
que ce fût une simple éruption furfuracée survenue sur le cuir chevelu comme ailleurs (dartre furfuracée) qu'on eût regardé comme une
véritable teigne. Or, nous verrons, en parlant de l'ordre des éruptions furfuracées, que
dans un cas très-bien constaté par moi, dans
un pensionnat de jeunes gens, une éruption
de ce genre s'est montrée contagieuse. Du
reste, une fois le germe contagieux déposé sur
le cuir chevelu ou ailleurs, il survient une
réaction spéciale, une espèce de végétation
parasite, qui constitue une maladie propre
uniquement à la peau, indépendante de tout
ce qui se passe ailleurs dans l'économie, non
plus entretenue par une cause externe, quoique venue primitivement du dehors, appartenant alors, par conséquent, plutôt à la catégorie de la *fluxion idiopathique* qu'à celle de
la *fluxion par cause externe.*

2° *Fluxion réfléchie.* Il n'y a guère que l'affection des voies gastriques qui puisse sympathiquement déterminer des teignes, et ce sont les teignes muqueuse et granulée qui se montrent presque uniquement sous cette influence. (La teigne amiantacée étant extrêmement rare et me paraissant devoir se rapporter aux mêmes éléments que la teigne furfuracée, tout ce que je dirai de celle-ci dans l'étiologie pourra se rapporter à celle-là.) Ce n'est pas l'état des voies gastriques appelé embarras muqueux, ou muco-bilieux, ou saburral gastrique, gastro-intestinal, qui produit ce phénomène sympathique, mais c'est un véritable état de phlegmasie plutôt chronique qu'aigu. La dentition qui, dans bien des cas, est un véritable travail pathologique s'effectuant dans ce qu'on peut regarder comme la partie supérieure des voies digestives, produit aussi sympathiquement ces teignes, qui commencent et finissent avec elle. Quelquefois aussi, j'ai remarqué que la fluxion établie sous forme phlegmasique plus ou moins latente sur les membranes cérébrales, déterminait sympathiquement les mêmes genres de teigne.

3° *Fluxion déplacée.* Les teignes se présentent aussi comme phénomène de *fluxion déplacée.* C'est ainsi que, chez les enfants, la suppression d'une transpiration habituelle des pieds, d'un flux diarrhéique, d'un flux habituel nasal, d'un écoulement vaginal chez les petites filles, etc., donne lieu parfois au développement d'une teigne; et si ces flux eux-mêmes étaient dus à une disposition générale morbide ou à une diathèse, c'est au médecin à savoir rattacher eux et la teigne à la même cause, tout en ayant égard à cette circonstance de fluxion, d'abord établie ailleurs, qui s'était ensuite déplacée pour se porter à la tête; considération très-utile pour le traitement. Mais c'est comme phénomène *critique* que l'apparition des teignes joue surtout un rôle important dans cette catégorie de la *fluxion déplacée.* Ainsi, des affections très-graves des voies gastriques, ou des voies pulmonaires, ou surtout de l'organe encéphalique, si frêle, si délicat, si irritable chez les enfants, affections qui, à l'état aigu ou à l'état chronique, menaçaient fortement les jours d'un petit malade et ne laissaient même plus aucun espoir, ont cédé quelquefois tout d'un coup et comme par enchantement à l'apparition d'une teigne. On voit ainsi de petits êtres languissant parfois depuis longtemps, pâles, décharnés, dans la fièvre lente du marasme, reprendre des chairs, la fraîcheur, la santé, la vie, à mesure que le développement de cette bienfaisante décharge fluxionnaire s'effectue sur le cuir chevelu.

4° *Fluxion excentrique.* C'est ici que se présente la considération de plusieurs causes générales importantes, capables de déterminer des teignes parfois de longue durée, et d'une cure souvent difficile, mais d'autres fois au contraire facile à obtenir. Une nourriture, une alimentation trop abondante, amenant chez les enfants des résultats analogues à ceux que produit la pléthore chez l'adulte ; un lait trop échauffant, trop stimulant, trop âcre, trop vieux, trop riche, ou au contraire trop pauvre en principes nutritifs, en un mot, un lait vicieux ou vicié par toutes les circonstances fâcheuses qui peuvent influer sur la nourrice, telles que régime échauffant, irritant, trop composé de viandes salées, d'aliments indigestes, venteux, de boissons fortes, passions violentes ou tristes, maladies et excès de tous les genres, alimentation débilitante, insuffisante, misère, malpropreté, séjour dans un lieu humide, malsain, circonstance qui influe directement d'ailleurs aussi sur l'enfant, etc. ; dispositions morbides que l'enfant apporte en naissant, tenant, de la part des parents, à une maladie générale plus ou moins ancienne, à une maladie étant, comme on dit, dans le sang, à une vieille gale mal guérie, à une disposition dartreuse surtout, à une irritabilité extrême du système nerveux due à toutes les causes dont nous avons déjà parlé, à une maladie locale des parties génitales, qui altère, vicie le sperme, comme cela a lieu, d'après toutes mes observations précédentes, à la suite des blennorrhagies mal guéries, etc.; le trouble, le désordre, la tendance continuelle à la fluxion, l'espèce de besoin de décharge fluxionnaire que laisse parfois, dans le système nerveux, dans l'ensemble de l'organisation, une de ces maladies cutanées miasmatiques appelées fièvres éruptives, telles que la rougeole, la scarlatine, la petite vérole, mal guéries, enrayées dans leur marche, non complètement épuisées sur la peau; l'ébranlement général, la répartition inégale des forces de l'innervation, les concentrations vitales vicieuses qui accompagnent si souvent la croissance dans le jeune âge, croissance que l'on voit quelquefois s'effectuer brusquement et comme par bonds inégaux, etc.; voilà autant de causes générales, agissant sur l'ensemble de l'organisation, sur le sang, sur le système nerveux, appartenant, d'après notre classification médicale, à la catégorie de la *fluxion excentrique*, qui créent dans l'organisation des enfants, une tendance aux mouvements fluxionnaires, s'épuisant de préférence sur le cuir chevelu, parce que le cuir chevelu, à cause du voisinage du cerveau, paraît être chez l'enfant, un foyer d'activité vitale, très-propre à attirer à lui la fluxion.

5° *Fluxion par diathèse.* Les diathèses qui semblent pouvoir donner lieu chez les enfants aux diverses espèces de teigne, sont les diathèses scrofuleuse et syphilitique. La dernière m'a paru donner lieu quelquefois à la teigne faveuse, ou à la teigne granulée ; la première plus souvent à la teigne muqueuse, rarement à la teigne granulée, quelquefois à la teigne faveuse. Ces diathèses peuvent provenir des parents de l'enfant ; mais une nourrice scrofuleuse ou syphilitique peut aussi, par son lait, faire passer cette disposition à son nourrisson. Dans les cas où j'ai cru devoir rapporter la teigne de l'enfant à une disposition syphilitique de la nourrice, après les recherches les plus exactes possibles, faites sur la nourrice et les parents, il n'existait chez cette nourrice que de temps en temps, au renouvellement des saisons par exemple, des traces de symptômes syphilitiques, suite d'une ancienne syphilis pour laquelle elle avait subi un ou plusieurs traitements mercuriels. Quand les symptômes syphilitiques étaient plus nombreux, plus marqués et tenaient à une syphilis constitutionnelle peu ancienne, j'ai vu plutôt se manifester chez l'enfant de vrais symptômes à forme syphilitique ou des symptômes d'apparence scrofuleuse ; mais je répète ici, ce qui peut être rapporté comme à une sorte de diathèse, que les *blennorrhées*, les *suintements*, les *gouttes*, suite de blennorrhagies mal guéries chez le père surtout, sont très-souvent l'unique et véritable cause de certaines teignes opiniâtres chez les enfants, comme au reste de bien des maux que j'ai signalés dans mon *Traité des maladies vénériennes*, et qui, surtout quand il n'y a pas eu de décharge fluxionnaire *dépuratoire* par le moyen d'une teigne, assaillent souvent l'enfant sous diverses autres formes, même jusqu'à l'âge de la puberté et plus tard.

6° *Fluxion idiopathique*. La teigne pourra être regardée uniquement comme *idiopathique*, lorsqu'elle sera survenue, par exemple, par contagion, aucune condition intérieure morbide n'étant d'ailleurs venue ensuite en faire une sorte de décharge fluxionnaire nécessaire à l'entretien de la régularité des fonctions.

C'est ce qui arrive très-souvent pour la teigne faveuse, après l'âge de la lactation principalement ; c'est ce qui arrive, lorsqu'une teigne quelconque, qui s'est développée d'abord sous l'influence de l'une ou de plusieurs des conditions précédemment examinées, n'est plus ensuite entretenue que par le défaut de soins, la malpropreté ; mais lors même qu'après un examen attentif du petit malade, de toutes les circonstances antérieures, de toutes les circonstances actuelles au milieu desquelles il est placé, l'on ne trouve pas, dans l'existence de l'une ou de plusieurs des conditions signalées, la raison probable de l'existence de la teigne, il ne faut que rarement, excepté dans le cas de teigne contractée par contagion, regarder cette maladie comme appartenant uniquement à la *fluxion idiopathique*. L'expérience n'a, en effet, appris que trop souvent combien il était dangereux d'envisager la teigne de cette manière, surtout pendant la lactation et la première dentition, et de lui appliquer, pour la faire disparaître, un traitement simplement local. Cependant, ici comme en général pour toutes les éruptions cutanées, l'habitude, contractée par l'organisme, de la fluxion pendant longtemps dirigée et établie sur le cuir chevelu, pourrait bien seule et indépendamment de toute autre circonstance, entretenir la maladie, de sorte que celle-ci, si elle se prolonge trop, au delà de la première, surtout de la seconde dentition, ne tendrait à persévérer de cette manière que comme maladie en très-grande partie ou uniquement locale.

7° *Fluxion complexe.* Ici comme ailleurs, plusieurs à la fois des conditions morbides étudiées peuvent causer la teigne et l'entretenir. Il faut s'appliquer à faire la part de chacune, pour se diriger d'une manière convenable dans le traitement.

TRAITEMENT DES TEIGNES.

Le traitement se divise ici, comme à l'ordinaire, en traitement local et en traitement non local.

Le traitement local se réduit d'abord, pour la croûte de lait, à de simples soins de propreté. Ainsi, on brosse légèrement la tête de l'enfant avec une brosse douce ; on la frotte avec un linge sec. Jamais les démangeaisons ne sont assez vives ici pour employer aucune espèce de topique dans le but de les calmer, et ces topiques, quelque inoffensifs qu'ils paraissent, pourraient avoir des inconvénients.

Pour la teigne muqueuse, pendant la lactation, il faut aussi se borner aux soins de propreté, en recouvrant la tête de linges propres et les renouvelant aussi souvent que l'exige l'abondance plus ou moins grande de fluides sécrétés sur le cuir chevelu ou ailleurs. Lorsque l'irritation est très-grande, les démangeaisons très-vives, on peut sans nuire faire usage de lotions avec une décoction de feuilles de mauve, de laitue, de racine de guimauve, de son, sans trop mouiller la tête cependant, et en ayant soin de l'essuyer légèrement ensuite, de manière que l'eau de la décoction ne se refroidisse pas sur le cuir chevelu. Une manie du public, c'est de couvrir trop fortement la tête de linges et de bonnets, de peur, dit-il, que le défaut de chaleur ne fasse rentrer l'éruption ; cette pratique ne sert qu'à donner plus d'intensité au mal, en faisant du cuir chevelu le foyer d'une trop forte chaleur ; on peut au reste appliquer de légers cataplasmes émollients, pour faire tomber les couches trop épaisses de croûtes ; mais il faut se passer généralement de toute application de graisses, de pommades, d'onguents. Après la lactation, l'emploi des mêmes moyens doit être continué ; il faut de plus tenir les cheveux coupés courts, faire tomber de temps en temps les croûtes avec des cataplasmes, pour empêcher les poux de pulluler au dessous; appliquer une à deux sangsues à chaque côté du cou, si l'irritation et les démangeaisons sont violentes.

Faut-il chercher à détruire les poux? on a vu des enfants devenir malades, par cela seul qu'on avait détruit les poux par quelque topique, sans empêcher d'ailleurs l'éruption d'exister telle qu'elle était auparavant, et la santé est revenue quand les poux ont reparu. On a vu, dans des cas où il y avait des poux avec une très-légère éruption, la destruction de ces poux par les mêmes moyens entraîner les mêmes inconvénients; mais il arrive que, se fondant là dessus, des gens du peuple croient bien faire en laissant pulluler ces insectes, de manière à ajouter ainsi à toutes les causes capables de produire la teigne, une cause permanente, entretenant cette maladie et déterminant chez les enfants de grandes souffrances.

Sans vouloir entrer ici dans aucune considération, relativement à la génération spontanée ou non des poux, il est positif qu'il est des cas où l'éruption sur le cuir chevelu étant légère, ou ne commençant qu'à s'établir, ou bien la fluxion qui la détermine tendant à se déplacer, la présence des poux est utile par l'irritation qu'ils déterminent, de sorte que la fluxion, étant ainsi continuellement appelée sur le cuir chevelu, finit par s'y épuiser, par donner lieu parfois à la teigne et débarrasser les enfants de différents maux qu'ils avaient auparavant. J'ai vu ainsi dans des familles composées de plusieurs jeunes enfants, un des enfants avoir une teigne muqueuse ou granulée, avec beaucoup de poux, et se porter très-bien ; ses frères ou sœurs n'avoir ni teigne, ni poux, et être continuellement en proie à des maux tels que toux, palpitation, ophthalmie, coryzas, diarrhée, céphalalgies, etc. ; des poux être communiqués à plusieurs de ses frères ou sœurs par l'enfant malade ; ces poux déterminer chez eux des démangeaisons, porter ces enfants à se gratter, être suivis de quelques vésicules ou puro-vésicules, ou simplement d'abord de légères excoriations avec plus ou moins de rougeur, d'irritation ; une véritable teigne muqueuse ou granulée à laquelle les enfants étaient certainement disposés, se présenter ensuite, et rendre aux enfants une santé parfaite dont ils n'avaient jamais joui auparavant. Il était parfaitement démontré pour moi, dans ces cas, que la présence des poux avait été la cause déterminante de l'éruption salutaire survenue à leur suite, et que si, avant que cette éruption se fût bien établie, on avait détruit ces insectes, on aurait véritablement nui à la santé des enfants. Cela prouve que dans les cas où l'on a des raisons de soupçonner qu'une éruption teigneuse deviendrait utile à un enfant, que cet enfant n'est actuellement malade qu'à cause de l'absence de cette éruption à laquelle il paraîtrait disposé, ou qui aurait disparu après s'être antérieurement présentée, cela prouve, dis-je, et il n'y a certainement rien, dans cette opinion, de bien étrange, que le transport fait exprès, dans certains cas, des poux d'un enfant atteint ou non de teigne sur le cuir chevelu d'un autre enfant, peut avoir pour celui-ci quelque utilité, soit pour rappeler une teigne qui aurait disparu, soit pour solliciter, sinon une véritable teigne, du moins une éruption anormale quelconque, produisant l'effet d'une véritable dérivation ou révulsion, souvent bien préférable à celle que l'art pourrait effectuer par d'autres moyens; et ici parmi ces moyens de rétablir une teigne dont la disparition trop prompte, spontanée ou artificielle, aurait déterminé un trouble plus ou moins grand dans la santé, je rappellerai, outre l'inoculation qui paraît avoir été tentée et pourrait être encore tentée avec succès, ceux qui m'ont paru les plus efficaces dans des cas semblables, savoir : des frictions sur le cuir chevelu avec la pommade stibiée, des applications de vésicatoires sur le cuir chevelu même, là où siégeait l'éruption, l'application de coton cardé et de toile cirée, ou seulement de toile cirée sur la tête.

Je ferai remarquer, relativement à cette dernière application, que chez les enfants irritables, nerveux, vifs, à constitution sèche, la chaleur qu'elle accumule tout d'un coup à la tête peut donner lieu à des phénomènes cérébraux, à des mouvements convulsifs même, comme je l'ai vu dans des cas où une calotte semblable avait été appliquée mal à propos par les parents; il faut, par conséquent, avoir l'œil sur ce qui arrive, quand on a fait usage d'un semblable moyen. Quant à l'inoculation de la matière de la teigne, pour déterminer une teigne semblable chez un enfant, soit qu'elle n'ait jamais antérieurement existé chez lui, soit qu'elle ait trop tôt disparu d'une manière quelconque, malheureusement cela ne peut guère réussir que pour la teigne faveuse, et celle-ci affectant gravement les bulbes des cheveux, il faut qu'il s'agisse d'une maladie compromettant réellement les jours du malade, pour se décider à pratiquer une semblable opération.

Il résulte de ce que j'ai dit tout à l'heure sur la présence des poux dans les teignes, que, si on doit hésiter à les chasser, à les détruire entièrement, c'est uniquement dans les cas dont j'ai parlé qu'il faut apprécier justement. Mais dans tous les cas où une teigne sera bien établie, plus ou moins ancienne, il faut chercher à se débarrasser complètement de la présence de ces insectes, ou du moins à les empêcher de pulluler, par des soins de propreté d'abord, et si cela ne suffit pas, si l'irritation qu'ils déterminent est grande, par des applications qui n'aient pas l'inconvénient de répercuter la teigne elle-même. On peut faire usage pour cela de lotions avec de l'eau de savon, avec une solution légère de sous-carbonate de soude, de potasse, avec une infusion ou décoction de petite centaurée, de persil, avec des applications d'une huile essentielle, telle que l'huile de lavande, enfin avec des applications ou des frictions légères d'onguent mercuriel, ou mieux, de cérat mercuriel à petite dose, auquel je n'ai pas reconnu, quand il est convenablement employé, les inconvénients qu'on lui a attribués.

Plus tard, et après la lactation pour la teigne

muqueuse, après la seconde dentition pour la teigne granulée, ou à une époque quelconque après la lactation pour tous les genres de teigne, si l'on craint que la fluxion vers le cuir chevelu ne devienne une habitude qui rendrait ensuite la guérison du mal plus difficile, et si d'ailleurs on a l'espoir bien fondé de pouvoir, par un traitement général, détruire la condition morbide interne à laquelle la teigne se rattache, on peut, tout en employant ce traitement interne, avoir recours à tous les topiques qui ont été successivement recommandés, tels que le cérat soufré, le cérat saturnisé, les pommades ou onguents avec l'oxyde de zinc, avec le sous-carbonate de soude, avec le sous-carbonate de potasse, etc., pourvu, du reste, que l'on ait fait déjà tomber l'irritation, l'inflammation, si elle existait, avec les moyens déjà cités, des lotions émollientes, des cataplasmes émollients, des sangsues au cou, etc. On peut à la fin avoir recours à des lotions avec les eaux minérales sulfureuses des Pyrénées ou avec celles d'Allevard, d'Enghien. Tout ceci doit s'appliquer principalement aux teignes muqueuse, granulée, furfuracée et amiantacée ; car, pour la teigne faveuse, tous ces moyens sont généralement insuffisants.

Celle-ci, en effet, peut bien, quand elle est spontanée et tout-à-fait récente, ou même plus ancienne, disparaître sous l'influence d'un traitement interne convenable, et d'un traitement local comme le précédent, c'est-à-dire antiphlogistique d'abord, s'il y a trop d'irritation, et puis modificateur de la vitalité viciée, composé de poudres et de pommades qu'on a variées à l'infini, et parmi lesquelles il faut distinguer la pommade d'iodure de soufre et la pommade alcaline d'Alibert. Mais généralement ce n'est pas à ces moyens externes que sont dues le petit nombre de cures qu'on obtient dans des cas de teigne faveuse spontanée plus ou moins ancienne, mais bien plutôt à l'usage du traitement interne, qui est parvenu à détruire, dans ces cas, la condition morbide interne ayant déterminé et entretenant la teigne. Quand la teigne faveuse a été contractée par contagion, et qu'elle n'est alors véritablement qu'une maladie locale, idiopathique, le traitement interne ne peut plus être d'aucune utilité, et les moyens externes précédents sont généralement inefficaces. Le seul moyen externe auquel l'expérience accorde une véritable efficacité, c'est l'épilation par des procédés que j'exposerai tout-à-l'heure en parlant de la teigne par *fluxion idiopathique*, catégorie à laquelle appartient réellement la teigne faveuse contractée par contagion. Je reviendrai en même temps sur les moyens externes précédents et sur la cautérisation qu'on a également vantée.

Le traitement non local des teignes, avec lequel on peut et on doit conjointement employer le traitement local précédent, est relatif à la catégorie de fluxion à laquelle elles appartiennent.

1° *Fluxion par cause externe.* Nous avons vu qu'il n'y a pas de teigne due uniquement à une cause externe. Ce genre de causes peut seulement contribuer à entretenir cette maladie; c'est ce qui peut avoir lieu par la malpropreté, l'application intempestive d'onguents irritants, la présence d'une grande quantité de poux, etc. Il faut alors faire cesser l'influence aggravante de cette circonstance externe.

2° *Fluxion réfléchie.* Si c'est une gastro-entérite aiguë ou chronique qui détermine sympathiquement la teigne, il faut avoir recours à quelques sangsues à l'anus, à de l'eau d'orge, à des lavements émollients, etc. On peut également faire prendre de l'eau d'orge à la nourrice, si l'enfant est encore allaité, et la priver de tout aliment échauffant. Si c'est à la dentition que la teigne se rattache sympathiquement, il faut encore avoir recours à quelques sangsues aux jambes, à des mouches vésicatoires aux bras, à de petits sinapismes aux extrémités inférieures, mais surtout aux moyens qui relâchent convenablement le ventre, qui établissent un flux diarrhéique léger et constant, ce qui rend la dentition moins orageuse et empêche d'autres réactions sympathiques. Parmi ces moyens, nous devons signaler l'huile de ricin et le calomel.

3° *Fluxion déplacée.* Il faut rétablir la chaleur et la transpiration des pieds, si elles sont supprimées, par des bains de pied sinapisés, en enveloppant les pieds avec du coton cardé et du taffetas ciré. Dans les autres cas, il faut chercher à ramener la fluxion dans son siége primitif, si cela est possible et sans danger, ou bien plutôt s'adresser à la condition morbide, si elle est connue, à laquelle se rattachait la fluxion dans son premier siége, de manière à détruire toute tendance au déplacement de la fluxion sur le cuir chevelu. Dans le cas où la teigne a *jugé* une maladie très-grave, il faut savoir la respecter et ne chercher à la guérir plus tard que lorsqu'on n'aura pas à craindre le retour de la même maladie ou d'une maladie équivalente. Il faut, pour se mettre à l'abri de cette crainte, chercher à détruire dans l'organisation toute cause générale, toute diathèse à laquelle paraîtrait pouvoir se rattacher cette maladie à l'égard de laquelle la teigne a joué le rôle de phénomène critique.

4° *Fluxion excentrique.* C'est aux teignes dues à cette catégorie de fluxion que se rattachent les vues thérapeutique les plus variées, les plus importantes. C'est dans cette catégorie surtout que se trouvent les teignes regardées de tout temps comme des phénomènes de *dépuration.* Il n'y a, en effet, pour s'en convaincre qu'à jeter un coup d'œil sur toutes les causes et les conditions morbides générales qui peuvent engendrer les teignes de cette catégorie. Empêcher que l'enfant ne reçoive une nourriture trop abondante, ce qui arrive surtout vers la fin de la lactation ou pendant le sevrage, parce que les nourrices étant intéressées à rendre les enfants bien portants, et ne les regardant généralement comme bien portants que quand ils sont très-gras, les font beaucoup trop manger alors, et ces enfants conservent ensuite cette habitude chez les parents, qui n'osent pas les contrarier ; or, dans les grandes villes surtout, les conditions ne sont pas aussi favorables à une digestion abondante et à une bonne nutrition que dans les campagnes. — Détruire l'effet d'un lait trop échauffant, en faisant prendre à la nourrice de l'eau d'orge et en la soumettant à un régime adoucissant. Quelquefois les éruptions cutanées, qui tourmentent les enfants sur le cuir chevelu comme ailleurs, n'ont pas d'autre cause qu'un lait trop vieux ou un lait qui, sans qu'on puisse précisément accuser aucune condition morbide chez la nourrice, ne se trouve pas en rapport convenable avec le tempérament, les idiosyncrasies de l'enfant ; plusieurs fois, dans des cas où je ne pouvais trouver rien du côté des parents qui m'expliquât l'existence chez l'enfant d'éruptions semblables, j'ai vu disparaître en très-peu de temps ces éruptions en changeant la nourrice, lors même que son lait n'était pas trop vieux et qu'il n'existait rien chez elle qu'on pût regarder comme une disposition morbide ou une maladie. — Placer l'enfant dans des circonstances hygiéniques les plus favorables possibles, surtout relativement à l'habitation, qui favorise singulièrement le développement des teignes, lorsqu'elle est humide, basse, obscure, mal aérée. — Après la lactation et à une époque quelconque de la teigne, s'il existait chez les parents une ou plusieurs des dispositions morbides dont nous avons parlé, capables de déterminer chez les enfants, comme l'expérience le démontre, des teignes plus ou moins opiniâtres ; ou bien si c'est à une croissance inégale, s'effectuant en quelque sorte par secousses, s'accompagnant d'un ébranlement, plus ou moins considérable dans l'organisme, que l'apparition et le développement de la teigne paraît pouvoir se lier ; ou bien si la petite vérole, la rougeole, la scarlatine, ont laissé la teigne après elle ; enfin, dans tous les cas où cette maladie ne pourra être rattachée ni à la fluxion réfléchie, ni à la fluxion déplacée ni à la fluxion par diathèse, ni à la fluxion idiopathique à laquelle ne doit guère se rapporter que la teigne faveuse contractée par contagion, dans tous ces cas, dis-je, où plus que jamais on peut appeler la teigne une décharge *dépuratoire*, il faut avoir recours à l'ensemble des moyens recommandés de tout temps par les auteurs, moyens parmi lesquels il est inutile de citer sans doute tout ce que renfermait, pour les teignes, la pharmacopée des Grecs, des Romains, des Arabes, ainsi que la polypharmacie du moyen âge : tisanes plus ou moins amères ou non, dites dépuratives, de scabieuse, de houblon, de pensée sauvage, de pissenlit, d'écorce d'orme pyramidal, de fumeterre, de saponaire, de douce-amère, de bardane, de patience, de chicorée, de laitue, de cresson, etc.; le sirop de Portal, le sirop antiscorbutique, etc.; les laxatifs ou purgatifs doux répétés souvent et à petites doses, tels que les sels neutres à petite dose dans les boissons précédentes, les sirops de fleur de pêcher, de chicorée, de séné, le calomel surtout; l'application de vésicatoires aux bras, entre les deux épaules, d'un exutoire même aux bras, pour déplacer, s'il est possible, le siége du mouvement fluxionnaire chez des enfants surtout à tempérament lymphatique, à fibre molle, abondante en sucs séreux ; le lait pur ou plus ou moins mêlé avec les tisanes citées; les toniques, les ferrugineux, un régime fortifiant, si l'enfant est miné par la misère, une mauvaise alimentation, une habitation malsaine; un régime en grande partie végétal ou animal, selon les cas; un exercice gymnastique convenable en plein air; l'absence d'études ou d'une application trop forte et trop continue, relativement à l'âge; des vêtements de flanelle, des frictions sèches sur la peau, la conservation ou le rétablissement de la chaleur aux pieds, quelquefois des bains simples ; enfin, l'usage des eaux minérales naturelles salines, à effet laxatif, ou à effet dit altérant, ou bien des eaux minérales naturelles sulfureuses, à effet sudorifique et spécial sur les maladies de la peau.

5° *Fluxion par diathèse.* Il faut traiter les diathèses, s'il y a lieu de les accuser d'être cause de la teigne, par les moyens appropriés dans l'exposé desquels je ne dois pas entrer ici.

6° *Fluxion idiopathique.* Nous avons dit que la teigne faveuse contractée par contagion, pouvait être regardée à peu près seule comme idiopathique, comme maladie locale, et ne pouvait céder à ce titre, qu'à un traitement uniquement ou principalement local. Or, c'est précisément pour la teigne faveuse, parce qu'elle est plus rebelle que toutes les autres, parce qu'elle tend à se prolonger indéfiniment, parce qu'elle affecte plus gravement, plus profondément le cuir chevelu, que l'on a essayé tour à tour, depuis bien des siècles, des remèdes topiques sans nombre. De tous ces remèdes auxquels on en a encore ajouté, dans ces derniers temps, plusieurs, presque toujours vantés comme très-efficaces ou positivement curatifs, et cela seulement après les avoir expérimentés un à deux

mois, ceux seulement qui peuvent produire
l'épilation ont été suivis d'un véritable succès. Tous les autres qu'on a regardés comme
pouvant modifier la vitalité viciée des bulbes
pileux, du cuir chevelu, n'ont été que très-
rarement suivis d'nne guérison *radicale*, et
alors ç'a été presque toujours, quand la
teigne faveuse, étant spontanée, cédait au traitement interne ou à la marche naturelle de
l'organisation, avec le développement et le
progrès de l'âge. Quant à moi, il y a plus
de quatorze ans que j'observe et que je traite
des teignes faveuses, d'abord à l'hospice
de la Guillotière où il n'a cessé de venir
pendant tout ce temps aux consultations
gratuites des enfants teigneux en grand
nombre de la classe pauvre de la Guillotière, de la population des campagnes environnantes, des écoles des frères et des écoles
des sœurs, puis à l'hospice de l'Antiquaille
où il y a des salles spéciales pour les enfants
teigneux des deux sexes, contenant chacune
vingt à trente lits, sans compter tous les
teigneux que j'ai observés dans ma pratique en
ville et à la campagne, etc., hé bien ! je déclare
ici franchement, car sans franchise désinté-
ressée des médecins praticiens, point de vérité, point de règle possible pour la théra-

peutique ; je déclare, dis-je, que je n'ai jamais pu obtenir, excepté dans le cas dont je viens de parler, une cure *radicale* de la teigne faveuse, par une méthode autre que l'épilation opérée par la méthode que je vais tout-à-l'heure exposer. Je me suis laissé prendre cependant à tous les remèdes plus ou moins vantés. J'ai employé successivement et sur plusieurs malades à la fois la pommade avec la soude, la potasse, la chaux, les acides minéraux, le fer, le mercure et les autres métaux , y compris le sulfure d'arsenic ; les poudres ou préparations végétales qu'on m'a proposées, le soufre, les sulfures de potasse, l'iode, l'iodure de soufre, le charbon, le goudron, la suie, la créosote, etc., etc., enfin, toutes les poudres ou préparations minérales ou végétales ou végéto-minérales qu'on a signalées en citant des succès ; et je n'ai vu partout qu'insuccès et quelquefois danger. Regardant, avec tant d'autres du reste, le *favus* comme une sorte de modification organique végétante, parasite, sans y voir cependant un véritable végétal, selon l'opinion d'un médecin hongrois et de quelques praticiens ou auteurs qui ont adopté cette opinion sur parole ou sur microscope, j'ai voulu aussi depuis longtemps cautériser les bulbes pileux ou le cuir chevelu lui-même avec le nitrate d'argent et les pommades au nitrate d'argent, avec le nitrate acide de mercure, avec la teinture concentrée d'iode et tous les caustiques recommandés; qu'est-il arrivé ? ou bien la destruction d'une partie du cuir chevelu et des bulbes pileux, suivie d'une cicatrice et de l'alopécie, ou bien l'inflammation, la suppuration du cuir chevelu, des souffrances, et après cela le retour de la maladie.

J'aurais employé volontiers la poudre épilatoire des frères Mahon, si je l'eusse connue, mais il est probable que les diverses formules données par les pharmaciens ou chimistes qui prétendent l'avoir analysée, n'est pas la vraie, car je n'en ai jamais pu obtenir l'effet curatif que les frères Mahon paraissent réellement retirer tous les jours de leur composition.

D'un autre côté, je voyais passer quelquefois sous mes yeux des enfants qui, traités il y a plusieurs années, par la véritable *calotte*, ou traités tout récemment dans certaines communautés religieuses des environs de Lyon, par des bandelettes emplastiques imitant la *calotte*, étaient radicalement guéris, les uns ayant repris tous leurs cheveux, les autres n'en ayant repris qu'une plus ou moins grande partie. Plusieurs fois donc j'aurais essayé ces divers moyens, si je n'avais été arrêté par les reproches, souvent exagérés, que semblait aussitôt soulever tout procédé ressemblant de près ou de loin à ce qu'on appelait autrefois procédé de la *calotte*.

Sur ces entrefaites, un médecin des environs de Mâcon, M. Ordinaire, me fit part d'un procédé qu'il disait lui appartenir, avec lequel il affirmait avoir guéri tous les teigneux qui s'étaient présentés à lui, et dont on venait de faire l'application avec succès à l'Hôtel-Dieu de Lyon. Ce procédé consiste à recouvrir les parties affectées du cuir chevelu, après avoir convenablement coupé les cheveux, avec des bandelettes de toile recouvertes d'une couche légère d'un mélange emplastique composé de vinaigre, de poix de Bourgogne et d'amidon. Ces bandelettes enlevées à peu près tous les deux jours, entraînent avec elles les cheveux, et cet arrachement renouvelé comme il est dit dans la note ci-après (1), produit dans quelques mois une cure certaine.

(1) Voici ce procédé tel que le décrit M. Ordinaire lui-même dans le numéro de juillet 1839, *du Journal de médecine et de chirurgie pratique :*

« Le topique que j'emploie, se compose de :

C'est mal à propos que M. le docteur Ordinaire s'est dit ou a cru être l'inventeur de ce procédé, qui n'est d'ailleurs, comme on le voit, qu'un diminutif de la calotte. Il y a bien long-

> Bon vinaigre, deux livres ;
> Poix de Bourgogne, quatre onces ;
> Amidon, deux onces.

« Dans un vase de terre, je fais fondre sur un fourneau la poix blanche dans le vinaigre. Je délaie séparément l'amidon dans une très-petite quantité d'eau, et je verse lentement dans le mélange bouillant de vinaigre et de poix, ayant la précaution de remuer et de laisser sur le feu jusqu'à consistance de la colle ordinaire de farine, et si ma préparation devient trop épaisse, j'ajoute un peu de vinaigre, et, dans le cas contraire, de l'amidon.

« Ma pommade étant préparée, je dispose la tête à la recevoir. Je coupe les cheveux seulement dans les endroits affectés, leur laissant quelques lignes de longueur afin qu'ils présentent plus de prise au topique et plus de facilité à la dépilation. Je prends de la toile ordinaire, assez forte pour ne pas se déchirer trop facilement, et je la coupe en lambeaux. Si la teigne est partielle, je donne à ces derniers la forme et l'étendue des parties malades ; si elle est générale, je dispose ma toile en triangles allongés dont les bases devront couronner le front, l'occiput et les tempes, et les sommets se réunir sur le sinciput.

« J'étends, à l'aide d'une spatule en bois, la pommade chaude sur une des pièces de toile, de manière à la recouvrir d'une couche d'une ligne ou deux d'épaisseur, et je l'applique immédiatement sur la tête ; je continue successivement jusqu'à ce que toutes les pièces soient appliquées.

« Dans les cas où les croûtes faveuses sont très-épaisses, je les enlève préalablement à l'aide d'une spatule ; mais le plus souvent une seule application du topique suffit pour en opérer la chute.

« Le lendemain, je procède au premier pansement. Armé d'une spatule en fer ou d'un couteau ordinaire non tranchant, j'enlève de bas en haut chaque pièce de toile qui se trouve, par la dessiccation de la pommade, très-adhérente au cuir chevelu. Dans

temps que la formule pour ce même procédé, avec ces mêmes détails à peu près, se trouvait dans la *Nosographie chirurgicale* de Richerand, à en juger par l'extrait suivant du *Manuel*

cette opération, que j'exécute avec plus ou moins de lenteur, suivant la délicatesse et la sensibilité du malade, j'entraine le plus de cheveux possible, et j'extrais séparément, à l'aide du pouce et de la spatule, ceux qui échappent. Je dépile ainsi le premier jour le quart ou la moitié de la tête, selon la docilité et le courage de la personne. Agissant sur des cheveux malades, la dépilation est beaucoup moins douloureuse que celle qui s'opérerait sur des cheveux sains ; et la meilleure preuve qu'elle n'est pas aussi cruelle qu'elle doit le paraitre, c'est que, dans ma pratique, je n'ai jamais rencontré d'enfant, même en bas âge, qui ait refusé de se soumettre à la série de pansements nécessaires pour obtenir une entière guérison.

« Ayant essuyé la partie dépilée, qui laisse toujours suinter quelques gouttelettes de sang, je la recouvre d'une nouvelle pièce de toile enduite du topique agglutinatif préalablement chauffé. Cette application cause toujours une cuisson assez forte, mais qui ne dure que quelques instants. Au second pansement, je dépile une autre partie de la tête, sans toucher à celle attaquée le premier jour. Au troisième, j'enlève la toile qui recouvre l'endroit primitivement dépilé, et continue l'extraction des autres pièces, ménageant celles de la veille, de manière à ce que les emplâtres ne soient renouvelés que tous les deux jours. Lorsque la tête est entièrement dépilée, et que le malade est près de moi, je panse une moitié de la tête toutes les vingt-quatre heures ; lorsqu'il est éloigné, je la panse généralement tous les deux jours. Si la teigne est partielle et peu étendue, je ne mets pas d'intervalle entre les pansements que je fais chaque matin, et la guérison est plus tôt obtenue.

« Je continue l'application du même topique jusqu'à ce que le cuir chevelu ait pris la blancheur et la netteté de la peau du front, signes auxquels on reconnait une cure certaine.

« J'ai de temps à autre la précaution, après avoir enlevé les em-

Médico-Chirurgical d'Authenac, qui, je crois, n'est en partie qu'un résumé de cette nosographie. Je n'ai pu me procurer un seul exemplaire de ce dernier ouvrage, qui, d'après ce que m'ont assuré quelques confrères, renferme effectivement l'indication de ce procédé. Voici du reste le passage très-catégoriquement explicatif de l'ouvrage d'Authenac (*Manuel Médico-Chirurgical,* tom. I, p. 188, deuxième édition, 1821).

« Deux moyens sont proposés pour la cure « de la teigne par les topiques, le *soufre* et la « *calotte.*

« *Soufre.* — On l'administre, dit M. Alibert, « sous forme de pommade, incorporée avec

plâtres, et avant d'en appliquer de nouveaux, de laver la tête avec de l'eau blanche tiède (extrait de saturne, une once; eau, une livre), et s'il survient une irritation trop vive, caractérisée par une chaleur brûlante et continue, et une suppuration trop abondante, je suspends pendant un jour ou deux l'usage du topique agglutinatif, et, à l'aide des barbes d'une plume, j'enduis le cuir chevelu, soir et matin, d'une pommade adoucissante que je compose d'extrait de saturne, deux gros; laudanum, un gros; eau distillée, une once; huile d'olive, trois onces. On mélange dans une fiole, et on agite jusqu'à consistance de pommade. Je recouvre la tête d'une feuille de papier de soie, et je reviens à l'usage du premier topique, aussitôt que l'irritation s'est calmée.

« Quinze pansements suffisent souvent pour obtenir la guérison d'une teigne peu invétérée; mais, dans le plus grand nombre des cas, il faut les continuer pour obtenir la blancheur et la netteté de la peau, nécessaires à une cure parfaite. Les teignes les plus anciennes n'exigent jamais plus de deux ou trois mois de traitement.»

« parties égales de cérat ou de saindoux, et
« l'on en couvre la partie malade à chaque
« pansement. Il convient assez souvent de
« seconder l'usage de cette pommade par celui
« des douches légères et fréquentes sur le cuir
« chevelu, avec les eaux sulfureuses factices de
« Naples ou de Barèges.

   « *Calotte.* — La calotte est un moyen plus
« douloureux que le soufre, mais plus sûr et
« plus généralement usité; il consiste à recou-
« vrir la tête d'un emplâtre collant fait avec
« un mélange de poix navale, de farine de
« seigle et de vinaigre. (Il est clair que poix
« navale ou poix de Bourgogne, farine de
« seigle ou amidon, c'est absolument la même
« chose pour la composition dont il s'agit.)
« Ce mélange est assez tenace; lorsqu'on l'ap-
« plique à une toile neuve claire ou à une
« étoffe de laine, il ne s'en détache qu'en
« arrachant les poils et en laissant le tissu à
« découvert. On découpe l'étoffe de la calotte
« en bandelettes triangulaires, réunies par
« leurs sommets, de manière qu'elle repré-
« sente une espèce de croix de Malte, quand
« l'étendue de la teigne exige qu'on l'applique
« sur toute la tête. Lorsque cette calotte est
« restée appliquée un, deux ou trois jours,
« on la détache en soulevant successivement

« chaque bandelette ; ce procédé est bien
« moins douloureux que celui par lequel on
« arrache toute la calotte à la fois. On lave
« ensuite la tête avec une décoction mucila-
« gineuse, et on réapplique la calotte tant
« que dure le mal. On allègue contre cette
« méthode sa barbarie ; c'est le seul reproche
« qu'elle mérite; car, d'après des essais com-
« paratifs faits sur un très-grand nombre de
« teigneux, elle n'a été ni plus longue, ni
« moins efficace que les autres topiques les
« plus accrédités et les plus vantés. »

Les lotions avec la décoction émolliente
dont parle Authenac sont même un moyen
bien plus convenable et plus rationnel que
l'eau blanche et le liniment qu'emploie M. Ordinaire. J'ai remplacé encore plus avantageusement tout cela, simplement par des frictions
avec de l'huile d'olive. Voici, au reste, comment j'avais d'abord moi-même modifié et appliqué ce procédé, diminutif de la calotte,
dont l'application avait été déjà faite depuis
bien longtemps, ainsi qu'on vient de le voir
par l'extrait d'Authenac. J'ai d'abord composé
le mélange agglutinatif de la manière suivante :

> Amidon . . . . . .   110 grammes.
> Poix de Bourgogne .   224   Id.

Poix résine   96   gramm.
Térébenthine . . .   48   Id.
Vinaigre blanc . . .   1250   Id.

Faites bouillir le vinaigre et l'amidon jusqu'à consistance de colle, en délayant peu à peu la farine dans le liquide avant de l'exposer au feu.

Faites liquéfier séparément les poix et la térébenthine, puis ajoutez ce dernier mélange au premier, et retirez après une légère ébullition.

J'étends, au reste, ce mélange sur des bandelettes de toile, et l'applique à peu près comme il est dit dans la note précédente. Mais premièrement, je l'applique toujours froid, ce que permet plus facilement de faire la térébenthine que j'y ai ajoutée, addition qui rend le mélange plus homogène, plus lié, plus aisé à étendre. Secondement, si la teigne est générale, je ne recouvre à la fois que la moitié de la tête antérieure ou postérieure, ou latérale droite ou latérale gauche. Je n'enlève les bandelettes que deux fois par semaine, et je ne les replace jamais immédiatement sur la partie de la tête d'où je viens de les enlever. Je parcours ainsi successivement chaque moitié de la tête, de sorte qu'une moitié reste sans bandelettes, couverte d'un papier mou, oint deux ou trois fois par jour d'huile d'olive, pendant que l'autre moitié est recouverte de bandelettes. C'est avec le procédé de la calotte ainsi modifié que j'avais d'abord guéri près de cinquante enfants teigneux à l'hospice de l'Antiquaille, et plusieurs autres à l'hospice des Vieillards de la Guillotière. La moyenne du traitement à l'Antiquaille avait été de cinq mois, et je conservais ensuite à peu près un mois les enfants en expectation, pour m'assurer mieux de la non tendance à la récidive. Je conseillais aux parents de continuer pendant quelque temps encore les applications d'huile d'olive sur les parties du cuir chevelu qui avaient été affectées, ayant remarqué que ces applications étaient généralement favorables au retour des cheveux, et de plus un obstacle à de promptes récidives; car c'était précisément les trois à quatre teigneux, sur le nombre de cinquante sortis guéris, chez lesquels on avait négligé ces applications, que j'avais vus revenir deux à trois mois après, avec quelques petites plaques faveuses. J'administrais d'ailleurs conjointement, quand la teigne faveuse était spontanée ou bien quand, étant trop ancienne, quoique d'abord contractée par contagion, il paraissait s'être établi une liaison entre elle et quelque disposition ou condition morbide interne chez les enfants teigneux, j'administrais, dis-je, à ces enfants un traitement non local rentrant dans tout ce que nous avons dit précédemment, relativement aux diverses catégories de *fluxion*. Enfin, prenant l'adresse de la demeure des enfants sortis guéris, j'exigeais des parents qu'ils me les ramenassent à l'hospice tous les quinze jours, pendant deux à trois mois encore, pour y subir un examen constatant la durée, la persévérance de la cure. La cure s'est en effet soutenue, excepté pour les trois teigneux dont je viens de parler, chez lesquels l'application de nouvelles bandelettes a bientôt ramené de nouveau la guérison, qui a persévéré depuis quatre mois et qui se soutiendra certainement, parce que les frictions d'huile d'olive et les soins de propreté ne seront plus négligés.

Les cinquante teigneux en question sont guéris depuis un temps qui varie en durée de deux ans à cinq mois. Ceux chez lesquels la maladie, non trop ancienne, trop grave, trop invétérée, n'avait pas détruit entièrement ou trop profondément affecté les bulbes pileux, ont repris leurs cheveux aussi beaux, aussi abondants et même souvent plus beaux, plus abondants qu'auparavant. Or, comme je n'ai pas perdu de vue tous ces enfants guéris, pendant ce temps là ; comme nous voyons venir de temps en temps à l'hospice ceux qui sont de Lyon ou des environs, que nous recevons des nouvelles assez fréquemment de ceux qui sont plus éloignés; comme j'ai pris, en un mot, toutes les précautions imaginables pour éviter l'erreur, pour constater la vérité, le procédé du traitement de la teigne par les bandelettes agglutinatives, modifié et dirigé ainsi que je viens de l'exposer, peut être définitivement jugé. C'est relativement à la cure certaine qu'il est capable de produire dans tous les cas indistinctement, le meilleur mode de traitement qui ait jamais été dirigé contre la plus tenace, la plus rebelle des teignes, la teigne faveuse.

Maintenant, si nous considérons ce procédé sous le rapport des souffrances qu'il détermine, comme il faut dire la vérité sur tous les points, nous déclarerons que chez quelques enfants nerveux, à peau irritable, l'enlèvement des bandelettes s'accompagne, par l'arrachement des cheveux, de vives douleurs, quelquefois d'un saignement plus ou moins grand de surfaces dénudées, mais généralement sans production d'excoriations ni arrachement de l'épiderme. L'application, au reste, de l'huile d'olive calme aussitôt après la cuisson, et semble agir très-favorablement sur les bulbes pileux modifiés déjà, à ce qu'il paraît, d'une manière propice à leur retour vers l'état normal, par l'arrachement des racines des cheveux. Il faut dire aussi que le mélange agglutinatif composé comme il vient d'être dit, malgré toute l'attention apportée dans sa confection, dans son application, et dans l'enlèvement des bandelettes, se détache souvent de ces bandelettes et reste adhérent comme une sorte de croûte assez tenace aux cheveux qui n'ont pu être arrachés, de sorte qu'il faut parfois un ou plusieurs jours pour ramollir et faire tomber cette sorte de croûte par l'usage de cataplasmes émollients, ce qui retarde la guérison.

Cherchant à concevoir pourquoi l'usage de ce qu'on appelait autrefois la *calotte* s'accompagnait, à ce qu'on disait, de si grandes souffrances, qu'un cri de réprobation s'était partout élevé contre cette méthode, tandis que le procédé des bandelettes qui n'est qu'un arrachement des cheveux à peu près du même genre, entraîne si peu d'inconvénients, je me demandai si cela ne tenait pas plutôt à la manière dont on se servait de cette calotte qu'à sa composition. Pour savoir positivement que penser là dessus, je priai M. Valuet, pharmacien habile et consciencieux de l'hospice de l'Antiquaille, de me confectionner une assez grande quantité du mélange agglutinatif très-complexe de la *calotte*, exactement selon l'ancienne formule. Je l'appliquai dans mes salles, et reconnus que si on laissait des bandelettes recouvertes de ce mélange seulement huit jours sur le cuir chevelu, on déterminait des souffrances horribles en les enlevant, et on excoriait ou déchirait le cuir chevelu lui-même, ce qui méritait bien tous les reproches en question; que si on laissait séjourner les bandelettes seulement deux jours ou même un seul jour, on produisait à peu près le même effet que nous produisons avec nos bandelettes ordinaires, avec cette différence cependant que les cheveux étaient bien mieux, bien plus exactement arrachés, et l'irritation laissée au cuir chevelu plus vive, accompagnée même souvent de l'apparition d'une foule de petites puro-vésicules blanchâtres, effet dû sans doute aux substances irritantes existant dans la composition de la calotte. Je conclus de là que si on n'avait pas appliqué à la fois la calotte sur tout le cuir chevelu, pour l'enlever de même; que si au lieu de la laisser séjourner quinze jours, un mois, on ne l'eût laissée que vingt-quatre à quarante-huit heures ; que si on ne l'eût pas ensuite réappliquée immédiatement sur les mêmes endroits, en ayant soin de calmer par des topiques émollients l'irritation due aux applications précédentes, je conclus, dis-je, qu'on aurait obtenu avec cette calotte divisée en bandelettes, absolument les mêmes effets curatifs et même bien plus promptement curatifs que ceux que nous obtenons avec nos bandelettes modifiées, sans avoir d'autre inconvénient que celui, bien grand, il est vrai, d'une composition polypharmaque plus ou moins longue, coûteuse, difficile à confectionner, et n'étant pas par conséquent à la portée du public en général.

Ces réflexions me portèrent à chercher un mélange agglutinatif plus simple, plus homogène encore, plus facile à étendre, qui n'eût pas l'inconvénient de laisser souvent des débris, sous forme de croûtes, attachés aux cheveux restants ; car il était évident pour moi qu'un mélange quelconque capable, étendu sur des bandelettes, de produire, comme je viens de le dire, l'arrachement des cheveux, devait remplir le but, attendu qu'il n'y avait aucune substance entrant dans les mélanges agglutinatifs qui eût, qui pût avoir un effet médicamenteux spécial sur la teigne,

et que ces subtances réunies dans ces mélanges n'agissaient absolument qu'en vertu de
leur effet agglutinatif. Je possédais au reste la
preuve de la vérité de cette assertion, en ce
que j'avais successivement essayé en applications, en pommades, en onguents, ces diverses substances, sans obtenir le plus mince
résultat d'amélioration. J'étais donc dans des
dispositions de recherches dirigées dans ce
sens, lorsque je lus dans Alibert (*Précis théorique et pratique sur les maladies de la peau,*
tom. 1, pag. 78, 1822), le passage suivant
auquel je n'avais jusqu'alors fait aucune attention : « On a beaucoup recommandé,
« dans le *Journal de Chirurgie* de Desault, la
« gomme ammoniaque dissoute dans le vinai-
« gre. On en composait un emplâtre assez
« consistant qu'on étendait sur de la toile,
« et dont on recouvrait le cuir chevelu affecté.
« On assure que ce topique a fait obtenir plu-
« sieurs guérisons. On le laisse pendant près
« de deux mois sur la tête des enfants, et
« lorsqu'on l'enlève, après cette époque, on
« ne trouve aucune trace de l'ancien exan-
« thème. Il ne paraît pas du reste que ce mé-
« dicament se soit maintenu dans l'art. »

Je voulus soumettre aussitôt ce mélange à
des essais attentivement et méthodiquement

faits ; mais je crus d'abord plus convenable de ne laisser les bandelettes recouvertes du mélange agglutinatif que deux à trois jours sur la tête des enfants ; en un mot, je me conduisis avec cette composition, exactement comme nous l'avions fait toujours avec l'autre. Les résultats furent promptement efficaces ; le mélange de gomme ammoniaque et de vinaigre, quand il est convenablement fait (1), est extrêmement lié, homogène, crêmeux, sans aucune apparence de grumeaux, s'étendant à froid, aussi facilement, aussi également, aussi parfaitement sur les bandelettes de toile que

(1) Nous avions pensé à employer, au lieu de vinaigre, de l'alcool affaibli pour obtenir une solution plus facile et complète de la gomme ammoniaque ; mais le mélange fait de cette manière était cassant, peu agglutinatif, et ne put nous servir en aucune manière. Voici la formule du mélange de gomme ammoniaque et de vinaigre que nous employons, telle qu'elle m'a été remise par M. Valuet, pharmacien de l'hospice :

On traite d'abord 125 grammes de gomme ammoniaque pulvérisée par 375 grammes de vinaigre rouge de vin dans une capsule de porcelaine et à une température voisine de l'ébullition ; on passe au travers d'un linge peu serré ; on verse de nouveau sur le résidu 250 grammes de vinaigre ; on le traite de la même manière, et on joint cette solution à la première. On laisse reposer quelques instants pour que les matières étrangères se précipitent ; on décante et on fait évaporer à une douce chaleur, jusqu'à consistance de miel demi-liquide.

Il faut se procurer pour cela du vinaigre de vin naturel, et il faut avoir soin de faire choix de gomme ammoniaque en larmes, qui contient moins d'impuretés et donne un produit plus homogène.

l'emplâtre diapalme ou diachylum; l'enlèvement des bandelettes se fait plus promptement, plus facilement que celui des bandelettes recouvertes de notre première composition ; il suffit de les saisir par un bout et de
les arracher d'un seul trait, ce qui s'opère
dans un très-court instant, sans faire usage ni
des pouces, ni d'une spatule pour aider à leur
soulèvement, ce qui prolonge l'opération et
les souffrances du malade. On peut agir de
cette manière avec ces bandelettes, parce que
le mélange agglutinatif reste adhérent aux
bandelettes, et jamais ou rarement au peu de
cheveux qui ne sont pas arrachés, à moins
que ce mélange de gomme ammoniaque et de
vinaigre ne soit mal fait ; et même dans les cas
où quelques grumeaux d'emplâtre restent
adhérents aux cheveux non arrachés, en les
oignant d'huile d'olive et raclant légèrement
le cuir chevelu avec une spatule, ou le fric-
tionnant de même avec un morceau de linge,
on les détache très-facilement. Les cheveux
sont très-nettement arrachés avec ces bandelettes, pourvu qu'ils ne soient ni trop longs,
ni trop courts, quand on fait l'application de
ces dernières, c'est-à-dire qu'ils aient à peu
près deux lignes de longueur; il est entendu aussi qu'il faut arracher les bandelettes

dans un sens contraire à la direction des cheveux.

Voilà le mélange agglutinatif et le procédé que j'emploie depuis trois mois, et que j'emploierai désormais à l'hospice de l'Antiquaille, comme partout. A deux applications de bandelettes par semaine, deux mois et demi de traitement ont suffi déjà pour guérir plusieurs teignes faveuses. Le terme moyen du traitement sera probablement de deux à trois mois. Les teigneux guéris sont, seulement par mesure de précaution, gardés depuis quelque temps en expectation, comme cela se pratique toujours à l'hospice pour tous les teigneux indistinctement (1). Sans doute l'arrachement des cheveux par le moyen d'un emplâtre agglutinatif quelconque ne peut pas s'effectuer absolument sans douleur; mais il y a loin, comme je l'ai déjà dit, du moyen que nous employons à l'ancienne *calotte*, quoique dans le fond, ce moyen ainsi que tous ceux qui consisteront

(1) Je ne saurais terminer cet article sans proclamer avec satisfaction les remercîments et les éloges que je dois à plusieurs internes distingués, parmi lesquels je citerai MM. Magaud, Duviard et Valette, pour le zèle et l'intelligence qu'ils ont toujours montrés en dirigeant l'application des procédés dont il vient d'être question, ainsi que pour quelques observations pleines de justesse qu'ils m'ont faites à ce sujet et dont j'ai profité.

dans l'application sur le cuir chevelu de mélanges agglutinatifs analogues pour obtenir l'arrachement des cheveux, ne soient que des diminutifs de cette *calotte*. Cependant, puisque dans le *Journal de Chirurgie* de Dessault, il est dit qu'on laissait les bandelettes deux mois sur le cuir chevelu, et qu'à l'expiration de ce terme, en enlevant les bandelettes, on ne trouvait plus de trace d'exanthème, il serait possible qu'il y eût, de la part du mélange de gomme ammoniaque et de vinaigre, quelque action médicamenteuse favorable exercée sur la teigne faveuse. C'est ce que je cherche à vérifier en ce moment, en laissant les bandelettes sur le cuir chevelu, toute la durée de temps indiqué.

Quand il plaira à MM. Mahon de nous faire part clairement, explicitement et catégoriquement, de ce dont se compose leur procédé qui guérit, à ce qu'on dit, les teignes, sans aucune espèce de douleur, nous nous empresserons de l'adopter; car nous avons à cœur de débarrasser l'espèce humaine d'une maladie contagieuse, horrible, qui en infectant principalement les enfants, devient pour eux un motif d'exclusion de toutes les écoles, de tous les ateliers, de toutes les réunions d'enfants ou d'adultes où il y a un état à apprendre, une industrie à exercer, une éducation morale à recevoir. Nous ferons à ce sujet, une réflexion que bien des médecins ont faite, ou plutôt que tout le monde a faite ; comment en France, en plein dix-neuvième siècle, un moyen déclaré efficace, capable de guérir une maladie contagieuse, peut-il être......... un secret de famille !

Chapitre Quatrième.

CLASSIFICATION DERMATOGRAPHIQUE
DES MALADIES DE LA PEAU.

TROISIÈME ORDRE.

ÉRUPTIONS PAPULEUSES.

Les éruptions papuleuses sont constituées, comme nous l'avons dit dans les prolégomènes, par de petites élevures de la peau coniques ou semisphériques, plus ou moins rouges ou sans changement de couleur à la peau, quelquefois un peu aplaties. Ces élevures sont pleines, solides, sans aucun soulèvement de l'épiderme, d'une structure anatomique obscure; car il n'est guère possible de dire par le développement de quel tissu élémentaire de la peau elles sont formées, quoique on ait affirmé qu'elles étaient quelquefois constituées par le simple accroissement morbide des papilles. Elles offrent en dimensions, depuis la grosseur d'une tête d'épingle jusqu'à celle d'un petit pois. Quand la grosseur de ce genre d'élévations est, dès le premier abord, plus considérable, celles-ci prennent ordinairement le nom de tubercules. Ces derniers ne sont à peu près, en effet, que de grosses papules, et il n'y a guère de différence bien appréciable dans la composition anatomique, organique des papules et des tubercules, qu'en ce que ceux-ci paraissent généralement être dus à l'hypertrophie d'une plus grande épaisseur et quelquefois de toute l'épaisseur de la peau.

Cependant, par les raisons que nous avons données dans les prolégomènes, il convient de rapporter à deux ordres différents ces deux formes d'éruptions cutanées.

Nous conservons ainsi la dénomination de *tubercules*, quoiqu'il y ait l'inconvénient d'appliquer à une maladie de la peau un nom consacré aussi depuis longtemps à désigner une autre maladie bien connue, bien caractérisée, bien autrement grave, et bien différente des petites tumeurs cutanées dont il est question.

Les auteurs ont encore créé, dans les éruptions papuleuses, des espèces, et surtout des variétés inutiles. Quelle ligne de démarcation positive, bien tranchée, peut-on tracer entre ce qu'on appelle *lichen, prurigo, strophulus ?* où est le type constant, caractéristique, graphique ou médical de chacune de ces espèces ? en supposant qu'il y ait réellement quelques traits qui différencient *dermatographiquement* d'une manière assez remarquable le *lichen* du *prurigo* (il faut dire que MM. Biett, Cazenave et Schédel, Gibert ont pensé avec raison que le *strophulus* de Batteman, qui n'est tout simplement que l'éruption papuleuse chez les enfants, ne pouvait pas faire une espèce à part), n'est-il pas suffisant et plus convenable, en nous fondant encore ici sur les mêmes considérations, les mêmes raisonnements que nous avons présentés, relativement aux espèces *eczema, herpès, impetigo*, etc., des éruptions vésiculeuses ou puro-vésiculeuses, n'est-il pas plus convenable, dis-je, de comprendre ce qui regarde ces prétendues espèces dans l'histoire générale des éruptions papuleuses, en faisant allusion le plus exactement possible, en termes simples, aux modifications de forme qu'elles peuvent présenter, en les désignant par des dénominations courtes et claires qui représentent ces modifications, et sans tracer d'avance, sous les titres de *lichen*, de *prurigo*, des tableaux minutieux d'espèces et de variétés avec tout l'accompagnement obligé et certainement peu utile dans ces cas du diagnostic différentiel, etc.

Ainsi, comme nous l'avons dit dans les prolégomènes, le caractère du *lichen* étant d'offrir des papules petites, coniques, rouges, généralement groupées ou agglomérées en plaques plus ou moins régulières, plus ou moins étendues, avec plus ou moins de rougeur, d'inflammation, d'épaississement, de rudesse de la peau, parfois avec des croûtes légères, avec de très-petites squammes, une desquammation furfuracée, etc., nous appelons *éruption papuleuse groupée* la forme où les papules sont réunies en groupes plus ou moins régulièrement arrondis, ce qui correspond au *lichen circonscriptus* des auteurs ; *éruption papuleuse agglomérée*, la forme où les papules extrêmement petites sont confondues, agglomérées, comme les vésicules dans l'éruption vésiculeuse agglomérée (eczéma), comme les puro-vésicules dans l'éruption puro-vésiculeuse agglomérée (impetigo). Cette forme correspond au *lichen agrius* des auteurs, dans lequel les démangeaisons ou les cuissons sont très-vives, l'inflammation considérable, la peau rugueuse, écailleuse, hypertrophiée, parfois comme parcheminée. Enfin nous appelons *éruption papuleuse dissémi-*

née la forme où les papules n'ont pas la régularité d'arrangement des formes précédentes, et
sont çà et là répandues sur diverses parties; ce
qui correspond au *lichen simplex* des auteurs.

Du reste, comme les éruptions papuleuses
offrent une foule de variétés de forme, selon
qu'elles sont plus ou moins régulièrement réunies en groupes ou agglomérées, plus ou
moins également, uniformément disséminées,
éparses; selon que les papules offrent une
rougeur vive ou pâle, ou même livide, qu'étant
aplaties et plus larges, elles se rapprochent de
la forme de l'urticaire, qu'elles se compliquent
de la présence de poux ou d'autres éruptions,
qu'elles se développent ou non sur des parties
de la peau traversées par des poils, etc., etc.,
toutes circonstances qui ont servi comme à
l'ordinaire aux auteurs pour établir des variétés et sous-variétés, plus insignifiantes les
unes que les autres, il faut se borner simplement
à indiquer, à peindre ces circonstances d'une
manière courte et précise lorsque l'on décrit
l'éruption cutanée que l'on a actuellement sous
les yeux, en obéissant encore ici à toutes les
considérations précédemment émises, relativement à la création d'espèces, de variétés et
de sous-variétés semblables, dans les autres
ordres d'éruptions.

En définitive, la seule distinction, quoique certainement pas très-importante, qui nous paraîtrait pouvoir être admise dans les éruptions papuleuses, est la distinction entre l'éruption papuleuse qu'on a appelée *lichen*, et l'éruption papuleuse qu'on a appelée *prurigo*. Le caractère de celle-ci, comme nous l'avons déjà dit ailleurs, est d'avoir les papules généralement moins rouges, moins coniques, un peu plus grosses que celles du lichen, souvent de la même couleur que la peau, lorsqu'elles n'ont pas été déchirées par les ongles pendant le prurit plus ou moins violent qu'elles déterminent; d'être plus également, plus uniformément éparses, surtout sur la partie postérieure du tronc et la face externe des membres, souvent sur toute la surface du corps; mais moins fréquemment sur la face, sur le cou, que l'éruption papuleuse proprement dite (*lichen*). La petite croûte noirâtre, occupant presque toujours leur sommet ou même remplaçant, en quelque sorte, toute la papule, et provenant de l'action des ongles pendant le prurit, donne à cette éruption un aspect particulier. Nous l'appelons éruption *papulo-prurigineuse éparse* (1) pour désigner à la fois

(1) Cette forme *prurigo* correspond au genre *prurigo* des *derma-*

la forme élémentaire *papule*, la circonstance vitale du prurit, et la disposition assez uniformément éparse des papules qui la caractérisent. Mais la considération du plus ou moins d'intensité du prurit, de l'âge différent où cette éruption peut se montrer, etc., ne saurait servir de base à la distinction de différentes variétés.

On a voulu aussi faire une variété de *prurigo* du prurit plus ou moins violent dont sont affectées parfois les parties génitales externes, ou les environs de ces parties, chez l'homme et chez la femme, le pubis, les grandes lèvres, le scrotum, l'anus, etc.; cependant, ou bien il y a une éruption cutanée papuleuse ou autre, visible, appréciable, à laquelle se rattache le prurit, ou bien il n'y a pas de semblable éruption; si l'éruption cutanée existe, il faut la rapporter à la forme éruptive à laquelle elle appartient; si elle n'existe pas, c'est tout simplement un prurit que Willan et ceux qui l'ont imité ont eu tort d'appeler *prurigo*, d'après le sens qu'ils ont donné d'abord à ce mot; car logiquement il ne peut pas y avoir de *prurigo* sans *prurigo*. Il faut tout sim-

---

loses scabieuses d'Alibert. Ce qu'on appelle *lichen* peut s'y rapporter aussi quelquefois; mais généralement il n'est guère possible de faire exactement entrer cette dernière forme dans une case déterminée du cadre d'Alibert.

plement appeler alors la maladie un *prurit*, qu'on cherche à caractériser par l'exposé des symptômes qui l'accompagnent, et surtout des conditions morbides internes auxquelles il se rattache.

La marche des éruptions papuleuses est aiguë ou chronique. Quand elles affectent la marche aiguë, ce qui a lieu assez souvent pour ce que les auteurs ont appelé *lichen*, *strophulus*, elles durent quelques jours, ou d'un à trois septénaires. Quand elles affectent la marche chronique, cela a lieu presque toujours non par la durée indéfinie des mêmes papules, mais par l'apparition successive de nouvelles papules, pendant que les premières disparaissent. Elles peuvent alors durer plusieurs mois, plusieurs années. Leur terminaison est quelquefois la résolution pure et simple, mais plus souvent la résolution s'accompagnant de desquammation, c'est-à-dire d'un détachement de lamelles blanchâtres, comme crustacées, de l'épiderme, ne ressemblant pas parfaitement au *furfur* des éruptions furfuracées, ou aux squammes des éruptions squammeuses. La petite croûte, résultat de la dessiccation d'une petite goutte sanguinolente due à l'action de se gratter, ne constitue qu'un accident, mais n'est pas une terminaison naturelle de la papule.

Cependant, quand une éruption papuleuse groupée ou agglomérée (*lichen*) est ancienne, invétérée, très-enflammée, avec hypertrophie de la peau, violentes cuissons ou démangeaisons, il peut se former des gerçures, des excoriations, d'où suinte une sérosité dont la concrétion peut donner lieu à des croûtes très-minces ressemblant à des écailles. C'est ce qui a lieu dans ce que les auteurs ont appelé *lichen agrius*.

Les éruptions papuleuses se montrent plus souvent chez l'homme que chez la femme; elles ont lieu également à tous les âges; mais plus souvent dans l'enfance et la vieillesse qu'à l'âge adulte. Elles se développent plus fréquemment au printemps, pendant les chaleurs; cependant, chez les vieillards, on les voit paraître plus facilement par un temps froid et humide, et dans les climats où règnent ces conditions atmosphériques, comme à Lyon. On les observe plutôt chez les pauvres ou chez les gens qui négligent les soins de propreté, que chez ceux placés dans des conditions contraires. Il est des états où le maniement de certaines poudres, de certaines substances irritantes, produit fréquemment des éruptions papuleuses sur les mains, les bras. C'est là l'origine des dénominations : *gale des épiciers, des cordon-*

niers, des maçons, des serruriers, etc. Au reste, les éruptions auxquelles on donne ces noms peuvent être également vésiculeuses, ou un mélange des unes et des autres. Les éruptions papuleuses se montrent dans tous les climats; mais il paraît que les tropiques favorisent l'issue d'une éruption papuleuse, n'ayant, au reste, rien de particulier, que les auteurs ont appelée *lichen tropicus.* Les éruptions papuleuses n'ont aucune propriété contagieuse.

Elles se distinguent des éruptions érythémateuses par l'absence, dans celles-ci, de l'élément *papules;* des éruptions vésiculeuses, par la différence des éléments *vésicules* et *papules;* mais, dans les affections invétérées, très-enflammées, lorsqu'on n'aperçoit distinctement ni les vésicules, ni les papules, lorsque la peau très-rouge, hypertrophiée, gercée, excoriée, rude, inégale, laisse suinter une sérosité plus ou moins âcre qui se concrète en croûtes minces, comme en écailles, l'on peut confondre un degré avancé de ce qu'en appelle *eczéma rubrum (éruption érythémato-vésiculeuse agglomérée),* avec le même degré avancé de ce qu'on a appelé *lichen agrius (éruption érythémato-papuleuse agglomérée).* Il est inutile, dans ces cas, de s'évertuer à établir une distinction tout-à-fait insignifiante et souvent équivoque. Il s'agit seulement de décrire chaque éruption telle qu'elle se présente. Ce dont il faut s'occuper, c'est de donner à l'éruption sa seule valeur importante, sa valeur médicale.

Les éruptions papuleuses se distinguent des éruptions tuberculeuses par la différence de volume et de terminaison des papules et des tubercules que nous avons signalée au commencement. Elles se distinguent des éruptions squammeuses, en ce qu'il n'y a pas dans celles-ci des élévations réellement papuleuses. Si dans un degré avancé, invétéré de ces éruptions squammeuses, il se présente encore des circonstances à peu près semblables à celles qui font confondre les deux formes dont nous venons de parler ci-dessus, il ne faut pas attacher plus d'importance à leur distinction.

Tout ce qui regarde les causes et les conditions morbides auxquelles se rattachent les éruptions papuleuses, se trouve méthodiquement et clairement exposé dans la classification médicale des éruptions papuleuses, c'est-à-dire dans l'énumération des diverses catégories de *fluxion* auxquelles ces éruptions peuvent appartenir. Ainsi les éruptions papuleuses peuvent être rapportées :

1° A la *fluxion par cause externe;* et, en effet, la malpropreté, le contact de corps âcres, irritants, l'action d'un soleil ardent, les frictions avec certaines pommades, les pommades sulfureuses, par exemple, etc., déterminent quelquefois ce genre d'éruption, mais plutôt l'éruption papuleuse disséminée ou groupée (*lichen*) que l'éruption papulo-prurigineuse éparse (*prurigo*). C'est ainsi que, comme nous l'avons déjà dit, dans certaines professions, les mains, les bras, lorsque la peau surtout est naturellement très-irritable, deviennent le siége d'éruptions papuleuses, que le vulgaire confond avec la gale.

2° A la *fluxion réfléchie*. C'est fréquemment à cette catégorie de *fluxion* que sont dues les éruptions papuleuses. Ainsi, chez les enfans, l'éruption érythémato-papuleuse, que les auteurs appellent *strophulus*, et qui paraît principalement sur le visage, le tronc, est fréquemment la réflexion sympathique de l'irritation de la bouche, accompagnant la dentition, et de l'irritation des voies gastriques. Chez les adultes et les vieillards, c'est à de vieilles affections de ces voies, du système hépathique que se rattache presque toujours, comme effet sympathique, l'éruption papulo-prurigineuse éparse (*prurigo*). L'irritation, l'inflammation de la muqueuse du col ou du corps de l'utérus, du col de la vessie ou de la vessie elle-même, du canal de l'urètre, du

vagin, etc., déterminent parfois sympathiquement des éruptions papuleuses opiniâtres aux
environs des parties génitales, sur le pubis,
au pli des cuisses, sur les grandes lèvres, le
scrotum, etc. La même chose arrive aussi sympathiquement aux environs de l'anus, sous
l'influence d'une cause qui irrite la muqueuse
du rectum, des vers ascarides, par exemple;
d'autres fois, comme nous l'avons dit précédemment, c'est un prurit sans éruption que
ces affections font naître par *fluxion réfléchie*.

3° A la *fluxion déplacée*. Le développement, le transport à la peau de la fluxion à
laquelle étaient dues des hémorrhagies nasales,
des diarrhées habituelles, les hémorrhoïdes,
les flueurs blanches, de même la suppression
partielle ou générale de la transpiration donnent lieu aux éruptions papuleuses, peut-être
plus souvent encore qu'aux autres éruptions.
Ces éruptions papuleuses suivent alors une
marche aiguë ou chronique, durent plus ou
moins longtemps, selon que la fluxion revient
plus ou moins promptement dans son siége
primitif, ou qu'on combat plus ou moins activement la disposition morbide qui rendait
cette fluxion nécessaire.

4° A la *fluxion excentrique*. Parmi les
causes qui donnent lieu à ce genre de fluxion,

c'est surtout l'usage d'un régime trop succulent, trop échauffant, des boissons spiritueuses, l'abus du vin, du café, du thé, etc., qui déterminent l'éruption *papuleuse groupée*, ou *agglomérée*, ou *disséminée* (lichen), et ce sont surtout une mauvaise alimentation, la misère, les chagrins, le séjour dans un lieu bas, humide, mal aéré, la malpropreté, etc., qui déterminent l'éruption *papulo-prurigineuse éparse* (prurigo). Quelquefois chez les enfants qui viennent d'être sevrés, ou plus ou moins de temps après qu'ils ont été sevrés, ou pendant même qu'il tettent encore, la même maladie *papulo-prurigineuse éparse* (prurigo) est due à un lait de mauvaise qualité, âcre, irritant, participant d'un état maladif de la nourrice. Dans tous ces cas, c'est toujours par l'action des causes sur le système nerveux, sur le sang, les humeurs, sur l'ensemble de l'organisation, en un mot, c'est par une sorte de besoin fluxionnaire créé dans cette organisation, besoin qui va se décharger, se satisfaire en quelque sorte à la peau, c'est par ce que j'ai appelé *fluxion excentrique*, que survient la maladie cutanée. La même chose arrive en vertu de certaines dispositions morbides générales, héréditaires, constituant ce qu'on appelle vulgairement *vice dartreux*.

5° *Fluxion par diathèse.* La diathèse syphilitique est la seule à peu près qui fasse réellement naître sous sa seule influence de véritables éruptions papuleuses.

6° A *la fluxion idiopathique.* C'est chez les enfants surtout qu'on remarque les éruptions papuleuses dues à cette catégorie de fluxion. Ils les doivent à l'hérédité. C'est presque toujours alors l'éruption *papulo-prurigineuse éparse* (prurigo) qui constitue la maladie cutanée. Elle tient à une disposition morbide innée, inhérente à la peau, indépendante de ce qui se passe dans le reste de l'économie, et elle est, par conséquent, très-difficile à guérir, sinon incurable. Les modifications naturelles qui ont lieu dans la vitalité des tissus par le développement des diverses phases de la vie, par les révolutions de l'âge, avec le temps, amènent seuls quelquefois, plus ou moins lentement, la disparition de cette maladie. Du reste, dans les éruptions papuleuses, comme dans toutes les autres éruptions, lorsque la maladie est ancienne, invétérée, elle peut être devenue une habitude de la peau elle-même, une disposition morbide profondément inhérente à la partie affectée, provenant d'une direction vicieuse trop longtemps imprimée, d'une atteinte profonde portée à sa vie de nutrition.

Elle appartient encore alors à la catégorie de la *fluxion idiopathique*, comme aussi dans quelques autres cas que nous avons envisagés, en parlant de la catégorie par *fluxion idiopathique*, au chapitre de la classification dermatologique. Mais, nous le répétons, ces cas sont plus rares qu'on ne pense, et il ne faut ranger une éruption papuleuse dans cette catégorie, qu'après un mûr examen.

7° *Fluxion complexe.* Ici comme partout, plusieurs causes ou conditions morbides se combinent fréquemment pour produire la même éruption cutanée.

Le pronostic des éruptions papuleuses est relatif à leur ancienneté, à leur degré d'intensité, à l'état général des sujets affectés, mais surtout aux causes qui ont produit, et aux conditions morbides internes qui entretiennent ces éruptions.

Traitement. — Le traitement est local ou non local, ou l'un et l'autre à la fois.

Le traitement local, quand il s'agit d'une simple éruption aiguë, bénigne, doit se réduire à de simples soins de propreté, à empêcher des frottements trop rudes, capables d'augmenter l'irritation. Si l'éruption est très-enflammée, il faut employer les lotions, les bains locaux, les cataplasmes adoucissants plutôt que les onguents gras; car ceux-ci ne font généralement qu'aggraver le mal, en causant encore de plus fortes démangeaisons. Quand on a à faire à une éruption *erythémato-papuleuse agglomérée* (lichen agrius), ancienne, invétérée, il faut avoir recours d'abord à des applications adoucissantes, calmantes, narcotiques même, pour combattre l'inflammation; il faut opposer aux démangeaisons quelquefois violentes qui accompagnent très-fréquemment ce genre d'éruptions, des lotions d'eau vinaigrée, d'eau de Goulard, d'eau mêlée avec des acides, avec l'acide sulfurique notamment, d'eau distillée dans laquelle on met en suspension de la poudre de camphre (form. n° 4). On peut aussi faire usage dans le même but des pommades camphrée, saturnisée, goudronnée, (form. 40, 40 *bis*, 40 *ter.*) ou de la pommade d'oxyde de zinc (1 à 3 grammes d'oxyde de zinc sur 30 grammes d'axonge). Un moyen qui calme quelquefois ces démangeaisons quand rien n'a réussi, c'est une forte et égale compression avec une plaque de plomb ou seulement avec des bandes sur la partie affectée, si d'ailleurs cette partie est placée de manière à rendre ce moyen applicable. On place des sangsues aux environs de l'éruption ; on fait usage ensuite de diverses pommades camphrées, laudanisées, dans lesquelles on incorpore , quand la forte irritation est passée, des substances, auxquelles l'empirisme dans ces cas accorde quelque efficacité, telles que l'alun , l'acétate de plomb, le calomel, les proto et deuto-iodure de mercure, le soufre, le sous-carbonate de potasse, le fer, etc. (voyez le formulaire.)

Les diverses pommades au goudron sont encore très-souvent utiles dans ces cas. On emploie d'ailleurs conjointement des bains simples, ou acides, ou alcalins (form. 20, 21). Je me suis bien trouvé dans ces circonstances, des fumigations avec des décoctions émollientes, calmantes, narcotiques, telles que des décoctions de racine de guimauve, de feuille de jusquiame, de morelle, de tête de pavots, mais surtout de fumigations avec une décoction de feuilles de mauve et de ciguë. Cependant il est des cas où la chaleur humide répandue ainsi sur l'éruption , augmente plutôt le malaise, la souffrance de la partie. Il faut se laisser guider par les sensations et les effets locaux et généraux éprouvés par les malades.

Dans l'application de tous ces remèdes locaux , il ne faut pas du reste se conduire sans règle, et employer tantôt l'un, tantôt l'au-

tre, en se livrant ainsi à une suite de tâtonnements. Après avoir calmé l'irritation, les démangeaisons par les moyens indiqués, après
avoir employé les fumigations, les bains entiers, rendus plus ou moins adoucissants par
l'amidon, la gélatine, des décoctions d'espèces, de poudres émollientes, les bains acides,
alcalins, les bains spéciaux gélatino-sulfu-
reux, les bains de vapeur simples ou sulfureux,
il faut généralement commencer par les pommades camphrées, laudanisées, goudronnées,
si la maladie cutanée offre encore de l'irritation; puis avoir recours aux pommades soufrées, saturnisées, aux pommades avec diverses préparations mercurielles, presque toujours
additionnées de camphre et même de laudanum; aux pommades avec le sous-carbonate
de potasse, de soude, etc., pommades qui
modifient quelquefois très-avantageusement
ce genre d'éruptions. On emploie d'abord les
plus faibles, et on marche progressivement
jusqu'à la plus forte; enfin, lorsque l'éruption
est isolée, forme une plaque ou plusieurs plaques éparses, délimitées, à papules agglomérées, on peut essayer l'application d'un vésicatoire sur la plaque unique, ou de plusieurs
vésicatoires successifs sur les diverses plaques.
Après avoir enlevé la vessie, on panse la sur-

face dénudée avec la pommade au nitrate d'argent. C'est un moyen auquel j'ai dû des succès remarquables, surtout au visage et sur le dos des mains.

Le traitement non local est relatif à la catégorie de fluxion à laquelle appartient l'éruption papuleuse.

1° *Fluxion par cause externe.* Il faut se borner ici à soustraire l'économie à l'usage intérieur des excitants, à l'environner des circonstances hygiéniques favorables, à prescrire un régime doux et quelques boissons émollientes.

2° *Fluxion réfléchie.* Il faut traiter la maladie interne, déterminant par réflexion sympathique la maladie de la peau, sans négliger d'ailleurs le traitement externe qui ne convient en général que quand l'affection cutanée ainsi que l'affection interne est à l'état chronique.

3° *Fluxion déplacée.* Rétablir la fonction ou le flux fonctionnel dont la diminution ou la suppression a été suivie de l'apparition de l'éruption cutanée. En général, dans tous les autres cas, ramener la fluxion, si cela est possible sans danger, dans son siége primitif, ou lui appliquer le traitement qu'on lui aurait appliqué antérieurement, pour en détruire le besoin, pour en faire perdre l'habitude a l'organisation. Il est bien entendu que, si l'éruption papuleuse a servi de phénomène *critique*, de terminaison, à l'égard d'une maladie grave plus ou moins ancienne, il faut savoir la respecter et ne chercher à la guérir qu'à la longue, lorsqu'il n'y a plus à craindre de retour de la fluxion sur les mêmes organes ou sur d'autres organes intérieurs.

4° *Fluxion excentrique*. Appliquer ici absolument les mêmes considérations émises déjà plusieurs fois ailleurs, en combattant les diverses causes ou conditions morbides internes qui font ranger l'éruption papuleuse à laquelle on a à faire dans cette catégorie de *fluxion*. Ainsi, traiter par les mêmes moyens exposés, la pléthore sanguine, les propriétés âcres, stimulantes d'un sang trop échauffé, l'irritabilité très-grande du système nerveux, l'altération, l'appauvrissement du sang, etc., tout en faisant un usage convenable du traitement local. En venir ensuite aux révulsions sur les voies urinaires par les diurétiques, sur les voies gastriques, par les toniques, les purgatifs; puis aux boissons dites *dépuratives*; puis à l'usage, quand cela est possible, des eaux minérales naturelles prises aux sources mêmes, surtout des eaux thermales salines ou sulfureuses agissant comme diurétiques, laxatives, sudorifiques, ou comme *altérantes*, *dépuratives*, c'est-à-dire par des propriétés modificatrices, perturbatrices, tout-à-fait inexplicables, en se dirigeant, dans le choix de ces eaux, d'après les principes que nous exposerons plus tard. Enfin, en dernière ressource, avoir recours aux remèdes empiriques actifs, violents, que nous avons déjà signalés plusieurs fois, tels que préparations d'or, de sulfure d'antimoine, de cantharides, d'arsenic, etc., remèdes d'une efficacité quelquefois remarquée sur les maladies de la peau anciennes, constitutionnelles, invétérées.

5° *Fluxion par diathèse.* Combattre la diathèse par les moyens de l'art appropriés.

6° *Fluxion idiopathique.* Il faut s'adresser ici directement et uniquement à la peau : 1° par tous les moyens externes exposés dans le traitement local; 2° par les caustiques divers, précédemment signalés pour brûler, détruire la partie de la peau affectée, si toutefois l'éruption cutanée est pour cela assez limitée, assez peu étendue, et si les cicatrices obtenues de cette manière ne doivent pas être plus difformes, plus fâcheuses que l'éruption cutanée elle-même; 3° par l'usage longtemps continué de bains et douches de vapeur simple ou sulfureuse, par l'usage réitéré des eaux minérales naturelles sulfureuses ; 4° enfin, en essayant à l'intérieur les remèdes empiriques violents dont nous venons de parler.

7° *Fluxion complexe.* Il faut éliminer successivement chacune ou à la fois plusieurs des causes, des conditions internes morbides, qui, par leur combinaison ont produit ou entretiennent l'éruption papuleuse.

EXEMPLES ET OBSERVATIONS.

1° Éruptions papuleuses dues à la *fluxion par cause externe.*

Les exemples d'éruptions papuleuses appartenant à cette catégorie de fluxion sont assez communs. C'est la forme *papuleuse groupée* ou *agglomérée* ou *disséminée* (lichen) qui se présente alors bien plus facilement que la forme *papulo-prurigineuse éparse* (prurigo), dont la manifestation exige presque toujours le concours d'une condition morbide interne. C'est ainsi, comme nous l'avons déjà dit, que le contact de drogues irritantes chez les épiciers, les teinturiers, de la chaux chez les maçons, de la poix chez les cordonniers, du feu chez les serruriers, etc., donne lieu à des éruptions papuleuses sur le dos des mains et sur les bras, qu'on a appelées mal à propos *gales*. J'ai été plusieurs fois consulté, dans des cas semblables, pour des éruptions papuleuses qui ne reconnaissaient pas d'autre cause. Je citerai entre autres faits celui d'un maçon auvergnat qui, après m'être venu consulter à plusieurs reprises chez moi, après être resté aussi quelque temps à l'hospice de l'Antiquaille, et s'être guéri chaque fois d'une éruption papuleuse qui siégeait sur le dos des mains, sur la partie externe des avant-bras, et s'accompagnait de beaucoup d'inflammation, de cuisson, voyant revenir la même maladie aussitôt qu'il se livrait aux travaux de son état, a fini par abandonner complètement cet état; depuis lors seulement son éruption n'est plus revenue. Dans ces cas le traitement local le plus simple suffit, après la cessation de la cause, pour obtenir la guérison. Chez d'autres individus affectés d'éruptions semblables par des causes également externes, si l'éruption n'a pas disparu, quoique ces individus eussent abandonné leur état et quoique la véritable cause, par conséquent, la cause externe eût cessé son action, c'est qu'il y avait alors une condition morbide interne qui était venue compliquer le mal, qui l'entretenait indéfiniment, et il a fallu détruire cette condition défavorable, en ayant recours aux diverses considérations médicales dont il a été question.

2° Éruptions papuleuses par *fluxion réfléchie.*

Il n'est pas rare de voir des éruptions papuleuses nées sous l'influence de l'irritation, de l'inflammation des organes internes, notamment des muqueuses, surtout de la muqueuse gastro-intestinale, et parfois aussi de la muqueuse utéro-vaginale, ainsi que de la muqueuse urétro-vésicale.

PREMIÈRE OBSERVATION.

Bo..., 48 ans, relieur, tempérament sanguin, entré le 1er février 1839 ; teigne muqueuse dans l'enfance pendant plusieurs années ; à la cessation de la teigne, coryzas fréquents ; plus tard, catarrhes aussi fréquents, et parfois irritation gastro-intestinale. Pendant l'existence de ces diverses affections des muqueuses, il paraissait de temps en temps des éruptions légères, tantôt de simples rougeurs, tantôt des *boutons* sur le visage, la poitrine, le dos, le ventre, les membres. Il y a dix ans, à la suite d'une blennorrhagie qui dura assez longtemps, et dont il ne se débarrassa qu'avec peine, la vessie et le canal de l'urètre restèrent très-irritables, et les autres muqueuses parurent moins souvent affectées ; quatre ans après, une autre blennorrhagie dont le malade eut également de la peine à se débarrasser, ne fit qu'augmenter l'irritabilité vésico-urétrale. Celle-ci qui se manifestait par des envies fréquentes d'uriner, avec sensation de chaleur, de cuisson derrière la région du pubis, par des élancements vers le col de la vessie, vers la région prostatique, par une diminution quelquefois dans la grosseur du jet de l'urine et par la difficulté de l'expulser, etc., devint bientôt un véritable état inflammatoire chronique avec des exacerbations de loin en loin, et les urines se mirent à déposer des mucosités filantes. Le malade commença alors à éprouver de la cuisson, des démangeaisons dans le pli des deux cuisses et vers le pubis; il survint ensuite dans ces parties de très-petits boutons agglomérés ; cette éruption augmentait en intensité et quelquefois en étendue, causait de grandes souffrances toutes les fois que l'irritation intérieure urétro-vésicale s'exaspérait également ; elle gagna en étendue en dedans des cuisses et en haut vers le nombril. Après avoir opposé à cette éruption divers remèdes topiques, qui n'eurent aucun effet que d'augmenter le mal intérieur lorsqu'ils étaient répercussifs, le malade se décida à entrer à l'hospice de l'Antiquaille. Il présentait à cette époque sur la région pubienne et le bas ventre une large plaque arrondie, à fond rouge, couverte d'un très-grand nombre de petites papules coniques, agglomérées, plus rouges que le fond, de la grandeur de toute la main environ; une plaque semblable, plus allongée, existait vers le pli et à la partie supérieure de la cuisse de chaque côté. En passant la main sur cette éruption, on sentait la rugosité formée par le grand nombre de papules agglomérées; il n'y avait aucun suintement, aucune humidité; seulement il se détachait de temps en temps du sommet des papules de légères écailles ressemblant à de véritables croûtes brunâtres très-minces. C'était une éruption *erythémato-papuleuse agglomérée* (lichen). Les diverses circonstances que me présentèrent l'origine, la marche de cette éruption, relativement au développement, aux progrès de la maladie interne; de plus, la considé‑ ration des éruptions légères qui avaient autrefois ac‑ compagné les coryzas, les catarrhes, l'irritation gastro‑ intestinale, me prouvaient que cette éruption n'était que l'effet sympathique, que le retentissement au dehors, la réflexion de l'inflammation urétro-vésicale. Il fallait donc s'adresser à celle-ci pour détruire l'existence de celle-là ; or, il y avait chez ce malade une telle disposi‑ tion à l'irritation, à l'inflammation des muqueuses, qu'il devait être difficile de détruire entièrement l'irritation urétro-vésicale ; mais je pensais qu'une amélioration bien établie dans cet état d'irritation, devait suffire pour détruire la maladie cutanée. Saignée du bras, applica‑ tions de sangsues plusieurs fois réitérées sur la région pubienne vis-à-vis la vessie, sangsues au périnée, injec‑ tions dans la vessie avec des décoctions émollientes et calmantes (décoction de racine de guimauve et de tête de pavot), lavements adoucissants ; ensuite pilules téré‑ binthacées, bains entiers, tisane de gramen, de graines de lin, d'orge perlé ; voilà les moyens qui, avec un régime sévère, ne tardèrent pas à faire disparaître à peu près tous les symptômes de l'inflammation urétro-vési‑ cale. L'éruption cutanée elle-même, sur laquelle je ne fis que des applications émollientes, pâlit bientôt et dis‑ parut de manière à laisser la peau seulement légèrement rouge, souple, sans cuisson, sans démangeaison. Le ma‑ lade sortit dans cet état le 17 mars 1839.

DEUXIÈME OBSERVATION.

Du...., 48 ans, crocheteur, tempérament sanguin, entré le 30 mars 1839. Teigne muqueuse dans l'enfance, ensuite coryzas très-fréquents ; gale à 13 ans qui fut négligée et dura plus de quatre mois ; depuis cette époque Du..., éprouva de temps en temps, au renouvellement des saisons surtout, des démangeaisons sur le bras, les jambes, avec apparition de quelques boutons. En 1834, à la suite de plusieurs écarts de régime et d'excès de boisson, auxquels il se livrait assez souvent, il devint sujet à des coliques fréquentes, à une tension dans le bas-ventre quand il avait mangé, à des borborygmes et des flatuosités, tantôt à la constipation, tantôt à la diarrhée. Quelque temps après, il éprouva de la douleur dans la jambe droite, qui se tuméfia et devint rouge ; il s'y développa çà et là des *boutons*. Ces boutons se multiplièrent, s'accompagnèrent de cuisson, de démangeaisons ; après être resté quelque temps dans cet état, le malade entra une première fois à l'hospice de l'Antiquaille, où il resta plusieurs mois. A cette époque, l'éruption était ce qu'elle est redevenue aujourd'hui, avec plus d'intensité encore. Elle occupait toute la partie externe et antérieure de la jambe droite, on y voyait une surface rouge enflammée, rugueuse, hérissée d'une foule de petites papules plus agglomérées çà et là que dans les autres parties, causant une démangeaison quelquefois insupportable qui portait le malade à se gratter ; alors il suintait de la surface enflammée une humeur visqueuse, âcre, qui se concrétait en croûtes noires, imitant des écailles ; la peau dans l'endroit affecté était un peu hypertrophiée dans son tissu, c'était une éruption *érythémato-papuleuse agglomérée et groupée* (lichen). Le malade qui offrait alors à un haut degré les symptômes de l'irritation gastro-intestinale dont nous avons parlé, était sorti une première fois guéri, après un traitement antiphlogistique, actif, dirigé uniquement contre cette irritation gastro-intestinale. A sa sortie, les voies gastriques paraissaient saines, et il ne restait à la place de l'éruption qu'une légère rougeur; mais ayant recommencé ses travaux pénibles et ses écarts de régime, la gastro-entérite revint et avec elle la maladie cutanée.

Il rentra à l'Antiquaille, le 30 mars 1839; il paraissait évident que l'éruption cutanée n'était que la réflexion sympathique de l'inflammation gastro-intestinale; la gale survenue autrefois, qui avait duré longtemps et avait laissé la peau très-irritable, sujette à des éruptions fréquentes de boutons, avait été probablement la circonstance déterminante, en vertu de laquelle le retentissement sympathique de la gastro-entérite s'était plutôt effectué sur ce tissu que sur tout autre organe. Le traitement ne fut donc de nouveau adressé qu'à la maladie interne. Sangsues sur les parois du ventre, sangsues à l'anus, lavements émollients, amidonnés, laudanisés, cataplasmes émollients, embrocations huileuses sur le ventre, grands bains, tisanes adoucissantes, potions calmantes, régime sévère; repos. Sur l'éruption, simples applications de cataplasmes émollients et lotions avec de l'eau de mauve. Le malade sortit de nouveau de l'hospice, guéri des deux maladies, le 22 avril 1839; mais il est probable que, s'il recommence ses écarts, ou si une autre cause quelconque vient à irriter, enflammer la muqueuse gastro-intestinale, soit même une autre muqueuse, des réflexions sympathiques à la peau, sous forme d'éruptions papuleuses, se manifesteront, et probablement aussi dans le même endroit.

3° Éruptions papuleuses par *fluxion déplacée*.

PREMIÈRE OBSERVATION.

Bl..., 28 ans, ouvrier en soie, tempérament lymphatique-sanguin, entré le 23 octobre 1838. Dans l'enfance, mouvements convulsifs, fièvre cérébrale; à 15 ans, épistaxis abondants, qui durent jusqu'à 22 ans. A cette époque, cessation des épistaxis et violents maux de tête; pieds constamment froids. Il y a deux ans, à la suite d'un érysipèle à la face, il resta des boutons sur le front et les joues; alors les maux de tête cessèrent. Cette éruption s'étendit, s'accompagna de cuissons, de démangeaisons; le malade la combattit par divers remèdes qui n'eurent aucun effet. Il entra à l'hospice de l'Antiquaille. Il y avait sur une grande partie du front et sur les joues, vers les angles des lèvres, des plaques irrégulières de petites papules coniques, rouges, réunies en groupes, dont quelques-unes offraient sur leur sommet une légère desquammation. L'inflammation n'était pas forte, mais les cuissons étaient assez grandes : c'était une éruption *papuleuse groupée* (lichen) peu intense. Toutes les fonctions s'exécutaient bien d'ailleurs. Cette éruption avait servi évidemment de crise aux céphalalgies; il y avait eu, en effet, constamment vers la tête, depuis l'enfance, une direction de mouvements fluxionnaires, tantôt sous une forme, tantôt sous une autre. La fluxion cutanée avait remplacé les céphalalgies, lesquelles n'étaient venues qu'à la cessation des épistaxis.

Le malade nous ayant appris que son père avait été sujet à de violentes migraines, cela pouvait expliquer, jusqu'à un certain point, la disposition fluxionnaire vers la tête, chez le fils. L'éruption existait par *fluxion déplacée*; mais elle pouvait être considérée aussi, ce qui arrive le plus souvent dans les cas analogues, comme se rattachant à la *fluxion excentrique*, comme exprimant une sorte de besoin de l'organisation.

Chercher à ramener le mouvement fluxionnaire dans les différents siéges qu'il avait d'abord affectés, n'eût été ni facile, ni rationnel; il valait mieux combattre l'éruption comme on aurait combattu les affections que cette éruption avait remplacées, c'est-à-dire chercher à rompre le mouvement vicieux de l'organisation dirigé vers la tête, détruire cette habitude de direction vicieuse, en imprimant à l'activité vitale une direction contraire; opposer en un mot, à la fluxion opiniâtrément établie sur les, parties supérieures, une fluxion lentement, mais constamment exercée sur les extrémités inférieures. Sangsues répétées aux jambes, à l'anus; quelques purgations avec l'aloès, le jalap, l'huile de ricin; un vésicatoire à la jambe; bains de pieds sinapisés; en même temps, lotions sur l'éruption avec de l'eau blanche; frictions avec du cérat de Goulard camphré, ensuite avec de la pommade à l'iodure de soufre; voilà les moyens qui furent mis en usage. Le 17 novembre, le malade était à peu près guéri, car il ne restait que des plaques légèrement rouges à la place de l'éruption. Bl..., ayant des affaires pressantes en ville, voulut absolument sortir de l'hospice ce jour-là. Je lui recommandai de faire, pendant quelque temps, usage des mêmes moyens et d'être sobre. Ce n'est, en effet, que par une grande persévérance apportée dans l'emploi de ces moyens, qu'il pourra espérer de détruire la disposition naturelle, chez lui, à la fluxion dirigée vers la tête.

DEUXIÈME OBSERVATION.

Ma.., 25 ans, forgeron, tempérament sanguin ; entré le 6 février 1839. Rien de remarquable dans son enfance, si ce n'est une rougeole intense, à la suite de laquelle il conserva une disposition extrême aux catarrhes et une ophthalmie chronique palbébrale. A 18 ans, à la suite d'une fluxion de poitrine, il resta habituellement sujet à une toux venant quelquefois par accès, avec expectoration muqueuse, oppression, lors de la marche, d'un exercice un peu forcé. A 23 ans, à la suite d'un bain très-chaud, il éprouva une démangeaison à la peau du tronc, et il vit paraître sur cette partie des rougeurs qui durèrent peu de jours, sans aucune douleur. Quelques mois après, des rougeurs semblables se présentèrent sur la joue gauche, l'aile du nez, vers la partie externe du bras et au coude, vers la partie externe de la cuisse et au genou. Bientôt sur ces rougeurs naquirent des boutons qui s'accompagnèrent de cuissons, de démangeaison, et la largeur de ces plaques s'étendit. A partir du moment de leur apparition le malade ne se plaignit plus de la toux, de l'oppression ; il ne contracta pas même de rhume à une époque, le commencement de l'hiver, où il se mettait ordinairement à tousser plus fort que jamais. D'un autre côté, les paupières devinrent moins enflammées qu'auparavant. Après l'usage de quelques remèdes, qui n'eurent aucun effet, il entra à l'hospice de l'Antiquaille.

Il portait sur les parties désignées plusieurs plaques

de la grandeur de la paume de la main , séparées par
des intervalles où la peau était saine. Ces plaques , d'un
rouge foncé, étaient recouvertes d'un très-grand nombre
de papules, également rouges, agglomérées, sans beaucoup de démangeaison , de cuisson. Il y avait , dans
quelques points , au sommet des papules , une légère
desquammation , et, quand le malade se grattait, il en
suintait une sérosité visqueuse qui se concrétait en petites croûtes , très-minces, brunâtres : c'était une éruption *érythémato-papuleuse agglomérée* (lichen). Il était
évident que cette éruption avait joué le rôle d'un phénomène critique , relativement à la fluxion habituelle ,
catarrhale, pulmonaire et palpébrale , qui affectait le
malade depuis son enfance. C'était une éruption par
fluxion déplacée. Rétablir la fluxion dans son premier
siége eût été difficile et peu rationnel ; il fallait plutôt
combattre l'éruption cutanée par les mêmes moyens avec
lesquels on aurait combattu l'autre maladie, sauf d'ailleurs à diriger directement contre l'éruption les remèdes
topiques capables de favoriser sa résolution, sa disparition. Il ne fallait pas perdre de vue que l'affection
première , remplacée par l'éruption cutanée , était survenue immédiatement à la suite d'une rougeole intense.
Or, on sait combien sont tenaces les maladies laissées
par la rougeole, la scarlatine, la variole, etc.; il semble rester alors dans l'organisation un vice indéfinissable qui
détermine et entretient pendant longtemps des mouvements fluxionnaires, exprimant comme une sorte de
besoin de décharge, vulgairement appelé *dépuration* ,
quand c'est par une dartre ou une sécrétion plus ou
moins abondante de fluides, d'humeurs, que ce phénomène de décharge fluxionnaire se manifeste. Appli-

cation de 10 sangsues à l'anus, réitérée trois fois tous
les 10 jours ; un cautère au bras gauche , tisane de
scabieuse et de houblon , régime sévère ; plus tard ,
pendant 4 jours de suite , 60 grammes de manne en
larmes dans une tasse d'infusion de fleurs de violette ;
un gilet de flanelle sur la peau ; usage du lait , frictions
sur l'éruption avec de la pommade d'iodure de soufre ;
ce sont là les moyens que je mis en usage. 35 jours
après, toutes les plaques papuleuses avaient à peu près
disparu, excepté celle du visage qui se montrait très-
tenace. Je cherchai à modifier celle-ci en appliquant
dessus un vésicatoire , et je pansai la surface dénudée
avec de la pommade au nitrate d'argent , puis avec du
cérat simple. Le quarante-cinquième jour il ne restait
plus de trace d'éruption. Le malade sortit guéri le 22
mars 1839; mais s'il ne réitère pas , de temps en temps ,
l'emploi de ces moyens , il est à craindre que la *fluxion*
ne tende à se rétablir d'une manière plus ou moins permanente, sur la peau , sur les muqueuses, ou ailleurs.

4° Éruptions papuleuses par *fluxion ex-centrique*.

To..., 28 ans, maçon, naguères soldat ; tempérament
sanguin - nerveux ; entré le 9 avril 1839. Teigne muqueuse dans l'enfance; plus tard, céphalalgies fréquentes
et épistaxis ; plus tard , fièvre intermittente tierce, qui
dura tout l'hiver, et qui fut traitée par beaucoup de quina,
ce qui rendit les voies gastriques très-irritables. En Afri-
que , pendant la première expédition de Constantine ,
indépendamment de beaucoup de privations qu'il eut à

souffrir et qui l'avaient rendu encore plus irritable, il
éprouva une très-vive frayeur à la suite de laquelle il
vit paraître, sur une partie de la face et du cuir chevelu, une grande quantité de boutons qui s'accompagnèrent de fortes cuissons. Il ne fit rien d'abord contre
cette éruption ; plus tard, il lui opposa divers remèdes
répercussifs et plus ou moins irritants, entre autres du
vinaigre blanc mêlé avec du poivre. Ces applications ne
palliaient ou ne faisaient disparaître cette éruption que
momentanément, et alors le malade éprouvait des céphalalgies, des lassitudes. Sorti du service, il entra à
l'hospice de l'Antiquaille. Il portait, dans ce moment, sur
le front, sur les tempes, sur quelques parties du cuir
chevelu et des joues, de petites papules d'un rouge vif,
en très-grand nombre, groupées en plusieurs plaques
circulaires ou irrégulières, placées sur une peau enflammée, et séparées par des intervalles où la peau était
saine. Ces papules, siége parfois d'une vive cuisson,
offraient, dans quelques points, de très-légères squa-
mes à leur sommet; les plaques rugueuses, inégales,
rouges qu'elles formaient, ne fournissaient aucune humidité ; c'était une éruption *érythémato-papuleuse agglomérée* (lichen). La santé de cet individu était assez bonne
d'ailleurs. Cette éruption ne s'était manifestée qu'à la suite
de l'ébranlement imprimé au système nerveux par la
vive frayeur qu'avait éprouvée le malade ; de cet ébranlement était résulté un mouvement fluxionnaire brusquement développé qui, par une sorte d'effort favorable
de l'organisation, avait éclaté à la peau plutôt que dans les
organes internes, et probablement de préférence à la peau
de la tête, parce que, depuis l'enfance, comme la teigne
muqueuse, les céphalalgies fréquentes, les épistaxis

l'avaient témoigné, cette partie jouissait d'une irritabilité relative plus grande. C'était là une éruption par *fluxion excentrique*. Il paraissait indiqué d'abord de calmer l'état général d'excitation du système nerveux qu'avait dû laisser l'ébranlement moral , cause première de la maladie, et qui d'ailleurs s'était clairement manifesté dans tous les phénomènes offerts auparavant par le malade ; et puis , par une légère révulsion, convenablement réitérée sur les voies gastriques ou les voies urinaires , de combattre l'habitude du mouvement vicieux dirigé vers la tête , tout en appliquant à l'éruption le traitement local convenablement adapté : une saignée du bras , des sangsues à l'anus , des bains de pied sinapisés , du petit lait nitré , des tisanes adoucissantes , des bains entiers , des lotions sur l'éruption , d'abord avec une décoction émolliente de racines de guimauve et de son, plus tard avec de l'eau blanche, avec de l'eau chargée de chlorure de soude ; puis quelques frictions résolutives avec la pommade d'oxyde de zinc ; à la fin , pendant 6 jours, 3 pilules d'Anderson par jour ; voilà les moyens simples et indiqués par les considérations précédentes, qui amenèrent bientôt la guérison. Le malade sortit , en effet , guéri le 14 mai 1839.

DEUXIÈME OBSERVATION.

M. Me..., du Moulin-à-Vent, commune de Vénissieux, avait toujours été très-robuste et avait beaucoup travaillé dans sa vie , mais il se livrait fréquemment à des excès de boissons vineuses, alcoholiques. Une gale qu'il eut à 25 ans, qui dura 20 à 25 jours , lui laissa de temps en temps des démangeaisons à la peau, sans l'apparition bien manifeste d'aucun genre d'éruption. Il n'a jamais eu, du reste, aucune espèce de maladie grave, et, dans sa famille, on jouit de la plus belle santé. A 60 ans, vivant de ses rentes, il se livra, plus que jamais, à la bonne chère, aux excès de boissons. Il ressentit alors bien plus fortement des démangeaisons sur tout le corps, principalement sur les membres, et alors aussi apparurent des boutons répandus uniformément sur toute ces parties. Le malade se grattait avec fureur, surtout le soir, dans la nuit, et quand il avait un peu trop bu de vin; il se faisait saigner les surfaces qu'il grattait, et le sang se concrétait en petites croûtes. J'étais le médecin de toute sa famille et connaissais très-bien tous ses antécédents, mais il ne me consulta que très-tard pour cette éruption cutanée qui faisait le tourment de sa vie. Il comprenait très-bien que son amour pour la boisson était la principale cause qui entretenait cette maladie, mais il ne pouvait vaincre sa passion, et disait quelquefois en plaisantant qu'il aimait mieux le vin que sa peau. A 68 ans, la maladie cutanée acquit une telle intensité, que le sommeil n'était presque plus possible; il consentit alors à se faire traiter et à retrancher un peu de ses excès; mais l'habitude était trop invétérée, l'éruption trop ancienne; tout le corps, excepté la face, le cuir chevelu, la paume des mains et la plante des pieds, était couvert d'une éruption *papulo-prurigineuse éparse* (prurigo-formicans des auteurs) à papules grosses comme une grosse tête d'épingle, la plupart blanches, mais recouvertes à leur sommet d'un petit caillot sanguin formant croûte, plusieurs tout-à-fait remplacées même par ce caillot sanguin, uniformément éparses, sans être agglomérées, sur toutes les surfaces affectées.

La peau, dans les intervalles des papules, était saine dans quelques points, et dans d'autres, rouge, érythémateuse, excoriée par les ongles du malade. Il y avait aussi, çà et là, quelques petites plaques érythémato-furfuracées, et quelques traces d'éruption érythémato-vésiculeuse crustacée agglomérée (*eczema*). Les voies gastriques d'ailleurs étaient parfaitement saines, et toutes les autres fonctions s'effectuaient assez bien, excepté le sommeil qui était presque nul. Cette éruption cutanée était le résultat d'une espèce de décharge fluxionnaire qui s'était établie à la peau, et qui provenait de l'état continuel d'excitation violente où le système nerveux était placé par les habitudes du malades. Il y avait là ce que le peuple appelle grande *âcreté* du sang, et le mouvement fluxionnaire intense qui avait été rejeté à la peau par les efforts de l'organisation, chez un malade si bien constitué, n'aurait probablement pas laissé ce malade parvenir, sans autre accident, à un âge aussi avancé, s'il s'était établi et fixé dans un organe interne important. C'était là une éruption par *fluxion excentrique*, et pour la guérir, ou du moins pour la soulager, il fallait s'adresser d'abord à l'état général de l'organisation ; une forte saignée du bras, l'usage du lait, puis des bains avec de l'acide sulfurique (60 grammes pour un bain entier), calmèrent un peu les démangeaisons ; mais, quoique le malade se fût vu contraint par les souffrances à suivre un régime un peu plus sévère, l'éruption, avec les démangeaisons, ne parut diminuer que momentanément. Il fallut bientôt revenir à une autre saignée qui ramena encore un soulagement ; quelques frictions sur la peau essayées avec la pommade de goudron ou la pommade de goudron camphrée, saturnisée, puis avec la pommade d'iodure de soufre, ne firent qu'exaspérer le mal. Les bains d'acide sulfurique calmèrent encore un peu les démangeaisons ; mais c'étaient les lotions avec des décoctions émollientes de racine de guimauve, de son, de graine de lin, qui produisaient le plus de soulagement. Les bains de vapeur émolliente que j'essayai, ne firent que congestionner la tête du malade sans améliorer l'état de la peau; les diurétiques n'amenèrent aucun résultat favorable. J'eus recours alors à la méthode évacuante. Je commençai par 60 grammes de crême de tartre soluble, dans du petit lait, avec du bouillon de veau. Cela détermina quelques selles liquides ; mais, malgré l'augmentation de la quantité de crême de tartre, bientôt cette substance ne produisit plus rien. Je donnai alors des pilules d'Anderson, 4 par jour ; il y eut de nouveau plusieurs selles liquides et le malade éprouva réellement un soulagement marqué à la peau. Voyant que les purgatifs paraissaient le soulager et que je ne lui donnais pas à son gré et assez vite des purgatifs drastiques, il écouta le conseil d'un parent et prît, à mon insu, le remède de Leroi. Ce remède fit, en effet, en peu de jours, des merveilles : les démangeaisons cessèrent presqne entièrement, et les boutons s'affaissèrent en très-grande partie ; mais la diarrhée se manifesta bien plus forte que le malade ne l'aurait voulu ; il éprouva de violentes coliques, les selles furent sanguinolentes, verdâtres ; la langue devint très-rouge et sèche, la soif vive et continuelle. Je voulus faire appliquer des sangues : le malade s'y refusa ; il maigrit à vue d'œil et perdit ses forces; il crut les rehausser en se remettant à boire du vin qui ne fit que précipiter la marche, déjà très-rapide, de l'inflammation interne.

Tous les calmants et antiphlogistiques mis en usage ne servirent alors plus à rien , et le malade succomba avec tous les symptômes d'uue violente gastro-entérite.

5° Éruptions papuleuses par *fluxion idiopathique.*

Je renvoie à ce que je viens de dire dans l'étiologie pour les cas d'éruptions papuleuses pouvant appartenir à cette catégorie de *fluxion.* Je vais cependant en citer ici un exemple.

OBSERVATION.

M...., 18 ans, ébéniste, tempérament lympathique-sanguin; entré le 16 janvier 1839. Teigne muqueuse dans sa plus jeune enfance, et en même temps apparition sur les bras et les jambes de beaucoup de boutons dans le genre de ceux qu'il offre actuellement. Ces boutons se sont ensuite étendus peu à peu sur toute la surface du corps. Cette éruption diminue de temps en temps d'intensité, et disparaît même quelquefois à peu près entièrement, pour reparaître bientôt après et surtout au renouvellement des saisons. Il a été à diverses époques soumis à divers traitements plus ou moins actifs qui n'ont que pallié momentanément le mal; mais au reste, quelque violemment répercussives , résolutives, excitantes qu'aient été les pommades ou autres applications externes, avec lesquelles on a cherché et on est parvenu, à diverses reprises, à obtenir la diminution ou la disparition momentanée de l'éruption cutanée, jamais le malade n'a éprouvé du fait de cette diminution ou de cette disparition aucun résultat fâcheux pour le reste de l'économie. Déjà deux fois antérieurement il était entré à l'hospice de l'Antiquaille, d'où il était sorti chaque fois à peu près guéri de son éruption, sans se porter plus mal pour cela; mais l'éruption était revenue toujours peu de temps après. Interrogé sur les antécédents, il disait qu'il ne connaissait aucune maladie semblable dans sa famille; mais il avait entendu dire à sa mère que, pendant sa grossesse, elle avait éprouvé une forte maladie, suite de violents chagrins, et que l'éruption opiniâtre qu'il présentait à la peau, avait toujours été attribuée par elle ainsi que par plusieurs médecins à cette circonstance. Il paraissait extrêmement probable que cette maladie était uniquement concentrée dans le tissu cutané, sans aucune espèce de rapport actuel avec le reste de l'organisation, de manière à permettre de chercher à la guérir par les moyens externes même les plus actifs, sans craindre que la disparition entraînât dans cette organisation aucun désordre.

Cette éruption pouvant être ainsi considérée comme appartenant à la catégorie de la fluxion idiopathique, offrait, au moment de l'entrée du malade à l'hospice, l'aspect suivant : toute la surface du corps, excepté le visage, le cuir chevelu, la paume des mains et la plante des pieds, était couverte de petites papules à forme généralement semi-sphérique, uniformément répandues à très-peu de distance les unes des autres, blanchâtres ou légèrement rougeâtres, et recouvertes à leur sommet d'une petite croûte sanguine, résultat de la coagulation des gouttelettes du sang, que le malade en se grattant faisait sortir de ces papules; c'était une éruption *papulo-*

prurigineuse éparse (prurigo) ; çà et là l'on voyait quelques petites plaques écailleuses, des taches érythémateuses, même de véritables petites vésicules. Il y avait
assez souvent de la démangeaison, surtout le soir ou
après le travail, après une course un peu forte, après
avoir pris un peu de vin pur.

Ce malade avait déjà subi plusieurs traitements par
les antiphlogistiques, les purgatifs, les toniques, les
dépuratifs, et différentes autres médications perturbatrices, sans aucun succès ; les bains sulfureux avaient
été le moyen le plus avantageux par l'action spéciale
qu'ils ont sur la peau. Il fallait ici, d'après les
considérations que j'ai émises, en parlant de la *fluxion
idiopathique* en général, chercher à modifier directement la peau. De toutes les voies que j'ai indiquées,
par lesquelles on peut arriver à ce résultat dans ces circonstances, je pris la seule qui me parut adaptée à la
considération des antécédents et à l'extension du mal
sur presque toute la surface du corps. Je cherchai à imprimer une activité continue et très-grande aux phénomènes exhalatoires de la peau, aux transpirations, et à
épuiser en quelque sorte de cette manière le mouvement fluxionnaire établi sur presque toute la surface
cutanée, dans l'exagération d'un flux normal important,
constituant véritablement dans beaucoup de cas, pour
l'organisme, comme une voie de *dépuration*. Cette vue
thérapeutique me parut offrir le plus de chances de
succès, sinon pour guérir radicalement cette maladie,
du moins pour la modifier avantageusement, en atten-
dant que les progrès de l'âge, les mouvements vitaux
souvent très-favorables pour ces maladies, qui accompagnent la croissance, la révolution de la puberté, pus-

sent faire ce que les moyens de l'art ne sauraient accomplir. Tisane légère de bois sudorifiques, bains de vapeur simples et sulfureux en grande quantité, régime doux, et plus tard frictions avec une pommade composée d'axonge, de soufre sublimé, d'extrait de saturne et de camphre. La peau du malade offrit bientôt un état de moiteur ou de transpiration habituelle; elle devint plus souple, moins rugueuse; l'éruption s'amenda rapidement, et le malade sortit de l'hospice sans aucune trace de cette éruption, le **14** mars, deux mois après son entrée. Je n'ai plus revu cet enfant, mais il est à craindre que la peau venant à ne plus exécuter aussi activement, aussi parfaitement ses fonctions, sous l'influence surtout du froid humide de l'automne ou de l'hiver, l'éruption ne reparaisse en partie et ne cède entièrement que plus tard, lors des changements introduits dans l'organisme par l'âge de la puberté, par la croissance, etc.; si toutefois une affection semblable, datant de la plus tendre enfance, est susceptible d'une entière guérison, et ne tendait pas plutôt à dégénérer en dartre permanente *idiopathique*.

FIN DU TOME PREMIER.

TABLE DES MATIÈRES.

CHAPITRE TROISIÈME.

DEUXIÈME ORDRE.

CHAPITRE QUATRIÈME.

TROISIÈME ORDRE.

FIN DE LA TABLE DU PREMIER VOLUME.

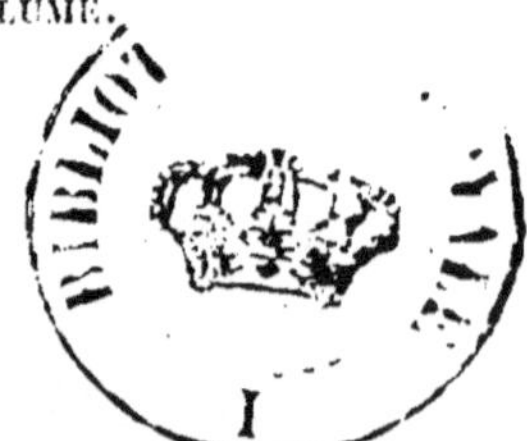